hanser**blau**

W0236324

Klaus-Dieter Früchtenicht
Georg Seifert

VON
ANFANG AN
GESUND

··

**Gesundheitskräfte
natürlich stärken
für Kinder von null bis drei**

mit Carsten Tergast

hanserblau

1. Auflage 2020

ISBN 978-3-446-26424-3
© 2020 hanserblau in der Carl Hanser Verlag
GmbH & Co. KG, München
Umschlag: Zero Werbeagentur, München
Motiv: © Tatjana Kaufmann / Getty Images
Autorenfoto: © Paula Winkler

Satz: Greiner & Reichel, Köln
Druck und Bindung: Friedrich Pustet, Regensburg
Printed in Germany

MIX
Papier aus verantwor-
tungsvollen Quellen
FSC
www.fsc.org   FSC® C014889

Für alle Mütter und Väter, die wissen, dass Kinder
die größte Inspiration unseres Lebens für heute
und die größte Hoffnung für unsere Zukunft für
morgen sind

INHALTSVERZEICHNIS

VORWORT

....

Liebe Eltern, liebe Leserin, lieber Leser,
in den letzten Jahren hat sich das Verständnis der Entstehung von
Krankheit und Gesundheit nachhaltig, ja, man könnte fast sagen: re-
volutionär, verändert. Und zwar vor allem durch neue wissenschaftliche Erkenntnisse, insbesondere im Bereich der Epigenetik und der
Neurobiologie.

Die Entstehung und der Verlauf von Krankheiten werden ganz
wesentlich durch Einflüsse auf unser Erbgut bestimmt, die bereits
in der Zeit vor der Geburt, vor allem aber in den ersten drei Lebensjahren erfolgen.

Es mag zunächst nur schwer vorstellbar sein, ist aber dennoch
wahr: Schwere, Verlauf und selbst der Zeitpunkt des Auftretens diverser Krankheiten werden durch diese Einflüsse und Erfahrungen
in den ersten Lebensjahren entscheidend beeinflusst. Das gilt sowohl
für klassische Zivilisationserkrankungen wie Bluthochdruck, Schlaganfall, Diabetes mellitus, aber auch für neurologische und psychiatrische Erkrankungen wie etwa Depressionen, Angststörungen oder
Multiple Sklerose.

Vor diesem Hintergrund ist es aus unserer Sicht unerlässlich,
einen neuen Blick auf die Entstehung von Krankheit und Gesundheit zu werfen. Denn mit diesem neuen Wissen können wir in den
ersten Lebensjahren aktiv eingreifen und die Heilungs- und Abwehrkräfte in unseren Kindern, aber auch in uns selbst fördern, stärken
und positiv beeinflussen.

Bisher bekämpfen wir Krankheit hauptsächlich erst dann, wenn
sie entstanden ist. Wir müssen dringend zu einem Perspektivwech-
sel und zu einem viel umfassenderen und besseren Verständnis von

Gesundheit-, Primärprävention und Krankheit kommen. Die alleinige, vor allem medikamentöse, Behandlung bereits entstandener Erkrankungen ist im Lichte der neuesten wissenschaftlichen Erkenntnisse nicht sinnvoll. Stattdessen sollten wir unsere Gesundheit in die eigenen Hände nehmen.

Neben den tatsächlichen Fortschritten in der Behandlung von Erkrankungen erleben wir in unserem Alltag eine gefühlte Zunahme von Beschwerden und Diagnosen, deren Krankheitswert mindestens problematisch, wenn nicht sogar zweifelhaft ist. Wir wollen uns hier der sozialen Dimension von Gesundheit und Krankheit widmen.

Denn Fakt ist: Trotz steigender Lebenserwartung, trotz nie zuvor gekannter medizinischer Standards, nehmen Ängste, Unsicherheiten und Sorgen rund um die Gesundheit, aber auch die Beschwerden immer mehr zu, und das nicht nur in Bezug auf Kinder.

Eine weitverbreitete Annahme ist inzwischen zur Bedrohung geworden: Durch Vorbeugen, Risikominimierung sowie mehr und ausgefeiltere Therapien könnte andauerndes und völliges Wohlbefinden erreicht und der Mensch für Schule und Arbeitsmarkt immer funktionstüchtiger werden. Dieses Denken bedroht vor allem die Kindheit und damit unsere Zukunft. Denn tatsächlich machen nicht nur Risikominimierung und ständiges Vorbeugen die Kinder gesund, glücklich, stark und zukunftsfähig.

In der ausufernden Gesundheitsindustrie ist Krankheit zum Produkt geworden, Gesundheit gilt als ökonomisch kontraproduktiv. Bisweilen ist es nicht übertrieben zu unterstellen, dass Gesundheit eigentlich gar nicht gewollt wird. Schließlich leben so viele Beteiligte viel besser von Krankheit.

Die Qualität der medizinischen Versorgung bemisst sich heute oft stärker an der reinen Verfügbarkeit und Quantität von Untersuchungen. Als wäre diese gleichbedeutend mit »Qualität«. Krankheit wird dabei immer mehr zu einem Produkt, das gerne ausgelagert wird, damit andere sich schnell darum kümmern können.

Wachstum, Dienstleistung und Gewinnmaximierung sind längst Teil des Systems Gesundheit geworden. Das überwiegend biologisch, organmedizinisch und technikorientierte Denken schreit danach, Störungen sofort zu beseitigen. Dabei machen uns die wenigsten Untersuchungen und Arzttermine wirklich gesund. Eigenaktivität, Geduld, Muße und liebevolles Abwarten als Teil natürlicher Heilungsprozesse werden immer mehr als Zumutung betrachtet. Im Sinne einer modernen Verwertungslogik wird Krankheit überwiegend als regelwidriger Funktionszustand erlebt, der die Leistungs- und Schaffenskraft beeinträchtigt. Gesundheit jedoch ist ohne Krankheit nicht möglich. Gleichzeitig ist Gesundheit mehr als die pure Abwesenheit von Krankheit.

Wir als Ärzte, Väter und Menschen wünschen uns einen Paradigmenwechsel, hin zu einem selbstverantwortlichen und -bestimmten Verständnis von Gesundheit, Krankheit und Heilung. Nur so kann auch die Qualität von Gesundheit zunehmen.

Wir wollen Ihnen auf der Grundlage neuer Forschungsergebnisse eine sinnvollere Sicht auf Gesundheit nahebringen. Das neue Wissen um das komplexe Zusammenspiel von Psyche, Umwelt, Biologie und Epigenetik ist hochspannend. Es sind eben nicht nur die Gene, die unsere Gesundheit bestimmen. Wir selbst können nachhaltig mit unserem Verhalten unser Erbgut und unsere Anlagen beeinflussen – und damit auch die Gesundheit unserer Kinder und Enkel. Gesundheit ist also machbar und ein kontinuierlicher aktiver Prozess, kein einmal erreichter und fixierter Zustand. Diese Erkenntnis eröffnet den Weg zu einem angstfreien und selbstbestimmten Verständnis von Gesundheit und Krankheit.

In jedem von uns sind Gesundheit und innere Heilungskräfte angelegt. Sie entstehen sowohl vor der Geburt, aber gerade auch in den ersten drei Lebensjahren. Daher konzentrieren wir uns besonders auf jene Faktoren, die in diesen ersten Lebensjahren die Gesundheit und Widerstandskraft in uns allen, aber vor allem in den

Kindern fördern und stärken. Wir betonen damit die Körper-Geist-Seele-Einheit und die selbstheilenden Kräfte in uns als Teil von Gesundheit und Krankheit.

Wir haben neueste wissenschaftliche Erkenntnisse aus der Immunbiologie, Neuropsychologie und Epigenetik zusammengetragen. Jedes einzelne Forschungsergebnis bleibt für sich genommen richtig, ist aber nur ein kleiner Baustein des Wunders, das den ganzen Menschen ausmacht. In diesem Zusammenhang erinnern wir immer gerne an den Vortrag eines berühmten Biomathematikers mit dem klugen Titel »Von der Vielfalt der Gene und der Einfalt der Ärzte«. Mit anderen Worten: Manchmal wachsen Kinder auch ohne Medizin gesund auf.

Unser Ziel ist es, Ihnen Zuversicht zu vermitteln, damit Sie Ihre eigenen Gesundheitskräfte und die Ihrer Kinder stärken können. Vergessen Sie ruhig öfter mal gute Ratschläge und stärken stattdessen Ihre Widerstandskraft und innere Heilungskraft. Tun Sie, was sich für Sie selbst gut anfühlt, vermeiden Sie sinnlose Normen, Vorgaben und falsche Erwartungen!

Dr. Klaus-Dieter Früchtenicht,
Prof. Dr. Georg Seifert,
Berlin im März 2019

REDEN WIR VON GESUNDHEIT

Wir schreiben das Jahr 1970. Aaron Antonovsky, 1923 in den USA geboren, im Zweiten Weltkrieg als Soldat im Einsatz für die US-Armee, ist vor mittlerweile zehn Jahren mit seiner Frau Helen nach Jerusalem in Israel emigriert.

Antonovsky ist zu diesem Zeitpunkt bereits kein ganz unbekannter Soziologe mehr. Auf seinem Schreibtisch am Applied Social Research Institute liegt eine Studie, die sich mit der Anpassungsfähigkeit von Frauen unterschiedlicher Herkunft an die Menopause beschäftigt. Alltag für den Wissenschaftler, und doch findet er in dieser Studie etwas, das seine Aufmerksamkeit erregt.

Zwei Zahlen fallen Antonovsky ins Auge, auf eine davon schaut er zunächst etwas ungläubig, weil sie ihm so unwahrscheinlich erscheint. Es geht um den psychischen und physischen Gesundheitszustand zweier Gruppen von Frauen. In einer davon zeigten sich 51 Prozent der Befragten in ihrer Gesundheit vollkommen unbeeinträchtigt, in der zweiten waren es nur 29 Prozent. Es sind jedoch gerade diese 29 Prozent, die den Wissenschaftler elektrisieren. Beziehen sie sich doch auf eine Gruppe von Frauen, die 1939 zwischen 16 und 25 Jahren alt und Häftlinge in einem nationalsozialistischen Konzentrationslager waren. Antonovsky war sich sofort darüber im Klaren, nicht die geringere Prozentzahl im Vergleich zu den nicht in KZs internierten Frauen war das entscheidende Ergebnis, sondern die Tatsache, dass fast ein Drittel der Frauen sich zum Zeitpunkt der Studie in einem geistigen und körperlichen Zustand befand, den man nach den üblichen Kriterien mit Fug und Recht als »gesund« bezeichnen konnte. Trotz der seelischen und körperlichen Traumata, die sie erlitten hatten.

Wie war das möglich? Sollte man nicht annehmen, nach derartigen Qualen könne kaum ein Mensch jemals wieder gesund sein? Antonovsky war schlagartig klar, dass die Wissenschaft und infolgedessen auch die Gesellschaft ihren Blickwinkel verändern musste.

Die klassische Medizin hatte bisher immer die Frage gestellt, wie Krankheit entsteht und wie sie im Anschluss an ihre Entstehung zu behandeln und zu beseitigen sei. Nun rückte ein anderes Anliegen in den Fokus: Wie definieren wir eigentlich Gesundheit, wie entsteht diese und welche Wechselwirkungen bestehen zwischen Krankheit und Gesundheit?

Als Gegensatz zur Pathogenese, eben jener Fixierung auf einen negativen Krankheitsbegriff, definierte Antonovsky aus dieser Erkenntnis heraus den Neologismus der Salutogenese. Im Deutschen lässt er sich am besten mit »Gesundheitsentstehung« übersetzen, bedeutet jedoch so viel mehr, als dieses nüchterne Wort auf den ersten Blick aussagt. Wichtigster Bestandteil des Salutogenesekonzeptes von Antonovsky ist das Kohärenzgefühl. Kohärenz besteht dabei aus drei entscheidenden Aspekten:

- Das *Gefühl der Verstehbarkeit*, also die Fähigkeit, die Zusammenhänge des Lebens zu verstehen
- Das *Gefühl der Handhabbarkeit*, also die Überzeugung, das eigene Leben gestalten zu können
- Das *Gefühl der Sinnhaftigkeit*, also der Glaube an den Sinn des Lebens

Diese Punkte werden uns im Laufe des Buches immer wieder begegnen. Vor dem Hintergrund neuer wissenschaftlicher Erkenntnisse und Zusammenhänge der Entstehung von Gesundheit und Krankheit werden wir deren Bedeutung erläutern.

ENTWICKLUNG VON GESUNDHEIT – GRUNDLAGEN DER GESUNDHEIT

•••

Stellen wir die Sinnfrage

Wenn wir von der Vorstellung sprechen, die wir Menschen uns von den Begriffen Gesundheit und Krankheit machen, hilft ein Blick auf die Bedrohungen von Gesundheit in früheren Zeiten und heute. Bis weit ins Industriezeitalter waren das: reale Not, Armut, Hunger, fehlende Hygiene und daraus resultierend echte physische Mangelerscheinungen. All das gibt es heute im postindustriellen Zeitalter auch noch, es spielt in den westlichen Wohlstandsgesellschaften quantitativ aber eine untergeordnete Rolle. Wenn wir heute über gesundheitsbedrohende Faktoren sprechen, sind das Dinge wie Überfluss (statt Armut!), Über- und/oder falsche Ernährung (statt Hunger!), Stress, fehlender psychischer Halt, Selbstzweifel. Dazu, gewissermaßen auf einer höheren Ebene: fehlender Sinn im Leben des Einzelnen.

All das führt zu einer Zunahme an Zivilisationskrankheiten und vor allem auch zum Anstieg bei den psychischen und psychosomatischen Krankheiten. Dadurch wiederum können sich innere und äußere Heilungskräfte nicht so entfalten, wie es notwendig wäre. Gerade die psychischen Probleme führen dazu, dass Belastungen, Hürden des Lebens und auch Erkrankungen als nicht mehr beherrschbar und nicht positiv beeinflussbar erlebt werden. Das führt zusätzlich in einen Teufelskreis, denn natürlich steigert diese Wahrnehmung die psychische Belastung noch und festigt in der Folge die Blockade des Denkens und Fühlens.

In einer von Individualität und rasend schnellen Entwicklungen in technischer und ökonomischer Hinsicht geprägten Welt wird vor allem von älteren Menschen, allerdings zunehmend auch von jüngeren, Einsamkeit und fehlende Zugehörigkeit als ein Faktor empfunden, der Gesundung verhindert und damit letztlich auch zu einem gesundheitsökonomischen Problem wird. Wir sprechen dann auch von der sogenannten Drehtürmedizin, bei der auch der behandelnde Arzt nicht mehr die menschliche Zuwendung ausstrahlt, die immer zur Gesundung seiner Patienten beiträgt. Fühlt sich der Patient von seinem Arzt nicht wahrgenommen oder ernst genommen, bleibt derjenige allein mit seiner Krankheit zurück und empfindet die Regelungen des Gesundheitssystems als unüberwindbare Hürde, die verhindert, dass aus Krankheit wieder Gesundheit werden kann.

Letztlich erscheint das Leben so im wahrsten Sinne des Wortes »sinn-los«. Das ist eines der gesundheitsschädlichsten Gefühle überhaupt. Es macht uns krank, ohne dass irgendeine körperliche Beeinträchtigung vorliegen muss. Im Sinne der Salutogenese wird hier das Kohärenzgefühl entscheidend beeinträchtigt, zu dem ja auch »der Glaube an den Sinn des Lebens und ein Gefühl der Sinnhaftigkeit« gehören.

Es ist also häufig weniger ein konkreter Mangel, der uns ein Gefühl der Krankheit gibt, als das Fehlen von weichen Faktoren wie Nähe, Verständnis, Empathie und Zuwendung. Das gilt natürlich ganz besonders für Kinder. Wie der Gründer der Arche, Bernd Siggelkow, in einem Interview sagte, die meisten Kinder in unserer Wohlstandsgesellschaft seien nicht arm, sondern »bedürftig«. Diesen Unterschied zu verstehen ist wichtig, gilt er doch genauso für uns Erwachsene. Bezogen auf die Kinder führte Siggelkow weiter aus, diese Kinder hätten ausreichend Materielles zur Verfügung, doch keiner trage Verantwortung für sie, kümmere sich um sie, gebe ihnen Liebe, Orientierung und Halt. Diese Bedürfnisse sind für Kinder von enormer Bedeutung, und auch für viele Erwachsene werden sie unzureichend erfüllt und machen damit dauerhaft krank, ja sind ein wesentlicher Grund für den Anstieg an psychischen Erkrankungen, weil damit auch das Gefühl der Sinnhaftigkeit des Lebens beeinträchtigt ist.

Wenn wir es einmal genau betrachten, ist unser gesellschaftlicher Begriff von Kinderarmut sehr einseitig. Das Leben in einer durch Konsum und Besitz definierten Wertegesellschaft fokussiert enorm auf materiellen Wohlstand und verbaut damit den Blick auf Mangelerscheinungen, die sich nicht im Fehlen eines Handys, einer Playstation oder ähnlicher Dinge manifestieren.

Die Datenlage vieler Studien zeigt, dass fehlende Bildung in einem weit gefassten Sinne krank macht. Weit gefasst deshalb, weil hier nicht von Bildung durch Kindergarten, Schule oder institutionelle Förderung die Rede ist. Letztgenannte können ergänzen, korrigieren und gegensteuern, greifen jedoch zu spät ins Leben der Kinder ein, um die Sorte Bildung zu schaffen, von der wir hier reden. Wir wissen heute, dass der schulische Erfolg eines Kindes sich schon im Alter von fünf Jahren gut vorhersagen lässt.

Entscheidend für den Erwerb der Kulturtechniken Lesen, Schreiben und Rechnen sowie für die Bildung von Aufmerksamkeit und Geduld ist der Erwerb einfacher Vorläuferfertigkeiten über scheinbar simple und unbedeutende Tätigkeiten wie das Spielen von Geduldspielen oder das Backen von Keksen mit den Eltern oder Bezugspersonen. Letzteres ist eine perfekte Möglichkeit, die frühe Bildung des Kindes positiv zu beeinflussen, besser als jede »Frühförderung« im Chinesisch-Kurs mit vier Jahren es jemals vermag.

Kekse backen bedeutet: Sich zu merken, welche Zutaten für den Teig erforderlich sind, fördert das visuelle und auditive Gedächtnis. Im Supermarkt aus dem riesigen Angebot die richtigen Lebensmittel herauszusuchen fördert Orientierung und Aufmerksamkeit. Das Abmessen von Zucker, Mehl und Milch fördert das Mengen- und Volumenverständnis, Rühren, Ausstechen und Abwaschen üben Koordination, Visumotorik und Feinmotorik. Die Fähigkeit, den verbalen Anweisungen der Eltern zu folgen, stärkt das phonologische Gedächtnis und das Sinnverstehen. Am Ende steht dann die wahnsinnig tolle Erfahrung, etwas zu können, etwas geschafft zu haben, auf das man stolz sein kann. Eine bessere Stärkung des Selbstwertgefühls kann es nicht geben.

Wie leicht ersichtlich ist, funktioniert das in familiären Zusammenhängen, in denen Eltern ihre Funktion als Vorbild ernst nehmen und sich die Zeit für solcherlei »Bildungsarbeit« mit ihren Kindern nehmen. Und zwar ohne durch Erwartungshaltungen Stress und Druck zu erzeugen, der kontraproduktiv wirkt. Es geht nicht darum, wie die Kekse aussehen und schmecken, sondern um die Beziehung zwischen Eltern und Kind, die Sicherheit und damit auch Sinnhaftigkeit vermittelt. Und es geht darum, sich selbst zu kümmern und damit auch die Erfahrung weiterzugeben, dass es im Leben immer dann am besten läuft, wenn man das eigene Leben gestaltet. Letzteres ist der zweite Aspekt des Kohärenzgefühls: »Die Überzeugung, das eigene Leben gestalten zu können – das Gefühl der Handhabbarkeit«.

Das wirkt sich dann auch ganz konkret auf den Umgang mit Gesundheit und Krankheit aus. Wie ein Blick in die letzte DAK Kinder- und Jugendgesundheitsstudie zeigt, besuchen Eltern aus bildungsfernen Haushalten sechsmal häufiger den Arzt, und trotzdem leiden die Kinder bis zu 60 Prozent häufiger an Übergewicht, Asthma, Karies und anderen Erkrankungen. Offensichtlich wird die Fähigkeit, Gesundheit in die eigene Hand zu nehmen, die Kompetenz, schwierige Situationen selbstständig zu meistern, nicht mehr vermittelt, sondern mit mangelndem Erfolg an die Medizin delegiert, ja, richtiggehend outgesourct.

Über die Medizin hinaus konstatieren wir einen Prozess der organisierten Entmündigung des Menschen, denn auch schulische, soziale und psychische Probleme werden zunehmend »medizinalisiert« und institutionalisiert. Dadurch werden sie der Gestaltungskraft des

Einzelnen entzogen und beschädigt damit ganz entscheidend dessen Kohärenzgefühl.

Es entsteht krankmachender, sogenannter toxischer Stress. Dessen Auswirkung auf unser Immunsystem und unsere Selbstheilungskräfte ist sehr viel bedeutungsvoller als bisher angenommen.

Wie im Kapitel »Grundlagen der Gesundheit« erörtert, führt »toxischer Stress« schon in der Pränatalperiode, Schwangerschaft und der frühen Kindheit zu einer andauernden Fehlprogrammierung der Immun- und Entzündungssysteme, aber auch unseres Verhaltens und der Emotionen – und damit der Fähigkeit, Stress und Belastungen später als nicht toxisch sondern handhabbar zu erleben.

Wir wissen zum Beispiel, dass nach einem schweren Ereignis wie dem Tod eines Partners die Zahl und die Aktivität von Immunzellen sinkt und wir leichter anfällig sind für Infektionen.

Dazu kommt, dass sich die Medizin immer stärker mit Befunden und immer weniger mit dem Befinden des kranken Menschen befasst. Zahlen sind wichtig in der Medizin als Wissenschaft. Für das Heilen und Gesunden aber ist das Erzählen und Zuhören mindestens genauso wichtig.

Ein intaktes Kohärenzgefühl lässt uns sicher sein, dass Dinge in unserem Leben verstehbar, beeinflussbar und sinnvoll sind. Je stärker dieses Gefühl verloren geht, desto verlorener sind wir von klein auf. Es ist heute nicht ungewöhnlich, dass zweijährige Kinder vom Kinderarzt schriftlich bescheinigt bekommen müssen, dass sie nach einer kleinen Infektion wieder gesund sind. Was für ein Wahnsinn, sollten doch die Eltern gut in der Lage sein, diesen Umstand bei ihrem eigenen Kind wahrzunehmen.

Auf diese Weise wird vielen Eltern die Fähigkeit zur Salutogenese genommen. Wenn wir im weiteren Verlauf über Genetik und Epigenetik sprechen, werden wir sehen, wie diese fehlenden Fertigkeiten vererbt und damit an die nachfolgenden Generationen weitergegeben werden, was für die zukünftige Gesellschaft ein riesiges

Problem darstellt. Denn die Grundlagen von Krankheit und Gesundheit liegen überwiegend in der Kindheit und entstehen sogar aus der Lebensweise von Eltern und Großeltern. Die Erfahrungen der ersten Lebensjahre sind es, die unser Verständnis von Gesundheit und Krankheit und damit unsere Einstellung zur Welt und unsere Lebensweise prägen.

Somit sind Krankheit und Gesundheit keine objektiven Zustände, sondern das Ergebnis eines komplexen Zusammenwirkens von genetischen, biologischen, sozialen und psychischen Faktoren.

Wie bereits mehrfach betont, lassen sich Gesundheit und Krankheit nur durch eine umfassende Betrachtungsweise sinnvoll verstehen. Dazu gehört, dass in unserer an materiellem Überfluss leidenden Gesellschaft psychische und soziale Faktoren immer stärker die Krankheitsentstehung und die gestörte Abwehr von Krankheiten beeinflussen.

Die konkreten Zahlen etwa bei Krankschreibungen und Krankenhausbehandlungen wegen psychischer Störungen sind innerhalb der letzten zehn Jahre um ein Zehnfaches gestiegen. Im gleichen Zeitraum ist die Zahl der Depressionen im Kinder- und Jugendalter um das Siebenfache gewachsen. Auf geradezu dramatische Weise kann man hier sehen, dass die Abwesenheit körperlicher Beschwerden nicht automatisch Gesundheit bedeutet. Heilung, Stärkung, aber auch Schwächung der Abwehrkräfte kommen also nicht nur von außen, sondern sind ohne innere Kraft, ohne Hoffnung und Sinngebung nicht möglich.

Wir sehen also nicht nur eine Zunahme an Zivilisationskrankheiten wie Bluthochdruck oder Adipositas. Dramatisch ist vor allem der Anstieg bei den psychischen und psychosomatischen Krankheiten. Auch bei den Kindern macht uns Ärzten nicht nur die Zunahme psychischer Erkrankungen Sorge, sondern auch die sogenannten soziogenen Entwicklungsstörungen, bedingt durch die sogenannte »neue Armut«. Hierbei handelt es sich nicht nur um einen Mangel an Geld und Teilhabe. Es ist ein Mangel an Erfahrung von sicherer Bindung und Fürsorge, Verstehbarkeit, Sinnhaftigkeit und Handhabbarkeit des Lebens mit all seinen Folgen für die Motivation und ein fehlendes positives Selbstbild. Es ist der Mangel aller Faktoren der Salutogenese.

Es fehlen diesen Kindern die Voraussetzungen und Fähigkeiten zur Motivation und ein Interesse an gesunder Ernährung und moderatem Umgang mit Genussmitteln.

Zunehmende Schwierigkeiten und Ratlosigkeit bei der Kindererziehung werden durch Zeitmangel und die Verführbarkeit durch Konsum und Medien noch gesteigert.

Es fehlt immer häufiger an einer frühen Förderung der wichtigsten Vorläuferfertigkeiten wie Liebe, Geduld, Sorgfalt, Feinmotorik, Ausdauer, Konzentration und sozialer Kompetenz. Diese sind später kaum noch aufzuholen, denn entscheidend sind auch hier die ersten drei Lebensjahre.

Fehlende Erfahrungen und mangelnde Vorläuferfertigkeiten gefährden den späteren schulischen Erfolg und die Motivation, sie erzeugen stattdessen Frustration, Gewalt und eine erworbene Hilflosigkeit, die dann auch von der Herkunftsgeneration an die Nachfolgegeneration weitergegeben wird.

Dieser primär soziogene und entwicklungspsychologische Effekt bleibt nicht ohne Wirkung auf das eigene Gesundheitsverhalten. Kinder mit solcher Prägung erkranken deutlich früher, häufiger und schwerer und sind auch schwerer zu behandeln.

Die gesellschaftlichen Kosten für spätere Hilfs-, Förder- und Transferleistungen haben sich beispielsweise alleine in Nordrhein-Westfalen in den letzten Jahren um mehr als 100 Millionen Euro pro Jahr auf zuletzt 2,4 Milliarden Euro erhöht.

Gesundheit ist immer auch ein spiritueller Prozess. Ohne Glauben und Sinnhaftigkeit sind Gesundheit und Heilung schwer möglich – »… er heilt die zerbrochenen Herzen und verbindet unsere Wunden« (Psalm 147)

Als Ärzte sind wir immer wieder auch mit dem Tod konfrontiert. Gerade die Arbeit auf der Intensivstation eines Krankenhauses lässt Mediziner in menschliche Grenzbereiche eintauchen. Erstaunlich häufig gibt es auf der Intensivstation Patienten, die aus rein medizinischer Sicht durchaus Chancen auf ein Überleben hatten und trotzdem verstorben sind. Jeder einzelne dieser Vorgänge schärft unseren Blick darauf, was »Überleben« hier eigentlich bedeutet. Verdient die Lebensverlängerung durch Maschinen, Präparate und Ähnliches wirklich in jedem Fall die Bezeichnung Leben? Oder müssen wir nicht vielmehr mindestens genauso sehr darauf achten, wie sich der Patient dabei fühlt? Es ist nicht selten, dass ein Patient, der rein technisch am Leben zu erhalten wäre, spürbar keine innere Kraft mehr zum Weiterleben hat. Woher kommt diese Kraft, die den einen Patienten eine schwere Erkrankung überleben lässt und andere nicht?

Die Mechanismen, die dazu führen, dass psychische und soziale Faktoren Krankheiten begünstigen, waren lange Zeit unklar. Was nicht messbar ist, ist für Schulmediziner somit inexistent.

Die Forschungen der letzten Jahre haben indes auf diesem Gebiet nahezu Revolutionäres hervorgebracht. Epigenetische, molekularbiologische und immunologische Zusammenhänge von Psyche, Gefühlen und sozialen Faktoren lassen sich in zunehmendem Maße nicht nur besser verstehen, sondern auch beweisen. Und zwar sowohl »in vivo«, also am lebenden Menschen/Tier, als auch »in vitro«, also labortechnisch.

Es hat zu diesen Zusammenhängen die unterschiedlichsten Experimente gegeben. Bekannt ist etwa jene amerikanische Studie, die Zahnmedizinstudenten untersuchte, denen eine klitzekleine Wunde zugefügt wurde, um anschließend die Wundheilung zu dokumentieren. Das Besondere am Versuchsaufbau: Der Vorgang wurde zweimal durchgeführt, nämlich zunächst in der stressfreien Zeit der Universitätsferien und ein zweites Mal unmittelbar während der Prüfungsvorbereitungen. Die exakt gleiche Wunde in zwei unterschiedlichen psychosozialen Zusammenhängen, das Ergebnis war frappierend. Der normale körperliche Heilungsprozess dauerte im Schnitt um 40 Prozent länger, wenn er innerhalb der stressigen Zeit der Prüfungen stattfand.

Nachweisen ließ sich das unter anderem an der Konzentration eines sogenannten Entzündungszytokins, des Interleukin -1ß, ein Stoff, der in der Lage ist, die Wundheilung entscheidend zu beschleunigen. In der Stressphase der Prüfungen lag die Konzentration von Interleukin -1ß im Mittel um 68 Prozent niedriger als in der ruhigen Zeit der Ferien.

Ähnliche Experimente gibt es mittlerweile viele, und alle weisen in die gleiche Richtung: Gesundheit und Krankheit lassen sich nur dann verstehen und sinnvoll beeinflussen, wenn wir die Selbstheilungskräfte des Menschen ernst nehmen, ihre Bedingungen erforschen und es so jedem Einzelnen ermöglichen, sie wirken zu lassen. Die Schulmedizin muss sich dringend von dem Glauben verabschieden, über die Frage von Gesundheit und Krankheit alleine zu entscheiden. Ihre Fähigkeiten, ihre Erkenntnisse werden dringend gebraucht, doch auf andere Weise, als wir es heute gewohnt sind. Das Herbeiführen von Gesundheit, indem man Krankheit tunlichst vermeidet und ausmerzt, funktioniert so nicht.

Zeigen lässt sich das etwa auch am Beispiel von Neurodermitis und Allergien bei Kindern. In den letzten 20 Jahren ist besonders im Bereich von Neurodermitis und Asthma eine erhebliche Zunahme an Neuerkrankungen zu verzeichnen. Die bisherige Standardreaktion darauf bestand in Risiko- und Allergenvermeidung sowie Hypersensibilisierung und immer mehr und besseren Medikamenten.

Dadurch wurden die Erkrankungen und deren Symptome zwar für viele Betroffene erträglicher. Jedoch war keine langfristige Heilung zu erkennen. Im Gegenteil: Die Häufigkeit von Neuerkrankungen stieg weiter an.

Kinder, die auf dem Land und dort vielleicht sogar auf einem Bauernhof aufwachsen, erkranken sehr viel seltener an Neurodermitis und Asthma als vergleichbare Stadtkinder. Das hat zur Hypothese geführt, dass nicht die Vermeidung von Allergenen, sondern im Gegenteil ein möglichst früher Kontakt mit ihnen eine höhere Immuntoleranz schafft. Tatsächlich hat es einen Paradigmenwechsel in der Wissenschaft gegeben, indem heute darauf gesetzt wird, mit einer frühen Stimulation durch Allergene die Toleranz des Immunsystems zu stärken.

Aber auch wenn nicht alles in der Kindheit glatt lief, kann man zu jedem Zeitpunkt wesentliche Dinge ändern – nur erfordert es mitunter mehr Aufwand. Man sagt: »Den guten Seemann erkennt man bei schlechtem Wetter«, und so ist es auch. Um ein guter Seemann zu werden, benötigt man auch Erfahrungen bei Sturm und Seegang, Hindernisse und Schwierigkeiten bringen Menschen weiter. Resilienz, also die Widerstandskraft in schwierigen Situationen, ist eine Eigenschaft, die ohne Hindernisse nicht denkbar und lernbar ist. Letztlich geht es auch um den Sinn im Leben, den uns manche Hindernisse deutlich machen. In diesem Buch möchten wir an verschiedenen Stellen für das Thema Resilienz sensibilisieren und praktische Hilfestellungen geben.

Um dem Begriff der Gesundheit ein wenig mehr auf den Grund zu gehen, ist es sinnvoll, sich ihm aus verschiedenen Perspektiven zu nähern. Wir wollen hier drei davon vorstellen. Es geht dabei darum zu verstehen, dass zum Nachdenken über Gesundheit, Krankheit, Salutogenese auch ein Verständnis der Begriffe an sich gehört. Was meinen wir, wenn wir über Gesundheit reden? Werfen wir einen Blick auf unterschiedliche Zugänge dazu.

Gesundheit anthropologisch:
Der Mensch ist nicht. Er wird

Zu den wesentlichen Merkmalen, die den Menschen vom Tier unterscheiden, gehören unsere »Startbedingungen« bei der Geburt. In der Tierwelt bleibt der Nachwuchs so lange im Mutterleib, bis er alle Fähigkeiten erworben hat, um nach kürzester Zeit selbstständig überleben zu können. Nach der Geburt sichern ihm Instinkte und angeborene Verhaltensmuster das Überleben.

Im Gegensatz dazu gebärt der Mensch ein sehr unreifes Wesen, er ist ein sogenannter extrauteriner Nesthocker. Was bedeutet, dass er bei der Geburt weitgehend unterentwickelt und ohne Hilfe von außen überhaupt nicht überlebensfähig ist. Was fehlt, sind Instinkte, die ein Überleben sichern könnten, sodass der Säugling von einer gewissen Unfertigkeit und Unkenntnis geprägt ist. Diese Besonderheit des Menschen wird in der wissenschaftlichen Anthropologie besonders hervorgehoben.

Aus Sicht der Anthropologen ist die Einzelstellung des Menschen durch seine frühe Geburt eine Besonderheit der Evolution. Warum die intrauterine Entwicklung in der 40. Schwangerschaftswoche endet, ist bis heute unklar und wird in der Wissenschaft mit verschiedensten Hypothesen diskutiert. Mal nahm man an, das Becken sei zu schmal, mal galt der Kopf des Neugeborenen als zu groß, um die Geburt zu einem späteren Zeitpunkt stattfinden zu lassen. Wirklich einig sind sich die Wissenschaftler bis heute nicht. Es liegt jedoch auch eine enorme Chance in dieser »Unfertigkeit«. Sie ermöglicht es, dass der Mensch unglaublich anpassungsfähig ist und enorme Lernfähigkeit besitzt bis in das höhere Lebensalter.

Der Erklärungsansatz einer Studiengruppe um die Anthropologin Holly Dunsworth nimmt die begrenzte Stoffwechselkapazität der Schwangeren in den Blick. Das bedeutet, dass der weibliche Organismus mit fortschreitender Schwangerschaft nicht mehr in der Lage ist, sich und das Kind mit ausreichend Energie zu versorgen. Entscheidend ist dabei nicht die Zufuhr von Energie, sondern die Stoffwechselaktivität. Es würde also nicht helfen, einfach mehr zu essen, genauso wenig, wie wir in einem übermüdeten Zustand nicht mehr lernen, wenn wir ein ganzes Fachbuch durchlesen. Wir können es einfach nicht verarbeiten. Tatsächlich dürfte die Schwangerschaft keine vier Wochen länger dauern, da Mutter und Kind sonst in eine lebensbedrohliche Energiekrise geraten würden.

Der klinische Alltag im Kreißsaal bestätigt die Energietheorie von Dunsworth recht häufig, denn übertragene Kinder, sprich, Kinder, die nach der 40. Schwangerschaftswoche zur Welt kommen, tun sich nach der Geburt mit der Anpassung an die Umwelt oft deutlich schwerer. Dazu gehört beispielsweise ein erheblich höheres Risiko für Infektionen und Unterzuckerung.

Interessant ist auch, dass Mädchen im Moment der Geburt und der ersten Lebensstunden eindeutig das starke Geschlecht sind. Bei kritischen Geburten überleben im Schnitt deutlich mehr Mädchen als Jungen. Die meisten Ärzte und Hebammen gehen bei einer Notsektio deutlich entspannter in den Kreißsaal, wenn es sich um ein Mädchen handelt. Mädchen kämpfen eindeutig mehr und haben einen größeren Überlebenswillen, was sich im weiteren Verlauf des Lebens darin bestätigt, dass sie einen größeren Schulerfolg vorzuweisen haben und statistisch deutlich resilienter, also anpassungsfähiger und belastbarer gegenüber Stress sind. Dieser Vorteil einer insgesamt stabileren gesundheitlichen Entwicklung bleibt bis zum Ende der Fruchtbarkeit erhalten. Es erfolgt dann eine komplette Umstellung und Neuordnung der Neurobiologie, wie man sie auch im Tierreich beobachten kann. Wussten Sie beispielsweise, dass Drosseln mit Beginn der Geschlechtsunreife nicht mehr singen können?

Als Neuropädiater haben wir in der Praxis sehr viel mit Entwicklungsstörungen bei Kindern zu tun. Manchmal fragen Eltern, was die Ursachen und Risiken für bestimmte Störungen oder auch Fehlentwicklungen im Allgemeinen sind. Die Antwort ist ganz einfach und für immerhin einen Teil der Eltern beruhigend: Das größte Risiko für die Entstehung von Entwicklungsstörungen ist das männliche Geschlecht.

Schaut man sich Hirnstromkurven und EEGs von Mädchen und Jungen an, so sind erstere in Reife und Grundaktivität den Jungs im Mittel um fast 25 Prozent voraus. Dazu passt, dass wir Störungen der Lernentwicklung, des Sozialverhaltens sowie Aufmerksamkeitsstörungen bei Jungen etwa zwei- bis dreimal so häufig vorfinden wie bei Mädchen. Das lässt sich auch an der Anzahl der Verordnungen von Logopädie und Ergotherapie ablesen, die bei Jungen mehr als doppelt so hoch ist.

Es mag im ersten Moment banal klingen, für die Entwicklung von Gesundheit und Krankheit im Lebenslauf ist der erwähnte Unterschied zwischen Mensch als »unfertigem« und Tier als »fertigem« Wesen bei der Geburt von entscheidender Bedeutung. Denn Unsicherheit, fehlendes Wissen und fehlende Erfahrung sind somit ein wesentlicher Ausgangspunkt unseres ganzen Seins. Wir sind ein unbeschriebenes Blatt, wenn wir auf die Welt kommen. Welche Geschichten dieses Buch im Laufe des Lebens beschreibt und was diese aus uns machen, unterliegt ganz wesentlich unserem eigenen Einfluss, aber natürlich zunächst einmal dem unserer Eltern und der Menschen, mit denen wir als kleine Kinder sehr viel in Kontakt kommen.

Aus dieser Tatsache ergibt sich im Grunde die Urfrage unseres Lebens: Entwickeln sich Selbstzweifel, Angst und eine negative Grundeinstellung zur Welt? Oder begreifen wir die leeren Seiten von Beginn an als Chance und positive Herausforderung, sie mit guten Dingen zu füllen und die Schönheit der Welt zu sehen? All das, was wir als einzigartige Individuen im Laufe unseres Aufwachsens, unserer Entwicklung erfahren und lernen, spielt eine Rolle für die Einstellung zu uns selbst, zu unserer Umwelt und damit letztlich auch für unsere Gesundheit.

Der Schlüssel zur Gesundheit liegt in der frühen Kindheit und letztlich sogar schon in der Kindheit der Eltern und Großeltern.

Was wir zu Beginn unseres Lebens sowohl körperlich als auch seelisch in uns aufnehmen, bestimmt ganz wesentlich unsere Gesundheit. Dabei ist es wichtig zu sehen, dass der Mensch ein abhängiges, auf Hilfe und Gemeinschaft angewiesenes Wesen ist. Uns fehlen die Abwehrinstinkte und -kräfte, die Tiere haben. Dafür sind wir mit sozialen Eigenschaften ausgestattet, für die eine beschützende Aufzucht in der Gemeinschaft wichtig ist. Die Entwicklung des Menschen, seine Verhaltensmöglichkeiten und seine Einstellung zu anderen kann aus dieser Sicht überhaupt nur gelingen, wenn ein inniges Wechselspiel mit der Gemeinschaft möglich ist. Das Leben des Menschen ist somit grundlegend auf die Begegnung und die daraus resultierenden sozialen Gemeinschaften angelegt. All die grausamen Experimente, die in vergangenen Jahrhunderten mit Kindern in Isolation durchgeführt wurden, beweisen das.

Während Tiere also ein instinktiv festgelegtes Verhältnis zur Welt haben, aus dem sie grundsätzlich nicht entfliehen können, werden wir Menschen mit zunehmendem Alter durch Lernen und Erfahrung frei. Wir lernen durch Einflüsse in jeder Hinsicht: körperlich, emotional, sozial, biologisch, immunologisch, sogar genetisch, wie die Epigenetik mittlerweile beweist. Die Zeit im Bauch der Mutter sowie die ersten drei Lebensjahre sind dabei der größte Einflussfaktor. Hier werden die Weichen gestellt, die später oft nur mit großem Aufwand zu korrigieren sind.

Was wir zu Beginn unseres Lebens sowohl körperlich als auch seelisch in uns aufnehmen, bestimmt ganz wesentlich unsere Gesundheit.

Ob wir diese Freiheit als Chance oder als Bedrohung sehen, bestimmt unsere Einstellung zur Welt und zu uns selbst. Kurz gesagt bedeutet all das: Der Mensch ist nicht, er wird.

Aus diesen Erkenntnissen resultiert auch die Bedeutung, die wir dem salutogenetischen Denken zuweisen: Vertrauen, Zuversicht, Glaube, Mut und Dankbarkeit sind die Wurzeln für ein gesundes Werden. Wohingegen uns aus pathogenetischer Sicht Zweifel, Unsicherheit und die Angst, alleine zu sein, erwiesenermaßen bei jeglicher Gesundung behindern.

Der entscheidende Faktor am Anfang unseres Lebens ist die Erfahrung einer stabilen und sicheren Bindung, einer positiven Einstellung zur Welt bei unseren Bezugspersonen und bedingungsloses Vertrauen. Kommen dann Bildung, weitere gute Vorbilder sowie ein gelungener Prozess der Ablösung von diesen Bezugspersonen hinzu, haben wir all die Kraft, den Halt und die Zuversicht, die wir brauchen, um für uns selbst später in jeder Hinsicht zu sorgen und Verantwortung zu übernehmen.

Gesundheit aus der Sicht von Genetik und Epigenetik

Der Mensch besitzt etwa 22 000 Gene, von denen die Mehrzahl für uns keinen erkennbaren Nutzen hat. Trotzdem können sie regulierend wirken, ohne dass wir das auf Anhieb verstehen. Unser Erbgut gleicht daher nicht einem Buch, in dem der geneigte Forscher lesen kann, um Antworten auf sämtliche Fragen zu bekommen. Wir können es eher mit einem sich selbst organisierenden System vergleichen, das im ständigen Wechselspiel mit der Umwelt ein komplexes Wesen hervorbringt, den Menschen.

So zeigen etwa neueste Forschungsergebnisse der Genetik, wie epigenetische Regulationsfaktoren durch Methylierung Einflüsse der Umwelt und gemachte Erfahrungen in die Mikro rRNA aufnehmen, speichern und anschließend über Generationen weitergegeben werden können. Solcherlei Veränderungen an den Molekülen des Lebens sind ein ständig andauernder Prozess, der kontinuierlich innerhalb von Sekunden in unseren Zellen abläuft.

Für uns lässt sich aus diesen Vorgängen eine entscheidende Tatsache für die Salutogenese ableiten: Die Entwicklung von Gesundheit und Krankheit sowie psychischer und physischer Widerstandskraft ist nicht genetisch vorbestimmt, sondern wir können durch eigenes Handeln unsere Gene fit machen, üben und lernen lassen.

Diese Erkenntnis weist alle deterministischen Theorien in die Schranken und gibt dem Menschen die Hoheit über sein Leben zurück. Nicht die Gene bestimmen unser Leben, sondern das, was wir tun und unterlassen. Unsere Erfahrungen und die Umwelt beeinflussen stets und überall unsere Gene. Die salutogenetische Formel, die hieraus folgt, lautet also:

> *Gesundheit und Glück sind nicht genetisch vorbestimmt, sondern für jeden von uns erlernbar und beeinflussbar.*

Gegeben ist uns somit die Handhabbarkeit des Lebens als ein wesentlicher Bestandteil und eine wichtigen Grundlage für ein gesundes Leben. Wenn wir unser Leben als handhabbar und nicht sinnlos erfahren, bewahrt es uns vor Resignation und erlernter Hilflosigkeit, es stärkt unsere Motivation und Selbstwirksamkeit.

Gesundheit, frühkindlicher Stress und die frühen Botschaften des Immunsystems

Der Schlüssel für das Verständnis vieler Erkrankungen und sogar auch für den Prozess des Alterns liegt in anhaltenden fehlregulierten Entzündungsprozessen in unserem Körper. Es sind jedoch nicht nur Viren, Bakterien, Phenole, Feinstaub oder Kohlendioxid, die hier wirken, sondern der wesentliche Faktor ist fehlgeleiteter Stress, und zwar schon in der frühen Kindheit. Einen großen Einfluss auf das Immunsystem und damit auch auf die lebenslange Gesundheit haben daher die Erfahrungen und Umgebungsfaktoren in der Schwangerschaft, der Säuglingszeit und den ersten drei Lebensjahren.

Besonders die frühe Interaktion von Umwelterfahrungen und epigenetischen Prozessen programmieren nachhaltig die Stress- und Entzündungsachse und das sich entwickelnde Gehirn. Schon 2012 machte die Amerikanische Akademie für Kinderheilkunde darauf aufmerksam, dass wir auf der Grundlage der aktuellen Forschungsergebnisse von Genetik, Epidemiologie, Soziologie und Entwicklungspsychologie unser Verständnis von der Entstehung von Gesundheit und Krankheit über die gesamte Lebensspanne gesehen ändern müssen.

Die amerikanischen Kinderärzte wurden dringend aufgefordert die Bedeutung von frühem Stress und Belastungen und deren weitreichende Folgen für die spätere Gesundheit als gesellschaftliches Thema sichtbar zu machen.

Die alte Diskussion, ob nun die Gene oder die Umwelt entscheidend sind, kann damit endgültig beendet werden. Sehr viel mehr als bisher angenommen wirken vor allem die Einflüsse in den ersten Jahren auf unsere lebenslange Gesundheit.

Die Entwicklung der Gesundheit ist ein lebenslanger Prozess der Interaktion zwischen Biologie und Umwelt und Individuum.

Dabei geht es längst nicht nur um körperliche Gesundheit. Vielmehr kann früher toxischer Stress in der Kindheit zu einer lebenslangen Beeinträchtigung der Gesundheit, des Verhaltens und der geistigen Entwicklung führen. Allgemein lässt sich sagen: Die sich im Gehirn entwickelnden Netzwerke und die Gesundheit werden in einem anhaltenden Prozess geformt, bei dem die frühen Jahre von entscheidender Bedeutung sind. Gesundheit, Lernen und Verhalten sind das Ergebnis früher Erfahrungen und eines gesunden, verantwortungsbewussten Lebensstils.

Viel zu langsam nehmen wir die neuesten Erkenntnisse der Epigenetik ernst und verstehen deren Bedeutung und Wirksamkeit für die Lebenskraft und Gesundheit zukünftiger Generationen.

> *Wir geben nicht nur unsere Gene an unsere Kinder und Enkel weiter, sondern auch die nichtgenetisch gespeicherte Veranlagung zu komplexen Krankheiten.*

Selbst Stress vor der Schwangerschaft wirkt sich negativ auf die soziale und emotionale Entwicklung der später geborenen Kinder aus.

Ein lange Zeit unerfüllter Kinderwunsch etwa und die damit einhergehenden Belastungen bewirken Stress. Kommt es dann doch zu einer Schwangerschaft, kann der vorausgegangene Stress bei den Kindern gehäuft zu Frühgeburten, Infektionen, medizinischen Problemen und auch Störungen in der emotionalen und sozialen Entwicklung führen. Säuglinge und Neugeborene, die unter Stress aufwachsen, entwickeln früher Arteriosklerose, Bluthochdruck, Diabetes, Rheuma und andere Erkrankungen.

Früher, anhaltender toxischer Stress, physisch, emotional und sozial, führt also zu einer lebenslangen Fehlregulation des Stresssystems mit weitreichenden Auswirkungen auf die spätere Gesundheit bis ins hohe Erwachsenenalter. Vor dem Hintergrund einer zunehmend älter werdenden Gesellschaft und der zunehmenden Sterb-

FEHLENDE KOHÄRENZ / TOXISCHER STRESS

Enstehen und Vererbung von Krankheitsdisposition

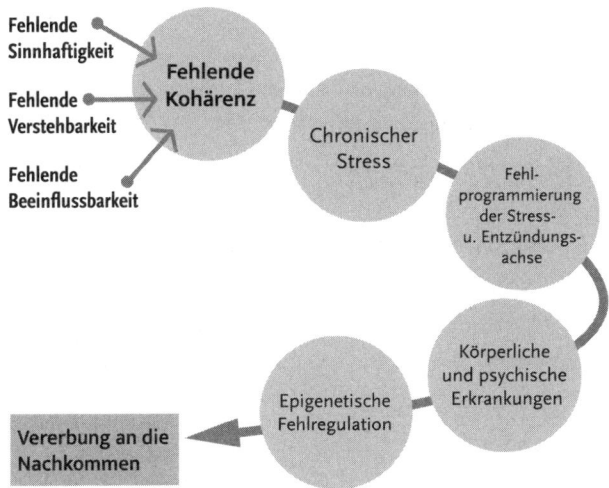

Chronischer toxischer Stress besonders in den ersten Lebensjahren, führt zu einer Fehlprogrammierung der Stress- und Entzündungsachse mit der Folge einer deutlich erhöhten Disposition und Vererbung für viele chronische körperliche und psychische Erkrankungen.

Therapie: Detoxifikation von Stress durch die Erfahrung einer frühen stabilen Bindung und den Erwerb von Resilienz und Ressourcen.

....

lichkeit durch Alterserkrankungen ist das eine entscheidende Erkenntnis: Positiv formuliert bedeutet es auch, dass wir durch eine salutogenetische Lebensweise in der Kindheit die Gesundheit im Alter mitbestimmen können.

Man spricht in diesem Zusammenhang von der sogenannten Stressachse. Gemeint ist das enge Zusammenspiel von bestimmten

Arealen des Zwischenhirns (Hypothalamus) mit der Hypophyse, der Nebenniere und den Zielorganen wie Blutgefäßen, Herz, Niere und Gehirn. Dabei haben die neuen Erkenntnisse über die epigenetische Regulation von Stress und den Auswirkungen auf das Immunsystem auch Entwicklungen in der Prävention und Therapie mit sich gebracht. So gibt es bereits Versuche, die gestörte Stressachse pharmakologisch positiv zu beeinflussen.

Wissenschaftlich ist das hochinteressant, entscheidender für uns ist jedoch, auf der Basis des Wissens über salutogenetisches Denken und Handeln vorzubeugen.

> *Der Schlüssel zur Gesundheit ist nicht die Behandlung von bereits entstandenem Schaden, sondern eine pathologische Fehlsteuerung unserer Stressachsen durch frühes salutogenetisches Leben zu verhindern.*

Wir sehen immer wieder Kinder, die bis weit ins jugendliche Alter vor Gesundheit strotzen. Auffällig ist, dass sie fast alle aktiven Sport betreiben. Auffällig ist aber auch, dass sie im weitesten Sinne salutogenetisch handeln. Sie pflegen einen offenen, neugierigen Kontakt, haben meist klare Vorstellungen davon, was passiert und was sie wollen. Das Leben erscheint ihnen handhabbar und hat Sinn. Sie begegnen etwa den Anforderungen bei den Vorsorgeuntersuchungen U11, J1 und J2 mit Zuversicht und ohne Angst, da sie wissen, was sie leisten können.

Gesundheit und die Telomere

Telomere sind eine Art Schutzkappe am Ende unserer Chromosomen und spielen nach den bisherigen Erkenntnissen eine wichtige Rolle für die gesunde Zellteilung und für die Erhaltung der Zellfunktion.

Es sind vor allem die Prozesse der sogenannten Telomerverlängerung, die bei der Entzündungsbekämpfung und der DNA-Reparatur wirksam sind. Man kann sich diese Kappen vorstellen wie die Ummantelung am Ende von Schnürsenkeln. Genauso sitzen die Telomere an den Chromosomenden, werden aber durch ständige Zellteilung immer kürzer. Irgendwann sind sie so kurz, dass unsere Zellen sich nicht mehr wehren können und absterben.

Nun variiert die Länge der Telomere bei Neugeborenen zwischen 8000 und 13 000 Basenpaaren (DNA-Buchstaben), von denen je nach Lebensweise jährlich etwa 20 bis 40 verloren gehen. Nachgewiesen ist beispielsweise, dass bei Zwillingen derjenige mit den kürzeren Telomeren etwa dreimal häufiger zuerst stirbt.

Die Länge unserer Telomere ist also definitiv abhängig von unserer Lebensweise, sie verkürzen sich eben nicht nur durch die reine Alterung, sondern vor allem durch Stress, mangelnde Bewegung und Übergewicht. Das bedeutet auf der anderen Seite aber eben auch, dass man diesen Prozess durch eine gesunde Lebensweise günstig beeinflussen kann.

Es gibt mittlerweile mehrere Studien, die belegen, dass chronischer toxischer Stress zu kürzeren Telomeren führt. Eine Studie mit ansonsten gesunden Müttern, die aber kontinuierlich toxischem Stress ausgesetzt waren, zeigte, dass ihre Telomere im Schnitt »zehn Jahre kürzer« waren als die der Kontrollgruppe ohne diesen Stress. Diese Zellen verhalten sich also, als ob sie zehn Jahre älter wären.

Als positive Erkenntnis bleibt: Die Länge der Telomere und damit die Stabilität unserer Gesundheit ist deutlich beeinflussbar durch unsere Lebensweise.

Ein schönes Beispiel ist die Französin Jeanne Louise Calment, die mit 122 Jahren starb. Mit dem Rauchen hatte sie immerhin schon mit 119 Jahren aufgehört. Allerdings nur, weil sie es nicht mehr schaffte, sich selbst die Zigaretten anzuzünden.

Auch Musiker und andere Künstler leben oft länger und zufriedener als andere Menschen. Warum? Wahrscheinlich leben diese Menschen im Einklang mit sich selbst und fühlen sich im Sinne der Salutogenese selbstwirksam und selbstbestimmt. Sie haben also weniger toxischen Stress und erleben vor allem ein Gefühl der Sinnhaftigkeit ihres Tuns. Kurz gesagt: Sie leben salutogenetisch. Das bedeutet ganz klar: Trotz sogenannter exogener Umweltfaktoren wie falscher Ernährung, Alkohol, Nikotin oder mangelnder Bewegung gibt es spirituelle und religiöse Faktoren und Ressourcen, die Alterungs- und Entzündungsprozesse in unserem Körper weniger schnell wirksam werden lassen.

Darüber, ob wir fit bleiben oder krank werden, entscheiden auch übergeordnete, spirituelle Ressourcen, die unsere Stammzellen und deren Regenerationsfähigkeit positiv beeinflussen. Das Leben muss einen Sinn haben.

UNSERE EMPFEHLUNGEN:

- Viel Bewegung und eine gesunde Ernährung mit ausreichend langen Fastenperioden sind für die Telomerverlängerung und Entstehung von Gesundheit von Bedeutung.
- Meditation, Beschäftigung mit religiösen Themen oder bei Kindern Phasen von ruhigem Spiel ohne äußere Ablenkungen sowie Ruhe und Bewegung allgemein stabilisieren die Telomere und damit die Gesundheit.
- Emotionale und soziale Kompetenz sowie die Fähigkeit zur positiven Stressbewältigung stabilisieren die Telomere.

Gesundheit und Erlernte Hilflosigkeit

Ein Gefühl der Überforderung, du kannst nicht abschalten, endlose To-Do-Listen, du hast keine Wahl, musst immer funktionieren. Wir alle kennen dieses Gefühl. Dieser toxische Stress und vor allem seine Folgen sind große Herausforderungen und Belastungen für die Gesundheit.

Immer mehr Menschen, darunter besonders Kinder und Jugendliche, reagieren mit Angst, Depressionen, oppositionellem und verweigerndem Verhalten, Ritzen, emotionaler Überforderung und Hilflosigkeit, weil sie keinen Halt mehr finden in ihrer Welt, ihr Leben selbst nicht beeinflussen können und keinen Sinn erkennen.

Vor allem die Studien der experimentellen Psychologie um den amerikanischen Forscher und Psychologen Martin Seligman liefern uns eine tiefere Einsicht, wie Erfahrungen von fehlender Beeinflussbarkeit des Lebens zu Resignation, mangelnder Motivation und schweren Krankheiten führen können. Besonders in den ersten Lebensjahren wirkt die »Erlernte Hilflosigkeit« nachhaltig auf unsere spätere Gesundheit und Widerstandskraft. Durch diese Erkenntnisse werden psychische und organische Erkrankungen durch die Schwächung der eigenen Abwehrkräfte für uns verständlicher. Wenn wir also durch frühe Erfahrung die Dinge als nicht beeinflussbar, nicht handhabbar und nicht verstehbar erlebt haben, wird dadurch nicht nur die Motivation, sondern auch die physische und psychische Lebenskraft und Gesundheit nachhaltig geschädigt.

> *Die frühe Erfahrung, dass Dinge als beeinflussbar, handhabbar und verstehbar erlebt werden, stärkt unsere Selbstwirksamkeit, Motivation aber auch die physische und psychische Lebenskraft und Gesundheit.*

Die entwicklungspsychologischen Folgen sind nachhaltig, weitreichend und beeinträchtigen ganz wesentlich die Fähigkeit, mit Belastungen und Herausforderungen einer komplexen Gesellschaft umzugehen.

Nachgewiesen worden ist die epigenetische Weitergabe solch erlernten Verhaltens im Übrigen nicht nur in Tierversuchen. So verhielten sich schwangere Ratten, denen man experimentell zeigte, dass sie keine Möglichkeiten haben, negativen Reizen zu entgehen, später in ähnlichen Situationen passiv und lethargisch. Doch nicht nur das, sie gaben dieses Verhalten an die neugeborenen jungen Ratten weiter. Diese suchten später in ähnlich schwierigen Situationen gar nicht mehr nach Lösungen und Möglichkeiten, der Situation zu entkommen, obwohl es vom Aufbau des Experimentes her relativ einfach möglich gewesen wäre.

Schon eine resignative Einstellung bereits vor der Geburt wird an die nachfolgende Generation weitergegeben. Pure Epigenetik! Allerdings kennen wir auch das überaus wirksame Gegenmittel, vor allem in den ersten Lebensjahren: Es ist die Erfahrung einer stabilen Bindung.

Unsere Intelligenz und Begabung kann durch Manipulation der Umgebung nur unwesentlich verändert werden, ganz anders sieht das jedoch bei Gefühlen, Motivation und positivem Selbstbild aus. Das alles wird ganz wesentlich durch Einflüsse von außen und eigene Erfahrungen, insbesondere in der Kindheit, geprägt. Anders gesagt: Wie schnell ein Individuum von seiner eigenen Hilflosigkeit oder eben seiner Kompetenz überzeugt ist, hängt wesentlich davon ab, ob Ereignisse des Lebens als kontrollierbar und beeinflussbar erlebt werden oder eben nicht.

Dabei bezieht sich der Begriff der Kontrolle nicht nur auf die Kontrolle über fremde Dinge, sondern vor allem auch auf die eigenen Erfahrungen, wie man erfolgreich mit Belastungen umgeht. Dieses Wissen hat inzwischen Eingang in viele Trainingsprogramme gefunden, etwa beim Militär, wo Menschen besonderen Belastungen und potenziellen Traumata ausgesetzt sind. Eine positive, lebensbejahende Grundhaltung allein reicht nicht aus, um mit Belastungen fertigzuwerden. Nach Erkenntnis von Seligman machen die Zuversicht und die Erfahrung, sich nicht unterkriegen zu lassen und immer noch etwas bewegen zu können, eine starke Seele aus. Für Eltern bedeutet das: Kinder ständig in Watte zu packen, sie als Helikopter übermäßig zu beschützen, ist für Lernen und Entwicklung des Kindes ein klarer Nachteil.

Vielleicht haben auch Sie, ähnlich wie wir, als Kinder Zeitungen ausgetragen, bei jedem Wetter, bei strömendem Regen, eisiger Kälte oder auch schönstem Sonnenschein, wenn andere längst im Schwimmbad waren. Das hat keinen Spaß gemacht, aber dann kam der Arbeitslohn. Stolz und Zuversicht erfüllten das Kinderherz, man hatte aus eigener Kraft etwas Schwieriges geschafft und wurde, wenn auch bescheiden, dafür belohnt. Diese Art von Zuversicht führt dazu, dass Kinder auch anderen schwierigen Situationen positiv gegenübertreten können und sie besser meistern.

Wenn ein Kind also immer wieder erleben muss, dass Situationen von ihm selbst gar nicht beeinflussbar sind, sondern ihm Entscheidungen, egal ob sie angenehm oder unangenehm sind, abgenommen werden, lernt es daraus nichts fürs Leben. Es macht die Erfahrung, Dinge wenig bis gar nicht beeinflussen und bewältigen zu können. Daraufhin wird es sich später in schwierigen Lagen eher hilflos und passiv verhalten. Der Unterschied zwischen »Macher« und »Erdulder« liegt auch in einer solchen Prägung.

Die Grundlagen und die Bereitschaft, sich um die eigene Gesundheit zu kümmern, aber auch die Fähigkeit, sich über die eigenen Wünsche und Bedürfnisse klar zu werden, werden mithin schon sehr früh in der Kindheit erlernt. Die Angewohnheit, immer erst die Reaktionen anderer abzuwarten, bevor man eigenes Tun als positiv empfindet, oder Dinge gar nicht erst zu tun, weil die Angst vor der

Reaktion anderer übermächtig scheint – all dies sind Ausprägungen erlernter Hilflosigkeit, die Salutogenese verhindern.

Um die Wirksamkeit einer früh erworbenen »erlernten Hilflosigkeit« noch besser zu verstehen, lohnt ein Blick auf die Hirnentwicklung. Da Hirnnervenzellen sich mit zunehmendem Alter nur noch langsam oder gar nicht mehr teilen, kommt es stetig zu einer Optimierung der gespeicherten Erfahrungen durch die Beseitigung von Neuronen und störenden Verbindungen. Dieser in der Wissenschaft »Pruning« genannte Prozess dient wohl der Stabilisierung und Optimierung der Funktion des Netzwerkes »Gehirn«. Besonders stark ist er in der Pubertät und in der Schwangerschaft zu beobachten, in der sehr viele dieser störenden Neuronen und Verbindungen gekappt werden, um uns für besondere Herausforderungen und das Erwachsenwerden fit zu machen. Diesen Prozess beeinflussen wir aktiv mit unserem Lebenswandel und unseren Lebenserfahrungen.

Über unsere Erfahrungen und aktiv getroffenen Entscheidungen bestimmen wir also zu einem großen Teil selbst, welche Neuronen und Verschaltungen in unserem Gehirn, aber auch in beteiligten Zellen, Geweben und in der Seele präsent und besonders aktiv bleiben. Doch woran liegt es, dass es besonders die Erfahrungen der ersten Lebensjahre sind, die uns nachhaltig prägen?

Vielleicht erinnern Sie sich auch an eine kleine negative, abwertende Bemerkung, die Ihr Vater Ihnen gegenüber im Kindesalter gemacht hat. Diese hat Sie möglicherweise ein Leben lang begleitet und Ihr Selbstwertgefühl nachhaltig beeinträchtigt. In dieser frühen Phase der Kindheit ist das sich entwickelnde Gehirn wie ein Schwamm, der alle Eindrücke von außen aufsaugt. Pro Minute entstehen Tausende von Nervenzellen, in der gleichen Minute müssen jedoch auch Tausende Nervenzellen sterben und Platz für nachkommende Zellen machen, ein Prozess, der sich »genetisch programmierter Zelltod« oder auch »Apoptose« nennt. Würden alle während der Hirnentwicklung gebildeten Zellen überleben, wären unsere Köpfe und unser Hirnvolumen etwa 3,5 mal so groß. Das würde den natürlichen Geburtsvorgang dann ganz sicher verhindern. Aus welchem Grund aber bleiben Erfahrungen der ersten Lebensjahre so nachhaltig und beeinflussen damit unser gesamtes Leben? Der Grund dafür liegt wohl darin, dass die zahlreichen sich bildenden und neu entwickelnden Neuronen noch keine Pendants haben, sprich keine regulierenden Erfahrungen, mit denen sie sich abgleichen können. Das Motto ist ein wenig »wer zuerst kommt, mahlt zuerst«: Eine Modulation oder Korrektur ist später sehr viel schwieriger oder gar nicht möglich. Das gilt im Guten wie im Schlechten, das Gehirn kann einfach zu diesem Zeitpunkt noch nicht sicher zwischen richtig und falsch unterscheiden.

Gesundheit und Transgenerationales Lernen

Wie aus den Ausführungen über Epigenetik sichtbar, sind Gesundheit und Glück nicht genetisch vorbestimmt, sondern erlernbar und beeinflussbar, und zwar für jeden von uns. Die Gene bestimmen also nicht unser Leben, sondern sind im Grunde nur die Hardware, ohne die das Leben nicht funktioniert. Die Anpassung an die Gegebenheiten der Umwelt und unser Umfeld passiert dagegen kontinuierlich als immerwährender Prozess. Diese Form des Lernens findet über epigenetische Regulationsfaktoren statt. Diese werden primär über einen relativ einfachen Mechanismus des An- und Abschaltens einzelner Genabschnitte über Histone, Acetylierung und Methylierung von mtRNA realisiert.

Der Vorgang der Acetylierung und Methylierung ist eigentlich eine Steigerung oder Verminderung der Sequenzierung von Genen und der Produktion verschiedener Stoffe im Körper. Man könnte diesen Prozess auch mit dem Klavierspiel vergleichen, wobei man einzelne Töne laut, leiser oder gar nicht spielt. Acetylierung und Methylierung sind sozusagen Vorgänge, die in wunderbarer und hochkomplexer Weise unsere unterschiedlichen Gene zum Klingen oder

Verstummen bringen können und spezifische Substanzen produzieren oder reduzieren können.

In unserem Körper finden sich mehr als 250 verschiedene Zelltypen, die alle genau dieselbe DNA-Sequenz enthalten. Trotzdem sehen beispielsweise Leber- und Nervenzellen sehr unterschiedlich aus und haben zudem sehr verschiedene Eigenschaften. Diese Unterschiede resultieren aus dem Prozess der Epigenetik, mit dem wir uns hier beschäftigen, weil er so entscheidend mit dem salutogenetischen Denken zusammenhängt.

Sogenannte epigenetische Modifikationen markieren bestimmte Regionen der DNA, um Proteine wie das Histon anzulocken und zu binden. Diese Proteine dienen dann als An- und Ausschalter für bestimmte Gene oder Gensequenzen innerhalb der Zelle. So erzeugen diese Modifikationen Schritt für Schritt die zelltypischen Muster aktiver und inaktiver DNA-Sequenzen für jeden Zelltyp. Im Gegensatz zu den feststehenden »Buchstaben« der DNA-Sequenz können epigenetische Markierungen während unseres gesamten Lebens verändert werden und sind somit offen für Reaktionen auf unsere Umwelt und auf unseren Lebensstil.

Man sollte immer bedenken, dass unsere scheinbar unveränderlichen Erbanlagen zu höchstens 20 bis 25 Prozent für die Entwicklung von Krankheiten verantwortlich sind. Diese Zahl zeigt deutlich, welche Möglichkeiten wir haben, Einfluss auf die gesunde Entwicklung unserer Kinder zu nehmen. Wenn 75 bis 80 Prozent von Gesundheit »hausgemacht« sind, ist das eine große Verantwortung, aber vor allem auch eine riesige Chance, die Weichen von Beginn an richtig zu stellen.

Die Funktion der Mehrzahl unserer etwa 22 000 Gene ist für uns bisher nicht erkennbar, darüber hinaus nutzen wir von der uns insgesamt zur Verfügung stehenden DNA, unserem Genom, gerade mal etwa zwei Prozent. In unserer Erbsubstanz ruhen also noch viele Geheimnisse, die auf Entschlüsselung durch die Wissenschaft warten.

Doch statt weiter in die Tiefen der Biochemie hinabzusteigen, wollen wir konkreter werden. Ein Beispiel dafür ist das Rauchen. Rauchen ändert das epigenetische Programm von Lungenzellen, was die Ursache für Lungenkrebs sein kann. Das Wissen um epigenetische Weitergabe solcher Programmänderungen pulverisiert somit das Argument, als Raucher schade man ja schließlich nur sich selbst. Natürlich geht es nicht nur ums Rauchen, sondern auch um andere externe Reize wie Stress, Krankheit und ungesunde Ernährung.

All diese Einflüsse können im epigenetischen Gedächtnis der Zellen gespeichert und damit auch an die nächsten Generationen weitergegeben werden, zum Teil über bis zu vier Generationen hinweg. Veränderungen am Epigenom bewirken also gewissermaßen eine Veränderung der Gebrauchsanweisung der in jeder Zelle steckenden 22 000 Gene und bilden damit ein anhaltendes zelluläres Gedächtnis, das an nachfolgende Generationen weitergegeben wird.

Wenn unser Lebensstil also dazu führt, dass wir unseren eigenen Stress mindern, resilienter werden, so steigt die Chance, dass wir auch diesen Lebensstil generationenübergreifend weitergeben. Fakt ist: Durch unser Tun und Unterlassen können wir ganz wesentlich mitbestimmen, welche Ressourcen wir unseren Kindern und Enkeln mit auf den Weg geben.

Wissen und neue Erkenntnisse werden also sowohl als positive wie auch als negative Einflüsse auf den Genen gespeichert und an unsere Kinder und Enkel weitervererbt. Epigenetik bildet damit die Brücke zwischen Umwelt, psychischen, sozialen und biologischen Erfahrungen des individuellen Menschen sowie den Genen. Kinder erben von ihren Eltern somit nicht nur die Gene, sondern auch das soziale Umfeld im weitesten Sinne.

Ob die epigenetischen Informationen, die sich über das ganze Leben hinweg in unseren Zellen ansammeln, tatsächlich die Grenze der Generationen überschreiten, war lange umstritten. Heute ist dieser Zusammenhang jedoch eindeutig hergestellt. Durch Umwelteinflüsse wie Ernährung, Krankheit oder über unseren Erziehungs- und Lebensstil bewirkte genetische Veränderungen werden tatsächlich an mehrere Generationen weitergegeben.

Am Ende des Zweiten Weltkriegs war die Versorgung mit Nahrung in den Niederlanden fast vollständig zusammengebrochen, sodass schwangere Frauen in der Regel extrem unterernährt waren. Ihre Kinder kamen infolgedessen extrem klein auf die Welt. Nach vielen Jahren untersuchte man diese von den unterernährten Frauen geborenen Kinder und stellte fest, dass sie wiederum ebenfalls untergewichtige Kinder zur Welt gebracht hatten – obwohl es seit Jahrzehnten wieder genug zu essen gab. Auch litten sie häufiger an ernährungsassoziierten Erkrankungen, obwohl sie seit Langem wieder gut ernährt waren. Hier gibt es epigenetische »Schalter«, die den Körper auf unterschiedliche Lebensbedingungen wie eine harte Fastenzeit einstellen. Diese Veränderungen in der Erbsubstanz können an die Nachkommen weitergegeben werden.

Je früher in der Entwicklung des Kindes eine solche epigenetisch bedingte Veränderung erfolgt ist, umso schwieriger ist es und umso länger dauert es, diesen Prozess später rückgängig zu machen. Der britische Entwicklungsgenetiker Conrad Waddington hat das Bild einer sich entwickelnden epigenetischen Landschaft als Gewebe gezeichnet, das sich am besten beeinflussen und modellieren lässt, wenn noch nicht so viele Gewebefasern vorhanden sind, die später wieder entwirrt werden müssten.

Die ersten Erfahrungen, die Kinder machen, sind somit beileibe nicht nur ein »window of opportunity«, ein Zeitfenster für Möglichkeiten, wie Neurologen und Sozialmediziner das nennen, sondern vor allem auch eine besonders sensible und nachhaltig wirkende Phase der menschlichen Entwicklung.

DAS DILEMMA DER
MODERNEN MEDIZIN

....

Dieses Buch erscheint fast 50 Jahre nach Antonovskys Idee zur Entwicklung des salutogenetischen Gedankens. Man sollte annehmen, dass sein Denkansatz sich mittlerweile durchgesetzt hat und wir über Krankheit und Gesundheit ganz anders nachdenken als noch in den 1950er oder 60er-Jahren. Doch im Spannungsfeld zwischen Salutogenese und Pathogenese sind nach unserem Empfinden keine ausreichenden Fortschritte zu verzeichnen.

Während es in den letzten Jahrzehnten in der Diagnose und Behandlung von Krankheiten viele Verbesserungen gegeben hat, erleben wir derzeit eine gefühlte Zunahme von Beschwerden und Diagnosen, deren Krankheitswert zum Teil problematisch, zum Teil sogar äußerst zweifelhaft ist. Einerseits leben wir so lange wie nie zuvor, zugleich gibt es eine Zunahme an Beschwerden. Dieser Umstand gilt dabei sowohl für Erwachsene als auch in Bezug auf Kinder. Gerade in der Kindheit sollte die Grundlage für die salutogenetisch geprägte Sichtweise gelegt werden, um für das ganze Leben vorzusorgen.

Krankheit und Gesundheit werden in unserer Gesellschaft zunehmend ökonomisch statt medizinisch betrachtet. Die Gesundheitsindustrie ist kein neues Phänomen, doch sehen wir diese Entwicklung zunehmend ausufern. Sie befördert den Trend, Krankheit als ein Produkt zu betrachten: Gesundheit ist damit am Ende ein ungewollter Zustand, weil sie keine ewig während Einnahmequelle darstellt.

Darüber hinaus hat die immer bessere Versorgung mit Ärzten, Psychotherapeuten und anderen Heilberufen dazu geführt, dass etwaige Versorgungslücken als immer unerträglicher wahrgenommen werden. Man könnte das mittels eines einfachen Beispiels verdeutlichen: Haben von 100 Menschen nur 20 ein Auto, ist es für die restlichen 80 relativ einfach zu akzeptieren, dass sie keins besitzen. Haben aber von 100 Menschen nur 10 kein Auto, wird dies trotz der besseren Versorgung der Gesellschaft mit Autos als ungerecht und skandalös von den Wenigen empfunden, die eben kein eigenes Auto besitzen. Solche Paradoxa finden wir in der medizinischen Versorgungslandschaft zuhauf.

Wir denken hier also immer aus einer Perspektive heraus, die Krankheit und Gesundheit als unverbrüchliche Einheit betrachtet. Krankheit wird damit nicht länger als »Störung« definiert, die aus einem überwiegend biologischen, organmedizinischen und technikorientierten Denken heraus sofort beseitigt werden muss. In den Vordergrund rücken dafür Geduld, Muße und Zuwendung als Teil natürlicher Heilungsprozesse.

Solange Krankheit im Sinne einer modernen Verwertungslogik überwiegend als regelwidriger Funktionszustand erlebt wird, der die Leistungs- und Schaffenskraft beeinträchtigt, werden wir die salutogenetische Notwendigkeit von Krankheit nicht verstehen können. Diese Betrachtungsweise führt zudem zu falschen und zu hohen Erwartungen, die Stress und Unzufriedenheit auslösen und damit zu nachhaltigen Störungen unserer Gesundheit führen. Dass innere Abwehrkräfte und persönliche innere Heilungskräfte durch diesen falschen Umgang mit Krankheit nachhaltig geschädigt werden, ist wissenschaftlich belegt.

Krankheit und Gesundheit sind somit ein Prozess. Wesentliche Einflussfaktoren finden sich nicht nur in den objektiven biologischen Parametern wie etwa dem Stoffwechsel, sondern vor allem auch in unserer Einstellung zu uns und unserer Welt. Seit Antonovsky wissen wir, dass Gesundheit und Krankheit von uns selbst wesentlich beeinflussbar sind. Die Salutogenese gründet auf der Basis der Überzeugung, dass das Leben einen Sinn hat, dass es erklärbar und verstehbar ist sowie vom einzelnen Individuum beeinflussbar. Diese Überzeugung wird durch das sogenannte Kohärenzgefühl ausgedrückt. Wer sich das immer wieder in Erinnerung ruft, wird sich Krankheiten weniger ausgeliefert fühlen und im aktiven Handlungsmodus bleiben können.

In unserer medizinischen Praxis sagen wir Patienten und Angehörigen immer wieder, dass wir keine Krankheiten behandeln, sondern Menschen, die erkrankt sind. Besonders wichtig ist das bei auffälligen Laborbefunden oder Ergebnissen von technischen Untersuchungen wie einem EEG, das die Hirnstromkurve misst. Auch hier werden nicht die Laborwerte oder EEGs behandelt, sondern Menschen mit diesen Befunden. Erstaunlicherweise ruft diese Unterscheidung bei den Patienten oft eher Irritation statt Verständnis hervor. Der Glaube an die Technik und an die Ergebnisse technischer Untersuchungen ist so unerschütterlich, dass darüber der ganzheitliche Aspekt von Erkrankungen sogar bei den betroffen Patienten selbst aus dem Blick gerät.

In der Medizin und immer mehr auch in der Kinderheilkunde begegnen wir der Vorstellung, dass sich die Gesundheit vor allem durch Vorbeugen, Risikominimierung und diverse Therapien dauerhaft herstellen lasse.

Diese Funktionstüchtigkeit in Kindergarten, Schule und später auf dem Arbeitsmarkt wird von uns als Gesundheit definiert. Um diese Gesundheit zu erreichen, versuchen wir, die Abwesenheit von Krankheit zu erreichen. Tatsächlich jedoch bedrohen wir mit dieser Sichtweise die Zukunft unserer Kinder und damit auch unserer Gesellschaft.

Salutogenese als Aspekt einer aktiven, bewussten Lebensgestaltung, einer Förderung der inneren und äußeren Heilungskräfte wird in einer ökonomisch zunehmend fremdgesteuerten Medizin und mit zunehmender Alterung der Menschen für die Gesundheit und die Lebensqualität von immer größerer Bedeutung sein. Der vielleicht wichtigste Aspekt dabei:

Die Grundlagen für ein gesundheitsbewahrendes und -fördern-
des Leben legen wir ganz wesentlich in den ersten drei Lebens-
jahren.

Es ist für junge Eltern und alle, die planen, Eltern zu werden, aber auch für Großeltern und das weitere Umfeld wie in Kindertagesstätten sehr wichtig, sich die Bedeutung der ersten Lebensjahre für das Entstehen von Lebens- und Widerstandskraft und somit eine gesunde Zukunft vor Augen zu halten. Die Zeit vergeht schnell und wirkt lebenslang auf die Kinder ein. Kinderärzte tun gut daran, den Eltern schon bei der Vorsorgeuntersuchung im Alter von sechs Monaten zu sagen: »Was Sie jetzt in den ersten drei Jahren säen, das werden Sie im anschließenden Leben auch ernten.«

Wenn wir beobachten, wie die meisten Kinder intuitiv mit Krankheit umgehen, können wir daraus eine Menge lernen. Denn Kinder halten Krankheit meist für ein vorübergehendes Phänomen, das Zeit braucht und von selbst vergeht. Dementsprechend bleiben sie lange stark und zuversichtlich. Für sie ist es eher eine Gelegenheit, endlich mal wieder einfach nur zu träumen, faul zu sein, aber natürlich auch, im Mittelpunkt zu stehen und sich dabei wichtig und geborgen zu fühlen.

Allerdings kann es für die Kinder bedenklich werden, wenn die eigenen Eltern massiv diesen natürlichen Krankheitsverarbeitungsprozess be- oder sogar verhindern. Hier ein Beispiel aus unserer Praxis:

Eine Mutter, die seit Jahren mit ihrem Sohn zu demselben Kinderarzt geht, betritt die Praxis sichtlich aufgeregt. Ohne große Umschweife erklärt sie dem Arzt, dass sie beschlossen habe, ihren siebenjährigen Sohn in eine psychologische Therapie zu geben. Sie habe bereits unter größter Anstrengung alles vorbereitet, einen Therapieplatz gefunden, nun fehle nur noch der Konsiliarbericht des Kinderarztes, in dem die Notwendigkeit und die fehlende Kontraindikation bestätigt wird. Sprich, der Kinderarzt soll nur noch bestätigen, dass es keine Alternative zu einer Therapie für den Jungen gibt.

Der Kinderarzt sieht vor sich einen fröhlich wirkenden, angemessen reagierenden sieben Jahre alten Jungen, der vor allem eines will, nämlich schnell wieder Fußballspielen mit seinen Freunden. Das passt auch zum bisherigen Eindruck: Der Junge ist ausgesprochen gescheit und robust.

Auf Nachfrage, was denn überhaupt passiert sei, antwortet die Mutter, der von ihr seit kurzer Zeit getrennt lebende Vater des Jungen habe diesen »gestoßen und körperlich bedrängt«. Ihr Sohn habe das überhaupt nicht verstehen und mit dieser schroffen Reaktion nicht umgehen können. Er habe einige Tage schlecht geschlafen und sei spürbar irritiert gewesen. Mittlerweile habe er die insgesamt schwierige Situation aber verstanden und könne damit umgehen.

Der Arzt fragt die Mutter, ob sie denn tatsächlich der Überzeugung sei, ihr Sohn habe eine »emotionale Störung« mit anhaltendem Krankheitswert. Er weist sie darauf hin, dass es sich dabei keineswegs um eine Kleinigkeit, sondern um eine durchaus schwerwiegende Diagnose handelt, die auch zu negativen praktischen Konsequenzen führen könne. So sei es sehr wahrscheinlich, dass der Junge später niemals die Chance habe, eine private Krankenversicherung abzuschließen. Auch sicherheitsrelevante Bereiche in Berufen bei der Polizei, der Bundeswehr oder in der Industrie seien mit einem solchen Eintrag in der Krankenakte mit hoher Wahrscheinlichkeit ausgeschlossen, gegebenenfalls könne man Gespräche mit dem zuständigen Jugendamt organisieren, das erscheine immerhin nicht als Diagnose in der Akte.

Die Mutter sagt, natürlich habe ihr Kind keine psychische Störung! Der Junge habe ja gerade erst durch ihre mühevolle Zuwendung die unschöne Belastung durch die Trennung vom Vater überwunden. Trotzdem sei sie aber fest davon überzeugt, dass dem Jungen eine Therapie sehr gut täte. Es habe schließlich ein Trauma gegeben, das bearbeitet und beseitigt werden müsse.

Auch nach längerem Gespräch mit dem Kinderarzt kann die Mutter nicht nachvollziehen, dass ihr Sohn es tatsächlich geschafft hat, sich zu fangen und wieder glücklich zu sein. Ganz offensichtlich überlagert die Traumatisierung der Mutter die vorhandenen Ressourcen bei ihrem Kind. Setzt sie sich mit ihrem Wunsch nach Therapie für ihren Sohn trotzdem durch, wird in der Akte des Jungen lebenslang eine psychische Erkrankung auftauchen, die tatsächlich nie vorhanden war.

Ein glückliches Leben besteht eben nicht per definitionem aus der Abwesenheit von Rückschlägen, Krankheiten und schwierigen Lebensphasen. Im Gegenteil: Menschen mit hoher Resilienz gehen aus solchen Phasen in der Regel gestärkt hervor, weil sie sehen, dass ihre Widerstandsfähigkeit ihnen geholfen hat, das Tief zu überwinden.

»Auf Regen folgt Sonnenschein« sagt ein scheinbar banales Sprichwort, den unerschütterlichen Glauben daran jedoch können Kinder nur dann verinnerlichen, wenn sie lernen, den Regen als integralen Bestandteil des Wetters anzunehmen und zu akzeptieren, dass eine gesunde Natur beides braucht. Nur dann lernen sie auch, dass der Körper mit Krankheiten Botschaften sendet, die wir für die Gesundwerdung brauchen.

> *Gesundheit ist im weitesten Sinne die Fähigkeit, körperlich, geistig und emotional den Bedingungen einer sich ständig verändernden Welt mit Zuversicht zu begegnen und sie zu gestalten.*

Es geht uns nicht um eine Frontenbildung zwischen »neuer« Medizin und der klassischen Schulmedizin. Es geht nicht darum, die wirklich großen Erfolge der biologischen Medizin kleinzureden. Ohne diese Erfolge ginge es uns nicht so gut. Fakt ist jedoch, dass eine biologisch-organisch-technische Medizin, die die Stärkung der inneren Heilungskräfte und die Biographie des Erkrankten ignoriert oder zumindest vernachlässigt, zwar zu einem längeren, aber nicht zu einem besseren Leben führt.

Das Salutogenese-Konzept versteht sich ausdrücklich nicht als Gegenkonzept zur Schulmedizin, sondern als ein ergänzender, komplementärer, zunehmend wichtiger Teil von Gesundheit. Es arbeitet mit anderen Paradigmen, die Betrachtung von Gesundheit und die Einbindung in den eigenen Lebensstil erhalten viel größere Bedeutung, Geist sowie Sinngebung sollten integraler Bestandteil des Lebens sein.

Salutogenetisch zu denken bedeutet keineswegs Naivität, Prozesse der Selbstheilung werden nicht absolut gesetzt. Stattdessen geht es darum, Hilfe zur Selbsthilfe zu leisten, sodass jeder einzelne Mensch Gesundheit als individuell beeinflussbar erlebt. Damit behält der Mensch auch in Krankheitsphasen das Heft des Handelns in der Hand und fällt nicht in eine passive Opferrolle, aus der er höchstens noch fremdgesteuert herausfinden kann.

Schauen wir uns einmal an, in welchem Verhältnis Eigenbestimmung und Fremdfaktoren im Hinblick auf unsere Lebensgestaltung stehen: Nur etwa 25 Prozent werden durch Erbanlagen bestimmt, die wir wenig bis gar nicht beeinflussen können. Interessanterweise gibt es offenbar sogar Erbanlagen für ein besonders langes Leben, wobei Studien gezeigt haben, dass die Vererbung hier vor allem von der Mutter auf ihre männlichen Kinder Wirkung zeigt. Anders formuliert: Die wichtigste genetische Voraussetzung für ein langes Leben ist es, Sohn einer Mutter zu sein, die besonders lange lebt.

Weitere 25 bis 30 Prozent werden durch Faktoren bestimmt, die zwar oft nur schwer zu beeinflussen sind, bei denen es aber auch nicht ganz unmöglich ist. Dazu zählen Umgebungs- und Umweltfaktoren wie unser Lebensstandard, die Arbeitsbedingungen, der Wohnort, Verkehr, aber auch andere unbeeinflussbare Dinge wie etwa die Herkunft der Eltern.

Danach jedoch bleibt ein großes Stück vom Kuchen übrig. 45

bis 50 Prozent sind Lebensbedingungen, auf die wir jederzeit aktiv einwirken können. Unseren Lebensstil etwa, inklusive der Ernährung. Hier geht es neben der Vermeidung von Risikofaktoren vor allem um die Stärkung der inneren Heilungskräfte. An diesem Punkt wird die Salutogenese wirksam, die entsprechenden Faktoren sind nicht primär medizinisch, sondern psychosozialer, pädagogischer oder sogar spiritueller Natur.

Achtsamkeit spielt hier eine große Rolle, das Bewusstsein dafür also, dass wir nur das eine Leben haben, nämlich unser eigenes. Daneben geht es aber natürlich immer auch darum, die eine oder andere liebgewonnene Gewohnheit abzulegen, wenn wir sie als ungesund für uns erkannt haben. Ziel ist es, selbstbestimmt in Einklang mit sich selbst zu leben.

Unserer Meinung nach ist ein Paradigmenwechsel zu einem selbstbestimmten Verständnis von Gesundheit unabdingbar. Findet dieser Wechsel nicht statt, werden Krankheit und Heilung mittelfristig nicht mehr bezahlbar sein, was sich wiederum auf die Qualität von Gesundheit auswirkt. Denn diese Qualität wird ihre Bezeichnung nicht verdienen, weil sie uns am Ende unglücklich macht. Denn es kommt in unserem Leben nicht darauf an, einfach nur länger zu leben, sondern darauf, länger gesund zu bleiben.

In diesem Licht lässt sich die Nachricht darüber, dass die Lebenserwartung in Europa ständig zunimmt, neu bewerten. Gerade in Deutschland werden die Menschen immer älter. Aktuell liegt die Lebenserwartung bei etwas mehr als 78 Jahren für Männer und etwas mehr als 83 Jahre für Frauen. Verglichen mit Griechenland aber auch anderen europäischen Ländern ist bei uns der Anteil an Menschen mit Leid und chronischen Erkrankungen deutlich höher.

Am Ende geht es um ein angstfreies, selbstbestimmtes Verständnis von Gesundheit und Krankheit. Dazu ist es wichtig, die Einheit von Körper, Geist und Seele zu berücksichtigen, als Voraussetzung für die Unterstützung unserer selbstheilenden Kräfte.

Warum wird der Mensch krank?

Gesundheit ist mehr als die Abwesenheit von Krankheit, diese Erkenntnis gehört zu den wichtigsten Grundlagen salutogenetischen Denkens. Doch werfen wir zunächst einen genaueren Blick darauf, was uns in Zustände versetzt, die wir heute als »krank« definieren.

Gesundheit, wie wir sie verstehen und wie sie im Hinblick auf ein sinnvolles Leben gesehen werden sollte, ist im weitesten Sinne die Fähigkeit, sich mit Zuversicht geistig und körperlich einer sich ständig verändernden Umwelt anzupassen. Sie ist ohne die gleichzeitige Existenz von Krankheit nicht möglich. Stress und Belastungen, die wir als »krank« definieren, sind nicht grundsätzlich schädlich.

Wir sind seelisch und körperlich in einem immer komplexer werdenden Alltag mit vielfältigen Anforderungen konfrontiert. Die schiere Fülle an täglich auf uns einströmenden Informationen und das stetig steigende Tempo der gesellschaftlichen Veränderungen setzen unsere Seele unter Druck.

Wer sich zu viel zumutet, wird damit letztlich den Kontakt zu sich selbst verlieren. Die massiven Stresssymptome, die unser Körper aussendet, wirken sich stark auf unsere physische und psychische Gesundheit aus.

Die großen Fortschritte in der Biologie, Physik und Chemie zu Beginn des 20. Jahrhunderts haben zu einem primär naturwissenschaftlichen Verständnis von Gesundheit und Krankheit geführt, das die biochemischen und physikalischen Prozesse betrachtet. Das Zusammenwirken von spirituellen, geistigen und körperlichen Faktoren bei der Entstehung und Aufrechterhaltung von Gesundheit wurde darüber vernachlässigt. Der Blick der Medizin fokussiert dabei automatisch auf das körperliche Wohlbefinden, es entsteht letztlich ein starres System aus Risiken und Gefahren, letztere lassen sich dann mit Messern und Medikamenten und mittels Vermeidung bekämpfen.

Mittlerweile beginnt sich jedoch eine andere Sichtweise durchzusetzen, die mit dem bisherigen »Geschäftsmodell Medizin« allerdings nur schwer vereinbar ist. Die Abkehr von der überwiegend funktionellen, organbezogenen, biologischen Betrachtung von Gesundheit als Abwesenheit von Krankheit hin zu einem selbstbestimmten Gesundheits- und Krankheitsverständnis, das das einzelne Individuum betrachtet.

Wer Medizin nur als Reparaturbetrieb wahrnimmt, der konsultiert wird, wenn es irgendwo scheppert und klappert oder die Maschinen stottern, wird das volle Fahrerlebnis nie genießen können. Er wird vor allem immer abhängig bleiben von diesem Reparaturbetrieb, der immer nur den gerade dominierenden Schaden behebt, um weiterfahren zu können.

Keine Frage: Wir brauchen die hochspezialisierte, arbeitsteilige Medizin, die immer besser in der Lage ist, Symptome und Beschwerden zu kontrollieren. Unsere Kritik richtet sich nicht gegen diese Form der Medizin, sondern gegen den Glauben, diese Medizin sei alleinig in der Lage, die Lebensqualität des Menschen nachhaltig zu verbessern. Tatsächlich hält sie ihn in einer Abhängigkeit von ihren Leistungen, indem sie den Blick des Patienten ganz auf sein Kranksein fokussiert. Und zwar in einem negativen Sinne, da Krankheit hier eben genau wie ein Schaden am Auto einfach nur als etwas definiert wird, das man »reparieren« muss, damit alles wieder funktioniert. Dieses »Reparieren« führt jedoch nicht dazu, Vertrauen und Sinn zu vermitteln, zwei Dinge, die im Sinne der Salutogenese überaus wichtig sind, um wirklich Gesundheit zu erzeugen. Wenn der Monteur in der Werkstatt ein Scheppern notdürftig beseitigt hat, warte ich im Grunde nur darauf, dass das Auto an anderer Stelle zu klappern anfängt, habe aber nie das Gefühl, mein Gefährt sei wirklich »heile«.

Zwei kurze Beispiele mögen illustrieren, wo der Unterschied liegt. Da war zum einen dieser Patient in der Herzchirurgie, schwer krank, gerade noch in der Lage, eine Strecke von etwa 100 Metern zu überwinden, mit Not und unter größter Anstrengung. Die OP, die ihm bevorstand, war aus medizinischer Sicht unbedingt notwendig, ohne sie wäre sein Leben beendet gewesen. Der Beweis, dass wir eine spezialisierte, gut ausgebildete »Technik« in der Medizin brauchen. Entscheidend kam jedoch hinzu: Dieser Patient war voller Zuversicht, dass die OP gut laufen würde und ihm Kraft und Gesundheit wiedergeben würde. Etwa neun Monate später musste er sich zur Kontrolle vorstellen und berichtete freudestrahlend und stolz, dass er gerade aus den Dolomiten zurückkomme, dort eine ausführliche Wanderung gemacht habe und sich jeden Tag seiner wiedergewonnenen Kräfte erfreue.

Und dann gab es den Patienten, der 15 Jahre jünger und objektiv gesehen weit weniger krank war. Er konnte trotz seines angeschlagenen Herzens deutlich längere Strecken gehen als der oben erwähnte todkranke Patient. In Gesprächen vor der verhältnismäßig einfachen Operation, die dann auch komplikationslos und erfolgreich verlief, wirkte dieser Mann stets zweifelnd und ängstlich. Er schien die Chancen der OP gar nicht zu sehen, sondern starrte auf die Risiken, bei denen er den real bestehenden noch imaginierte hinzufügte.

Auch dieser Patient kam nach der Operation zur Wiedervorstellung. Etwa vier Monate später hatte sich an seiner Grundeinstellung nichts geändert, obwohl er einen vollkommen glatt gelaufenen Eingriff hinter sich hatte. Er berichtete, dass er stets befürchte, sich zu stark zu belasten. So traue er sich beispielsweise kaum, in kaltem Wasser zu schwimmen, weil er große Angst davor habe, einen Herzinfarkt zu erleiden und daran zu sterben. Trotz eines gut durchbluteten Herzens nach einer erfolgreichen Operation ging dieser Mensch mit einer latenten Todesangst durch den Alltag. Er, der früher gerne im See geschwommen war, säße nun am liebsten auf dem Boot und schaue den anderen Leuten beim Schwimmen zu.

Diese beiden Beispiele zeigen sehr gut, was sich im Spannungsfeld zwischen Krankheit und Gesundheit abspielt. Die salutogenetische Denkweise kann dazu beitragen, dieses Spannungsfeld zu entflechten und die Gegensätze aufzulösen.

Beide Patienten haben durch die erfolgreiche Operation einen erheblichen Zugewinn für ihre Gesundheit erfahren. Das würde wohl niemand bestreiten, schon gar nicht die beiden Männer selbst. Und doch reagieren sie auf so vollkommen unterschiedliche Weise, dass sich automatisch die Frage stellt, welchen Grund diese verschiedenen Reaktionen haben. Schon auf den ersten Blick sichtbar ist, dass beide aus komplett verschiedenen Perspektiven auf ihre Genesung und auf ihre Krankheit schauen.

Beim zweiten Patienten sind ganz offensichtlich die Selbstheilungskräfte durch Angst und Selbstzweifel erheblich geschwächt, was sich direkt auf seine Lebensqualität auswirkt. Hier zeigt sich, dass es im Umfeld von Menschen gesundheitsfördernde und gesundheitsschädigende Faktoren gibt. Wo diese ihren Ursprung haben, ist eine spannende Frage und entscheidend für den Prozess der Heilung nach schweren körperlichen oder seelischen Erkrankungen und Belastungen.

Zwei schwere Herzoperationen lösen komplett unterschiedliche Heilungsverläufe aus. Zu vermuten ist bei dem zweiten Patienten, dass seine Ressourcen in der Kindheit nicht unterstützt und gut entwickelt wurden, was sich nun auf seinen Heilungsprozess auswirkt. Was man dabei gut erkennen kann, ist die Tatsache, dass die konkrete Krankheit, die geheilt wurde, gar nicht im Vordergrund steht, sondern welche Vorstellung von Gesundheit und Krankheit im Kopf und in den Gefühlen des Patienten vorherrscht.

Hier ist der Unterschied zur traditionellen Medizin begründet. Die Medizin als biologische Wissenschaft baut nicht primär auf dem Erleben des Einzelnen auf, sondern bildet Kriterien und Gruppen, die zu Kollektiven zusammengeführt werden. An ihnen werden die

Erkenntnisse nach den Kriterien der Zuverlässigkeit und Evidenz erforscht, oft auf der Basis von Mittelwerten, die dann schließlich das ärztliche Denken und Handeln bestimmen.

Streng genommen jedoch gibt es gar keine Krankheiten, sondern nur kranke Menschen. Denn es erkrankt ja nie irgendein Mittelwert, irgendeine statistische Größe oder ein Kollektiv, sondern immer ein ganz individueller Mensch. Die Krankheit bezieht sich immer auf das Erleben dieses einen Menschen in einer neuen und schwierigen Situation. Dieses ganz eigene Erleben von Krankheit wie auch Gesundheit ergibt sich immer erst aus dem Zusammenhang von innerer Verfassung, Biographie, äußeren Lebenseinflüssen und Erfahrungen der frühen Kindheit.

Daher empfiehlt es sich, den Patienten und ihren Angehörigen sehr früh zu sagen, dass nicht die Krankheit behandelt wird, sondern der Mensch, der erkrankt ist. Besonders bei auffälligen Laborbefunden oder auffälligen Ergebnissen von technischen Laboruntersuchungen wie etwa Allergietests sollte man betonen, dass nicht Laborwerte behandelt werden, sondern Kinder, bei denen diese Befunde nicht singulär stehen, sondern im Zusammenhang mit der ganzen Geschichte dieses Menschen zu sehen sind.

Krankheit und Gesundheit sollten daher als ein ständiger Prozess gesehen werden, bei dem sich viele Faktoren gegenseitig beeinflussen. Dazu gehören nicht nur objektive biologische Parameter, sondern eben auch die Einstellung zu uns und der Welt. Genau das ist der Hintergrund, den Antonovsky bei der Entwicklung des Salutogenese-Konzeptes im Kopf hatte:

⋮ *Gesundheit ist ganz wesentlich durch uns selbst beeinflussbar.*

Die gefühlte Zunahme der Erkrankungen
und Diagnosen

Der Schweizer Politologe und Gesundheitsökonom Gerhard Kocher wird mit den Worten zitiert, in der Justiz gelte die Unschuldsvermutung, in der Medizin jedoch fast immer die Krankheitsvermutung. Woran liegt es, dass jede nur denkbare Abweichung von einem absolut gesetzten Gesundheitsbegriff pathologisiert wird?

Die moderne Schulmedizin handelt zumeist nach folgendem Motto:»Wer sich gesund fühlt, ist einfach noch nicht gründlich genug untersucht worden.« Irgendwas findet sich immer, und so sind Überdiagnostik und Übertherapie in den letzten Jahren zu einem zentralen Thema in der gesamten Medizin geworden. Während renommierte und kompetente Soziologen und Medizinhistoriker insgesamt an einer Zunahme von Erkrankungen zweifeln, wird gleichzeitig so viel therapiert wie nie zuvor, die Zahl der Verschreibungen und der Einnahme von Medikamenten erreicht schwindelerregende Höhen.

Ein Grund für diese Zunahme ist relativ simpel: Alle paar Jahre werden bei der Aktualisierung der beiden größten Sammlungen von Diagnosen zwischen sechs und zwanzig neue Krankheitsbilder aufgenommen. Was also in der ICD (International Statistical Classification of Diseases and Related Health Problems) und im DSM (Diagnostic and Statistical Manual of Mental Disorders) verzeichnet ist, definiert aus Sicht der modernen Medizin zunächst einmal den Unterschied zwischen Krankheit und Gesundheit. Gesundheit ist in diesem Sinne nur eine Ausschlussdiagnose: Was in ICD und DSM nicht auftaucht, gilt als gesund. Andersherum gilt aber auch: Bei einer Klassifikation nach einem der beiden Werke werden aus leichten Störungen und Beschwerden schnell echte Erkrankungen und schwerwiegende Beeinträchtigungen.

Vor der letzten Aktualisierung 2018 wurde über eine merkwürdige Ergänzung diskutiert. Wie würden Sie es nennen, wenn Sie nach dem Tod eines nahen Angehörigen einige Zeit traurig sind, nicht so recht am Leben teilnehmen wollen und vielleicht auch schlechter schlafen als sonst? Nun, gemeinhin wird dieses Phänomen Trauer genannt und ist die ganz normale Reaktion auf einen solchen Todesfall.

Die Herausgeber der genannten Werke diskutierten jedoch ernsthaft, ob Traurigkeit, Apathie und Schlaflosigkeit nach dem Tod eines nahen Angehörigen als beginnende Depression definiert werden müssten, wenn sie länger als zwei Wochen anhalten.

Zum Glück wurde diese Ergänzung verhindert, sodass Trauer weiterhin nicht als Krankheit, sondern als Teil des menschlichen Lebens gilt.

Insgesamt jedoch müssen wir erleben, dass es bei gleicher Anzahl von Erkrankungen zu einer kontinuierlichen Zunahme der Diagnosen kommt. Zunächst einmal basiert dieser Vorgang auf der Vorstellung, durch frühzeitiges Erkennen lasse sich schneller intervenieren und behandeln, sodass am Ende alle – und vor allem der Patient – davon profitieren. Allerdings entspricht diese Sichtweise einem stark operationalisierten Verständnis von Gesundheit und Krankheit.

Sehen kann man das beispielsweise an der Diagnose »Kindlicher Autismus«. Diese hat sich in den letzten 20 Jahren verzwanzigfacht. Heute ist es häufig so, dass Mütter und Väter in die Kinderarztpraxis kommen und mitteilen, die Schule brauche eine Bescheinigung, dass ihr Kind autistisch sei. Diese Bescheinigung ist wichtig, sie muss nach dem Gesetz eine klare Diagnose enthalten, da nur auf dieser Grundlage zusätzliches Personal und Unterstützung für die Schule eingefordert werden können. Im Blickpunkt steht also nicht das Kind, sondern die finanziellen und personellen Ressourcen.

Damit geraten die emotionalen und sozialen Bedürfnisse des Kindes aus dem Blick. Darüber hinaus wird mit dieser Operationalisierung von Medizin die natürliche Spannbreite von Entwicklung zunehmend pathologisiert. Es gibt nur noch einen immer schmaler werdenden Korridor von kindlichem Verhalten, das uneingeschränkt als »gesund« gilt. Ansonsten findet sich für jede Verhaltensform auch eine Diagnose, überspitzt gesagt: Krankheit. Aber die Vielfältigkeit von Varianten der Entwicklung ist so groß wie die Anzahl der Kinder. Hier ist eine individuelle Betrachtung jedes Kindes notwendig, um die feine Linie zwischen einer echten Krankheit oder einer Entwicklungsvariante zu unterscheiden. Dabei ist die Wahrnehmung der Eltern von großer Bedeutung. Eltern selbst werden durch diese Entwicklung massiv in ihrer Wahrnehmung und selbstständigen Erziehung beeinträchtigt. Wenn ein Kind wegen einer Auffälligkeit in die Kinderarztpraxis kommt, und der Arzt traut sich, den Eltern zu sagen, das Kind und seine Entwicklung seien einfach nur langsamer und nicht gestört, kommt oft reflexartig die Forderung auf, dann doch bitte Ergotherapie zu verordnen. Dem Kind Zeit zu gewähren, es nach seinem eigenen Rhythmus wachsen zu lassen, ist zunehmend nicht mehr in der Vorstellung vorhanden. Das gilt übrigens auch für einige Kinderärzte.

Viel bedenklicher ist noch, dass sich eine rein pathogenetische Betrachtungsweise von Entwicklung und Gesundheit durchgesetzt hat, die fast ausschließlich auf Angst vor diversen Krankheit abzielt. Damit erhöht sich der Druck auf Eltern und Kinder und macht erst recht krank.

Wer allerdings die verschiedenen Studien zur Häufigkeit von Erkrankungen durchforstet, kommt schnell zu erstaunlichen Ergebnissen: Sowohl die KIGGS Studie als auch Geoline und Shell-Studie, allesamt breit angelegt und bekannt, weisen darauf hin, dass sich die Gesundheit und Zufriedenheit der Menschen, auch der Kinder, immer weiter verbessere. Selbst die Häufigkeit, die sogenannte Inzidenz, von Neuerkrankungen bei chronischen Leiden wie Asthma oder Adipositas ist seit etwa zehn Jahren rückläufig oder zumindest stabil. Wenn man genau hinschaut, sieht man also, dass Aufklärung und Vorsorge hier tatsächlich eine positive Entwicklung mit sich gebracht haben.

Gute Ernährung, Impfungen, verbesserte chirurgische, technische und medikamentöse Möglichkeiten tragen dazu bei, dass rein organische Erkrankungen eine zunehmend geringere Herausforderung für die Medizin darstellen. Selbst für seltene Erkrankungen wie eine Leukämie im Kindesalter oder Immundefekte, die zum Teil lange Zeit als unheilbar galten, haben sich dank dieser Entwicklung neue, früher nicht denkbare Therapieoptionen ergeben.

Neben einem generell überzogenen Anspruchsdenken in Bezug auf Gesundheit steht dem jedoch die bedrohliche Zunahme an psychischen Erkrankungen und Störungen gegenüber, insbesondere auch bei Kindern und Jugendlichen, die uns die eigentlich positive Entwicklung nicht mehr sehen lässt. Die Zahlen hierzu sind leider wenig erfreulich: In den letzten zehn Jahren hat sich die Anzahl der Kinder mit Depressionen verzehnfacht und die Anzahl der Suizide versiebenfacht. Es sind also weniger die körperlichen Erkrankungen, sondern die seelischen, wo es einen enormen Bedarf für salutogenetische Konzepte gibt.

Immer mehr Medizin und die Folgen

Laura ist acht Jahre alt und kommt mit ihren Eltern in die Sprechstunde. Das Mädchen wirkt auf den ersten Blick ausgesprochen ängstlich und zeigt deutliche Gleichgewichts- und Bewegungsstörungen. Die körperlichen, emotionalen und wohl auch geistigen Beeinträchtigungen sind nicht zu übersehen.

Die Eltern berichten, dass sie schon lange nach einer Ursache suchen und nun endlich die Gelegenheit bekommen hatten, eine sehr detaillierte Schichtuntersuchung des Gehirns im Magnetresonanztomografen machen zu lassen. Beim MRT sei nun ein Tumor im

Mittelhirn gefunden worden. Dieser »Erfolg« versetzt die Eltern in sichtbare Aufregung. Sie hoffen, dass die Entfernung des Tumors alle Probleme ihres Kindes lösen könnte.

Bei Ansicht der Bilder zeigt sich tatsächlich ein sehr kleiner, etwa 3 mal 3 Millimeter großer Bereich nahe der Zirbeldrüse, der auffällig ist und ohne wesentliche Kontrastmittelanreicherung zu sehen ist. Allerdings zeigt sich schnell, dass es sich nicht um einen Tumor handelt – und dies auch nicht die Ursache für die Probleme des Kindes ist. Die Eltern reagieren geschockt und enttäuscht. Schließlich stellt sich im weiteren Verlauf der Behandlung heraus, dass es sich um eine bekannte Genmutation handelt, für die es bisher noch keine therapeutischen Möglichkeiten gibt.

Wir haben die Explosion der Kosten im Gesundheitssystem bereits angesprochen. Dieser Faktor hat unmittelbare Auswirkungen auf das Erleben von Gesundheit und Krankheit und somit auf die Möglichkeit der Entstehung salutogenetischen Denkens. Warum schießen die Kosten für das System derart in die Höhe? Der Grund ist simpel: Ein Mehr an Diagnostik gibt uns das Gefühl von Sicherheit, technische Untersuchungen mit teuren Apparaten wirken für Patienten und leider auch für viele Ärzte als Produzenten einer als objektiv empfundenen Wahrheit in Bezug auf Beschwerden und entfalten damit eine scheinbar positive Wirkung. Für den Arzt kommt zudem ein Gefühl der Entlastung hinzu, kann er doch seine persönlichen diagnostischen Fähigkeiten durch eine Maschine ergänzen, die unbestechliche Fakten liefert.

Der Glaube an die Technik und an die Ergebnisse technischer Untersuchungen ist so unerschütterlich, dass der ganzheitliche Aspekt von Erkrankungen sogar bei den betroffenen Patienten selbst aus dem Blick gerät. Der Glaube an die Unfehlbarkeit von Werten und Befunden steht im krassen Widerspruch zur Realität. Welche Bedeutung diese Ergebnisse für den Patienten und dessen Befinden haben, bleibt häufig unklar und wird nicht selten falsch oder überinterpretiert.

Neben den verursachten, sinnlosen Kosten hat dieser Technikglaube auch Auswirkungen auf den Umgang mit Patienten allgemein. Sinnbildlich dafür steht ein Satz, der sowohl von Patienten als auch von Ärzten oft geäußert wird:»Es ist alles untersucht worden, also können wir nicht mehr tun.« Das Gefühl, jedes verfügbare technische Gerät mit dem Patienten in Berührung gebracht zu haben, reicht bisweilen als Bestätigung guter ärztlicher Arbeit aus. Man kann das häufig auf der Intensivstation beobachten, wo die Angehörigen mit größter Genauigkeit alle verfügbaren Messgeräte beobachten, um Aufschlüsse über den Zustand des Patienten zu erhalten. Ihren eigenen Angehörigen allerdings beobachten sie nicht mal ansatzweise so genau. Selbsteinschätzungen von Patienten stehen sowohl bei Angehörigen als auch bei Ärzten deutlich niedriger im Kurs als die Anzeige eines technischen Gerätes, auch wenn dieses nur einen Messwert liefert, der immer im Zusammenhang mit ganz vielen anderen Faktoren gesehen werden muss.

So richtig Aufschwung hat diese Tendenz in den 1980er Jahren bekommen, als die Diagnostik mittels »evozierter Potentiale« Einzug hielt. Damals musste jeder Arzt, der eine aufwändige technische Untersuchung für seinen Patienten wollte, eine ausführliche Begründung liefern, welchen Sinn und Mehrwert für die Diagnostik diese haben solle und welche Konsequenzen sich aus der Untersuchung ergeben sollten. Im Schnitt machten Ärzte zu dieser Zeit drei bis vier dieser Untersuchungen in der Woche. Es dauerte keine drei Jahre, da waren es bereits etwa 40. Seither ist die Zahl gleichbleibend hoch, die Begründung lautet in der Regel nur noch lapidar »Erbitte Untersuchung«. Das funktioniert im Grunde auch immer, weil es schlicht viel zeitaufwendiger ist, den Kollegen anzurufen und gegebenenfalls von der Überflüssigkeit der Untersuchung zu überzeugen. Also lieber einfach machen, Kosten erzeugen.

Letztlich schlägt sich das dann auch in der sogenannten Leistungsbilanz nieder, auf deren Basis dann wieder ein neues, noch schnelleres und leistungsfähigeres Gerät angeschafft werden muss. Diese Spirale dreht sich immer weiter, lässt zum einen die Kosten explodieren und rückt zum anderen den Blick auf den Patienten selbst immer weiter in den Hintergrund.

Gesundheit als Wirtschaftsfaktor

Stellen Sie sich vor, Sie sitzen vor einem ganzen Berg Apfelsinen. Ja, richtig, Apfelsinen. Kiloweise liegen die leuchtend orangefarbenen Früchte vor Ihnen auf dem Tisch. Jemand hat sie bereits geschält und die Orangenfilets herausgeschnitten, sodass Sie sie ganz leicht essen können. Aber: Es sind mehrere Kilo Apfelsinen, und Sie müssen jeden Tag diese Menge essen, um gesund zu bleiben. Glauben Sie nicht? Würden Sie nicht machen, weil das ja gar nicht geht? Jeden Tag einige Kilo Orangen vertilgen?

Ja, niemand würde auf die absurde Idee kommen, das zu tun. Oder?

Statt einem kiloschweren Berg von Früchten stellen Sie sich jetzt eine Medikamentenschachtel vor. Klein, kompakt, mit einigen Blistern voller Kapseln oder Tabletten. Jeden Tag eine dieser Kapseln zu nehmen ist keine so absurde Vorstellung, oder? Viele von Ihnen machen das vielleicht sogar schon. Und merken gar nicht, dass sie damit jeden Tag mehrere Kilo Apfelsinen vertilgen.

Der Zusammenhang? Nun, die Rede ist von hoch dosierten Vitaminpräparaten, in diesem Fall Vitamin C, deren Konzentrationsgrad häufig tatsächlich vielen Kilo Apfelsinen entspricht, die wir auf natürlichem Wege unmöglich aufnehmen könnten.

Dieses Beispiel zeigt, wie die Gesundheitsindustrie es schafft, einen künstlichen Bedarf entstehen zu lassen, der durch keine vernünftige Argumentation gestützt wird. Bei einer gesunden Ernährung ist die Einnahme von Vitaminpräparaten vollständig überflüssig. Und ob diese Vitaminsubstitutionen in allen möglichen Kombinationen und Dosierungen gesunde Menschen tatsächlich noch gesünder machen, das darf wohl völlig mit Recht bezweifelt werden.

Schaut man jedoch auf den Markt für solche Präparate, sieht man starke Umsatzsteigerungen bei den entsprechenden Anbietern. Die Nachfrage erzeugt ein entsprechendes Angebot auf dem Gesundheitsmarkt.

Betrachtet man etwa die Anzahl der Logopäden, Physio- und Ergotherapeuten in Deutschland, so lässt sich zwischen 2001 (ca. 24 000) und 2011 (58 000) mehr als eine Verdopplung konstatieren. In den letzten zehn Jahren sind die Ausgaben für diese Therapien um mehr als 50 Prozent gestiegen und betragen aktuell etwa 5,4 Milliarden Euro jährlich. Auch der »Markt« für Psychopharmaka und verordnete Psychotherapien ist in den letzten Jahren regelrecht explodiert. Zum Beispiel zeigt der Gesundheitsreport der Techniker Krankenkasse, dass sich die Verordnung von Antidepressiva seit 2007 verdoppelt hat.

Gesundheit wird mittels geschicktem Marketing mystifiziert, dabei ist es gar nicht möglich, gesünder als gesund zu sein. Gleichzeitig lässt sich ganz einfach zeigen, dass ein großer Markt an Gesundmachern, also eine hohe Dichte an medizinischen Angeboten, nicht automatisch für mehr Gesundheit sorgt. Denn viele Studien belegen, dass Menschen in eher ländlichen Gebieten sich gesünder fühlen als der durchschnittliche Großstadtmensch. Dabei könnte dieser sich doch aus einem großen medizinischen Angebot bedienen.

Leider ist diese Marktorientierung gerade in der Kindheit besonders angesagt, wo sie auch besonders viel Schaden anrichten kann. Maximale Förderung? Frühes Englisch und vielleicht auch Chinesisch? Babyschwimmen, PEKiP und musikalische Früherziehung? Selbst Eltern, die bereits viele Angebote nutzen, bekommen dabei immer wieder vermittelt, dass sich auf dem Gebiet der Gesundheit und Entwicklung ihres Kindes trotzdem noch so einiges optimieren lässt.

Dabei hinken wir mit all unseren Optimierungsversuchen für Kinder noch meilenweit hinterher, etwa hinter den asiatischen Ländern. In Korea oder Japan etwa sind längst wesentlich extremere Formen der Kinderoptimierung für den Arbeitsmarkt zu sehen. Korea hat eines der effektivsten Bildungssysteme überhaupt – jedoch ist der Preis für die seelische Gesundheit, den die Schüler dafür zahlen, extrem. In Umfragen geben die Schüler enormen schulischen Leistungsdruck an. Es zeigt sich bei Schülern im Alter zwischen 14 bis 19 Jahren, dass sie mindestens einmal im letzten Jahr an Selbstmord gedacht haben. Das allgemeine Leistungsdenken ist so ausgeprägt und der Druck auf die Kinder so immens hoch, dass die Suizidraten so hoch wie in keinem anderen OECD-Land sind.

Würde man die Lebensqualität dieser Kinder messen, wären die Ergebnisse katastrophal, denn mögen sie auf den ersten Blick körperlich gesund sein, leben diese Kinder jedoch unter extrem ungesunden Bedingungen, deren langfristige Wirkung durch den toxischen Dauerstress verheerend sein werden.

GAR NICHT KRANK
IST AUCH NICHT GESUND

....

Die Optimierung der Kindheit als Risikofaktor

Schaut man sich die riesige Industrie an, die sich rund um das »Produkt Kind« auf den unterschiedlichsten Gebieten entwickelt hat, sind Kinder längst nicht mehr selbstverständlich, sondern vielfach eine Art »Projekt«, dessen Gelingen der Außenwelt die besondere Kompetenz der Eltern demonstriert. Sie sind Opfer der Projektionen ihrer Eltern, um deren Bedürfnisse zu befriedigen. Aus dieser Sicht werden im Grunde immer weniger Kinder, sondern immer mehr kleine Erwachsene geboren, die nie die Chance erhalten, so etwas wie eine unbeschwerte Kindheit zu erleben. Wir beobachten eine deutliche Zunahme von Verweigerung, gleichgültigem, sozial unsicherem Verhalten. In den Augen vieler Erwachsener waren Kinder nie so »schwierig« wie heute. Kinder aber waren zu allen Zeiten schwierig. Den bekannten Langzeitstudien ist zu entnehmen, dass es immer mehr Kindern immer besser geht. Doch während sich viele dieser »schwierigen Kinder« früher noch gefangen haben, bleiben sie jetzt zunehmend auf der Strecke. Motivation, Verantwortung und Leistungsbereitschaft sind ihnen verloren gegangen.

Natürlich soll keinem Elternpaar die Freude genommen werden, ihre Kinder als das Wichtigste auf der Welt zu erleben. Gerade die Geburt des ersten Kindes gleicht für viele einem Wunder, das zunächst einmal das ganze Leben auf den Kopf stellt.

Alle Eltern wünschen sich ein glückliches, lebensfrohes und lebensstarkes Kind. Die Frage, wie das gelingen kann, füllt Regalmeter in Buchhandlungen und ernährt eine ganze Industrie von Therapeuten, Ärzten, Beratern. Letztlich vergessen wir dabei jedoch eine eigentlich banale Tatsache: Jedes Elternteil hat eine angeborene Fähigkeit, intuitiv die Bedürfnisse und Verhaltensmuster seines Kindes sinnvoll zu deuten und angemessen darauf zu reagieren. Ohne diese Fähigkeit ist es im Grunde unmöglich, ein Kind großzuziehen. Und doch gehen diese Fähigkeiten mehr und mehr verloren.

Zu den größten Schwierigkeiten für Familien gehört es, wenn die elterlichen Erwartungen auf das Kind projiziert werden, anstatt das Kind auf dem Weg zu sich selbst zu unterstützen. Generell sollten Eltern auf ihr Kind zugehen. Es fördern und unterstützen, Vorbild sein und doch akzeptieren, dass weder der Weg noch das Ziel in den meisten Fällen mit den ursprünglichen Vorstellungen der Eltern übereinstimmt. Die frühzeitige Akzeptanz spart jede Menge Frust und Stress und eignet sich hervorragend als Grundlage jeder Vorstellung von Kindererziehung.

Wie wichtig es ist, danach zu handeln, dass jedes Kind schon von Geburt an ein eigenes Individuum ist, das nach eigenen Entwicklungswegen sucht, mag ein Beispiel zeigen, bei dem Anspruch und Wirklichkeit weit auseinanderklaffen.

Die Eltern eines Kindes, das zu früh, nämlich bereits in der 28. Schwangerschaftswoche, geboren worden war, kommen in die kinderärztliche Sprechstunde, um zu besprechen, wie sie die Entwicklung ihres Kindes fördern können.

Das Kind kam mit gerade mal 630 Gramm zur Welt, hatte aber das Glück, dass dank einer guten intensivmedizinischen Versorgung keine maschinelle Beatmung erforderlich war und keine weiteren Komplikationen aufgetreten sind.

Alle drei bis vier Monate kommen die Eltern in die Praxis. Trotz des unkomplizierten Geburtsverlaufs entwickeln sich bei dem Kind eine leichte Bewegungsstörung und intellektuelle Beeinträchtigungen. Es zeigt sich eher ängstlich, ja, bisweilen richtig furchtsam und unsicher gegenüber neuen Situationen und Personen.

Die Eltern, beide Studienräte in für Eltern fortgeschrittenerem Alter, sehen zwar die Schwierigkeiten der Kleinen, sind aber fest überzeugt, dass es lediglich eine Frage von intensivem Training und geduldigem Üben ist, diese zu überwinden.

Das Kind sucht natürlich die Liebe seiner Eltern und versucht, deren Ansprüchen gerecht zu werden, ist damit jedoch sichtlich überfordert. Bereits im Alter von einem Jahr zeigt sich, dass die Ängstlichkeit eher zunimmt und es immer schwieriger wird, zum Kind Kontakt zu bekommen. Der Arzt bittet die Eltern, ihre Tochter nicht zu überfordern, sondern sie ihr eigenes Tempo gehen zu lassen.

Diese Bitte wird von den Eltern zwar verstanden, sie sind jedoch nicht in der Lage, sie auch praktisch umzusetzen. Das Kind zieht sich immer mehr zurück und zeigt wenig Motivation, neue Dinge auszuprobieren.

Tatsächlich schaffen die Eltern es, das Kind bis aufs Gymnasium zu bringen, obwohl ein IQ von 73 festgestellt wird. Nach langem Hin und Her erhält es am Gymnasium einen Förderstatus und bekommt regelmäßig psychologische Therapie, zudem leidet es an diversen psychischen und organischen Beschwerden.

Unschwer zu erkennen, wie weit Anspruch der Eltern und Wirklichkeit des Kindes in diesem Fall auseinanderklaffen. Eltern wird ständig von allen Seiten versichert, grenzenlose Konzentration auf das vermeintliche Wohlergehen des eigenen Kindes steigere die Zufriedenheit aller. Das ist jedoch ein gefährlicher Trugschluss. Neben den Einnahmen der zuarbeitenden Industrie steigen so vor allem die Sorgen und die Unsicherheit der Eltern. Wer seinen Kindern immer weniger zutraut, sie immer umsorgt und in Watte packt, nimmt ihnen die Möglichkeit, an der Realität zu lernen und damit den eigenen Weg ins Leben zu finden. Wer jemals mit Eltern von KiTa-Kindern, Schülern oder sogar noch von Studenten und Auszubildenden zu tun gehabt hat, wird das Klischee von den »Helikoptereltern« mit einem lauten Seufzen bestätigen können. Die wertvolle Freiheit jedes Menschen, eigene Entscheidungen treffen zu können sowie nach und nach Lebenskompetenz zu entwickeln, werden der gut gemeinten Organisationswut der Eltern geopfert.

Für Kinder jedenfalls ist es heute unglaublich schwierig, die Welt mit eigenen Sinnen und Erfahrungen zu entdecken, Grenzen auszuloten, aber auch die eigenen Stärken zu entdecken und daran zu wachsen. Sich selbst zu spüren und damit auch in sich selbst zu ruhen, wird durch das immer engere Korsett aus Vorgaben, Überbehütung und ständige Ablenkung durch diverse elektronische Geräte immer schwieriger.

Heute dominieren Zeitmangel, fehlendes Vertrauen und ein übertriebenes Gerechtigkeits- und Sicherheitsbedürfnis zunehmend den Alltag von Kindern und Eltern. Überall werden Gefahren, Risiken und Bedrohungen vermutet, die in keinem Verhältnis zur Realität stehen. Kindheit wird damit zu einem reinen Optimierungsprozess, der ausschließlich von äußeren Erwartungen und daraus resultierenden Vorgaben bestimmt wird. Bewertet wird das Ergebnis durch Tests und ständige Prüfungen, die zum Ersatz für Empathie, persönliches Engagement und Anteilnahme geworden sind. Das betrifft Erzieher und Lehrer genauso, die aufgrund strenger Vorgaben immer weniger kreative Spielräume schaffen können.

Zumutungen, klare Grenzziehungen und erhöhte Leistungsanforderungen, an denen Kinder stolz empor wachsen und Bestätigung erfahren können, fallen zunehmend weg. Dementsprechend kann auch der Umgang mit Niederlagen nicht mehr erlernt werden, was nicht zuletzt dazu führt, dass sich viele von ihnen für vollkommen fehlerlos halten und keine Fähigkeit zur Selbstkritik aufbauen können. Das hat massive Auswirkungen auf die Verhaltensweisen im späteren Leben, wenn Ausbildungen, Jobs und auch zwischenmenschliche Beziehungen sehr schnell wieder beendet werden, weil die Frustrationstoleranz fehlt.

Die Bereitschaft, wirklich Verantwortung zu übernehmen, nimmt immer weiter ab, je mehr Vorgaben und Verordnungen die Handlungsspielräume einschränken und Verstöße mit Sanktionen belegt werden. Die Vorgaben und Verordnungen werden mehr und mehr zum Ersatz für persönliche Entscheidungskompetenz und töten jeden Mut zu eigenverantwortlichem Handeln außerhalb ausgetretener Pfade.

Kindheit ist kein Freiraum mehr, in dem ausprobiert werden kann, in dem Fehler gemacht werden dürfen und in dem diese Fehler nicht automatisch dazu führen, dass dem Kind Dysfunktionalität unterstellt und es in die Maschinerie von Therapien eingespeist wird.

Kindheit wird heute zunehmend problematisiert, straff organisiert und institutionalisiert. Die Wichtigkeit der Entwicklung einer eigenen Persönlichkeit wird zwar vordergründig noch betont, ist aber praktisch gar nicht gewünscht, da starke Persönlichkeiten vermehrt anecken.

Gewünscht sind jedoch keine Schwierigkeiten, sondern Funktion und Vollzug. Dieses Idealbild wird dann auch »Gesundheit« genannt. Unter einem gesunden Kind verstehen die meisten Menschen heute im allgemeinen Sprachgebrauch, ohne dass es ihnen bewusst ist, ein einwandfrei funktionierendes Kind. Dieser Gesundheitsbegriff und auch die damit automatisch verbundene Vorstellung von Krankheit als die Funktionalität gefährdendes Element passt natürlich nicht mit den salutogenetischen Begriffen zusammen, die wir hier einführen.

Kinder werden heute erst dann nicht mehr kritisch beäugt, wenn sie gewissermaßen offiziell zertifiziert sind. Normal zu sein, im besten Sinne, reicht schon lange nicht mehr, es muss immer aufs scheinbar Beste fürs Kind hin optimiert werden, egal in welchem Bereich. Doch die Kinder spielen nicht mit, begehren auf, werden schwierig, entwickeln Störungen.

Die Eltern suchen dann Rat bei Fachleuten, neben diversen Therapeuten eben auch bei Kinderärzten. In den SPZ, den Sozialpädiatrischen Zentren, kümmern sich gleich ganze Teams von Experten um die Störung(en). Das Ziel: Es muss eine Diagnose her, um alle Beteiligten von ihrer Verantwortung zu entlasten.

Diese Tendenz ist für uns Kinderärzte ein großes Problem, da sich oft Eigenanspruch und Erwartungshaltung der Außenwelt nicht mehr decken. Häufig sehen wir Kinder, die wir eigentlich gerne sofort wieder nach Hause schicken würden, da sie offensichtlich keiner akuten medizinischen Behandlung in der Praxis bedürfen und sich mit Ruhe und Liebe daheim ihrem eigenen Tempo angemessen entwickeln könnten. Eltern jedoch würden diese Vorgehensweise als unterlassene Hilfeleistung interpretieren, sodass wir als Ärzte unter Handlungsdruck stehen.

Auch im Kindergarten und in der Schule leiden die Kinder an zu engen Vorgaben. Zumutungen, klare Grenzziehungen und erhöhte Leistungsanforderungen, an denen Kinder stolz emporwachsen und Bestätigung erfahren können, fallen zunehmend weg.

In der kinderärztlichen Praxis sehen wir immer häufiger Kinder, die erzählen, wie unglücklich sie sind, weil sie zuletzt in einer Klassenarbeit nur eine »zwei« als Note hatten. Die Angst der Eltern vor sozialem Abstieg wird auf die Kinder projiziert, was Unlust und unnötigen Lernstress erzeugt. Belastbare Zahlen aus Studien zeigen, dass die Anzahl der Kinder mit Schulangst bis hin zur totalen Verweigerung beständig zunimmt. Die enorme Erwartungshaltung auf der einen Seite und die fehlende emotionale und soziale Kompetenz und Belastbarkeit der Kinder gehen hier eine unheilvolle Allianz ein. Kinder und Lehrer sind mit der Situation total überfordert.

Ein Vater, der seine Tochter gerade an einer Grundschule eingeschult hatte, berichtete, dass von den 24 Kindern in der Klasse bereits mehr als die Hälfte Nachhilfe erhalte. Vor der allerersten Schulstunde!

Allerdings erleben wir in der Praxis nicht nur diejenigen, denen ein »gut« in einer Arbeit nicht gut genug ist, sondern auch beispielsweise Fünftklässler, die einfachste Divisionsaufgaben nicht lösen können. Und dann elaboriert erklären, warum es vollkommen normal ist, dass sie diese Fähigkeit nicht besitzen. Auf diese Weise gehen den Kindern reale (Selbst-)Einschätzungen und Erwartungshaltungen verloren.

Ein Blick in die KIGGS Studie von 2015 zeigt, dass Kinder objektiv gesehen so gesund sind wie noch nie in den letzten Jahrhunderten, auch die Lebenserwartung steigt für beide Geschlechter stetig an. 87 Prozent der Kinder und Jugendlichen geben dieser Studie zufolge an, sich gesund und glücklich zu fühlen. Woher kommt dann diese Unsicherheit in Bezug auf die Gesundheit und die gesunde Entwicklung unserer Kinder?

Ein Grund dafür ist, dass Kinder ständigen Vergleichen unterliegen, bei denen sie möglichst »gewinnen« sollen. Wenn dann ein Kind ein anderes in der Entwicklung überholt, entstehen Unsicherheit und Panik. Es ist eine banale Tatsache, dass Kinder absolut verschieden sind, sich mit unterschiedlichem Tempo und unterschiedlichen Bedürfnissen entwickeln. Das jedoch passt nicht ins Konzept der Optimierung. In der Folge erfahren Kinder und Eltern Stress und entwickeln Beschwerden, für die es keine medizinisch klar erkennbare Ursache gibt. Trotzdem handelt es sich bei diesen Beschwerden nicht um Einbildung, und die Patienten leiden darunter. Der Leidensdruck kann so hoch sein, dass sich im autonomen Nervensystem ein Ungleichgewicht entwickelt, das die Funktion vieler Organe beeinträchtigt, die etwa für Verdauung, Atmung, Vitalität oder Schmerzwahrnehmung verantwortlich sind. In der Medizin sprechen wir dann von »funktionellen psychosomatischen Beschwerden«.

Es ist wichtig, sich den Unterschied bewusst zu machen. Viele jugendliche Patienten und ihre Eltern hingegen sind von der modernen Medizin darauf gepolt, bei Beschwerden eine körperliche Ursache zu vermuten, die man mittels Therapien und Medikamenten behandeln und beseitigen kann. Diese Suche nach einer organmedizinischen Erklärung führt zu vielen überflüssigen Untersuchungen, die im Grunde nur gemacht werden, um die Patienten zu beruhigen. Der medizinische Effekt ist überschaubar.

Trotz eigentlich sehr guter Gesundheit hat sich unter diesem Druck der Anteil der Kinder mit psychischen und Anpassungsstörungen in den letzten Jahren stark erhöht. Schulangst, regelrechte Schulphobie nimmt immer stärker zu. Ständige Vergleiche, die zu Ausgrenzung und anderen Formen von Mobbing führen, sind in Schulen und sogar schon in Kindergärten an der Tagesordnung und beeinträchtigen das Leben einer ganzen Generation von jungen Menschen.

Wir können dieses Problem nicht lösen, indem wir immer mehr und immer neue Tests und Untersuchungen machen. Gefragt ist hingegen die Fähigkeit, mit den bestehenden Belastungen besser umgehen zu können. Die Fähigkeit, Herausforderungen anzunehmen und produktiv mit ihnen umzugehen.

Diese wichtigen Fertigkeiten gehen durch Risikominimierung und Überbehütung in der Kindheit verloren. Wenn wir auf das Kohärenzgefühl der Salutogenese schauen, sehen wir, dass beispielsweise »Handhabbarkeit« eine wichtige Rolle spielt. Wir erziehen sie unseren Kindern geradezu ab. Wer nie lernt, mit Problemen umzugehen, dem wird es schwerfallen, das Leben als sinnhaft zu empfinden. Wer nie ein Problem selbst lösen muss, mag für einen Moment vordergründig glücklich erscheinen, wird jedoch mittelfristig mit enormem Frust und auch ganz lebenspraktischen Problemen zu kämpfen haben.

Aus salutogenetischer Sicht können wir nur empfehlen, sich der Risikominimierung und dem Optimierungswahn zu entziehen: Nehmen Sie sich Zeit, vertrauen Sie sich und Ihrem Kind. Lassen Sie Verirrungen und Fehler auf dem Weg zu den unterschiedlichen Zielen zu, sie sind wichtige Erfahrungen, aus denen wir fürs Leben lernen. Verabschieden Sie sich vom Gedanken an ein schnurgerades Leben ohne Hindernisse und Beschwernisse. Wir müssen uns ganz dringend um eine Stärkung der Widerstandskraft und Förderung der Ressourcen unserer Kinder kümmern. Die Fähigkeit der Resilienz, um die es später noch ausführlicher gehen wird, ist der entscheidende Faktor für das, was wir unter einem gesunden Leben verstehen.

Exkurs: Kritik des Smartphones – Warum Bildschirme Mutter und Vater auch künftig nicht ersetzen werden

Ein beliebiger Park zur vormittäglichen Stunde. Viele Jogger sind unterwegs, ein paar Menschen gehen spazieren, andere sind ganz offenbar auf dem Weg zur Arbeit. Vor allem aber: Mütter mit Kinderwagen, auch einige Väter. Und die meisten von ihnen haben das Smartphone in der Hand, der Blick der erwachsenen Person starr aufs Gerät gerichtet.

In der »Live Child«-Studie, einer sogenannten Langzeit-Kohortenstudie, wurden 1000 Jugendliche im Alter von 14 Jahren befragt, wie lange sie die Zeit einschätzen, die sie am Tag nicht in irgendeiner Weise mit Smartphone, Tablet oder ähnlichen Bildschirmgeräten verbunden sind. Ergebnis im Durchschnitt: 30 Minuten. Darüber hinaus gaben diese Jugendlichen an, im Schnitt über 3,3 »Screen Devices«, also Geräte wie Smartphone, iPod, Spielkonsolen zu verfügen. Die Studie weist eindeutig den Zusammenhang zwischen der Dauer des Bildschirmkonsums und der Minderung der subjektiv erlebten Lebensqualität nach. Die Kognition leidet und vor allem die Fähigkeiten im Bereich der Mathematik, der Konzentration und des Schlussfolgerns nehmen erheblich ab.

Insgesamt werden im Rahmen dieser Studie 10 000 Kinder über einen Zeitraum von mehr als 20 Jahren beobachtet, um anhand der erhobenen Daten ein möglichst genaues Bild der Entwicklung der Kindheit und Jugend zeichnen zu können. Obwohl sich bei solchen

Studien klassischerweise überwiegend gut gebildete Eltern aus einer überwiegend stabilen wirtschaftlichen Situation zur Teilnahme ihrer Kinder bereit erklären, zeigt sich, dass heute bei Kindern und Jugendlichen zwischen 0 und 18 Jahren bereits fast 25 Prozent an einer chronischen Erkrankung leiden. Neben einer deutlichen Zunahme von Adipositas, Diabetes und Bluthochdruck schon im Kindesalter beginnen vor allem psychische Störungen immer früher. Sie senken die Lebensqualität und beeinträchtigen auch die Berufseinstiegschancen im Jugendalter erheblich. Trotz der ständig steigenden Lebenserwartung und der höheren Anzahl älterer Menschen: 85 Prozent der Kosten des Sozial- und Gesundheitssystems werden von Patienten im jugendlichen Alter erzeugt.

Wir sind weder technikfeindlich noch rückwärtsgewandt. Sowohl Smartphones als auch all die anderen Geräte mit Bildschirm können – sinnvoll genutzt – eine wunderbare Technologie sein. Gleichwohl ist die Suchtgefahr unbestritten und über die psychischen sowie physischen Auswirkungen eines übermäßigen Gebrauchs wissen wir zwar bereits einiges, aber längst nicht alles.

Die Ergebnisse, die die 2018 veröffentlichte ABCD (Adolescent Brain Cognitive Development)-Studie des National Institute of Health (NIH) in den USA hervorbrachte, bieten Anlass zu größter Zurückhaltung, was die Konfrontation von Kindern (in der Logitudinal-Studie wurden die Kinder über Jahre betrachtet) mit Bildschirmen angeht. Bereits ab einem Gebrauch von etwa drei Stunden am Tag ließen sich deutliche Veränderungen einzelner Gehirnregionen feststellen. Die negativen Auswirkungen auf die Fertigkeiten in den Kulturtechniken Lesen, Schreiben und Rechnen waren ebenfalls evident.

Interessanterweise ist an Amerikas Hochschulen die Nutzung von Computern als Lernmedium tendenziell eher rückläufig, da die Schaden-Nutzen-Relation in vielen Fällen als negativ bewertet wird. Demgegenüber findet sich in Deutschland der genau gegenläufige Trend. »Tablet-Klassen« an Grundschulen, Smartboards statt Wandtafeln und viel Geld für smartes Computer-Equipment sollen suggerieren, dass in Bildung investiert würde, während andererseits kaum ausreichend Lehrpersonal vorhanden ist, um überhaupt eine gute Unterrichtsversorgung zu gewährleisten, geschweige denn qualifiziertes Personal, das auch für die Wartung und Pflege der teuer eingekauften technischen Geräte sorgen kann.

In den USA gibt es nicht wenige Wissenschaftler, die zu dem Schluss kommen, dass wir mit dem quasi unkontrollierten Einsatz von Bildschirmen und virtuellen Welten eines der größten Experimente an Kindern durchführen, die es jemals gegeben hat. Und zwar nach dem »trial-and-error«-Prinzip, ohne Netz und doppelten Boden. Die negativen Auswirkungen auf Konzentrations- und Lesefähigkeit etwa sehen wir bereits heute in allen Altersstufen.

Längst ist auch kein Geheimnis mehr, dass Fertigkeiten, die durch Apps erlernt wurden, keinerlei Transfer für das Lernen und Handeln in der Wirklichkeit bedeuten. Anders gesagt: Ein Kind, das mit virtuellem Lego baut, wird anschließend mit realen Legos wieder von vorne anfangen müssen, da es nicht in der Lage ist, nun auch hier schneller und besser bauen zu können.

Erinnern wir uns an die eingangs beschriebene Szene im Park mit dem Kinderwagen. Ein Kind, das statt auf die Mimik eines Elternteils größtenteils auf Bildschirme schaut und gleichzeitig damit aufwächst, dass auch die Eltern nicht mit ihm kommunizieren, sondern mit ihrem Handy oder Computer, wird erhebliche Defizite im Bereich der sozialen Kompetenz erleiden, die sich später wiederum auch auf die Interaktion mit anderen Menschen auswirkt.

In Extremform zeigt sich das im Phänomen der japanischen Hikikomori, junge Menschen, die im Grunde 24 Stunden in einem Zimmer mit Internetanschluss leben und das echte Leben draußen vor der Tür komplett meiden. Sowohl die Suizidraten als auch die Gefahr von antisozialen Ausbrüchen wie Amokläufen oder anderen Gewalttaten steigen auf diese Weise signifikant an. Für Letzteres greift damit aus dieser Sicht wohl auch weniger die »klassische« Erklärung der Gewaltspiele als vielmehr der Verlust von echten sozialen Kontakten und damit einhergehend eine emotionale Verkümmerung, die die Hemmschwelle für Gewalt extrem sinken lässt.

···

UNSERE EMPFEHLUNGEN:

- Bildschirme eignen sich generell nicht als Babysitter.
- Kinder bis zu einem Alter von 18 Monaten sollten keinerlei direkten oder indirekten Kontakt mit Bildschirmen jeglicher Art haben.
- Für Kinder im Alter von 18 bis 24 Monaten sollte –wenn überhaupt! – ein Maximum von 30 Minuten am Tag gelten, wobei darauf zu achten ist, dass TV-Sendungen, die geschaut werden, einem gewissen Qualitätsstandard entsprechen. Darüber hinaus sollten Sie die Kinder in diesem Alter nie allein vor dem Bildschirm lassen, sondern sie begleiten und das Gesehene mit ihnen besprechen. Allzu hektische Bildfolgen sollten vermieden werden, am besten eignen sich tatsächlich immer noch klassische Formate wie *Sesamstraße* oder die *Sendung mit der Maus*.
- Zwischen zwei und fünf Jahren darf die Bildschirmzeit maximal eine Stunde pro Tag nicht überschreiten. Es gilt weiterhin: altersangemessene Sendungen oder Digitalangebote, immer noch in Begleitung der Eltern und mit Besprechung.
- Generell sollte die Bildschirmzeit nicht in den Abendstunden liegen, da das Blaulicht der Smartphone- und Tabletbildschirme der Hormonausschüttung im Körper suggeriert, es sei immer noch helllichter Tag und damit das Runterfahren und zur Ruhekommen vor dem Schlafen verhindert. Konkret wird die Ausschüttung von Melatonin gesenkt, einem

Hormon, das dem Gehirn signalisiert: Es ist jetzt Nacht, du kannst dich zur Ruhe betten.

- Das gilt für Erwachsene übrigens genauso: Das Handy im Bett vor dem Schlafengehen verhindert also erholsamen Schlaf, klassisches Lesen eines Buches ist wesentlich besser geeignet.

••

Keine Angst vor Krankheiten

Salutogenese heißt nicht zuletzt, das Verhältnis von Krankheit und Gesundheit grundsätzlich anders zu definieren, als wir es heute gewöhnt sind. Wir gehen mittlerweile ganz selbstverständlich davon aus, dass Krankheit lediglich der fehlerhafte Zustand ist, der ausgemerzt werden muss, um Gesundheit (wieder-)herzustellen. Dabei liegt in der Krankheit der Beginn der Gesundung. Gesundung und Heilung sind ein aktiver Prozess, dessen Quelle in jedem einzelnen Menschen liegt. Beeinflusst werden wir dabei von unseren körperlichen Anlagen, von genetischen und epigenetischen Faktoren und von vielem mehr.

Für Gesundheit spielen also viele Dinge eine Rolle, Medikamente allerdings gehören nicht dazu. Das mag im ersten Moment befremdlich klingen, ist jedoch ganz logisch, wenn man sich verdeutlicht, welche Funktion ein Medikament hat.

Leidet ein Kind beispielsweise an einer Lungenentzündung, so geben wir unter Umständen ein Antibiotikum. Die Funktion dieses Antibiotikums ist es, die Anzahl der Erreger zu reduzieren, die die Entzündung mit verursacht haben. Trotzdem ist das Lungengewebe jedoch stark entzündet, geschwollen und nicht selten dauert es Wochen, bis sich die Lunge wieder vollkommen erholt hat. Dieser Heilungsprozess indes wird nicht vom Antibiotikum hervorgerufen, sondern es ist die uns und dem Kind innewohnende eigene Kraft, die Zeit und Ruhe braucht, damit die Lunge regenerieren kann. Diese Heilungskräfte lassen sich durch ein Antibiotikum nicht verstärken oder verbessern, bisweilen kann das Mittel die Regeneration sogar negativ beeinflussen.

Das lässt sich am Beispiel von Kindern zeigen, die mit einem Defekt dieser Regenerationskräfte im Immunsystem geboren worden sind. Ihnen fehlen beispielsweise bestimmte Funktionen der weißen Blutkörperchen, sodass sie vor vielen Erregern kaum geschützt sind. Bei diesen Kindern sind Infektionen durch Antibiotika nur für eine begrenzte Zeit aufzuhalten, es fehlt ihnen schlicht die Regenerationsfähigkeit, um nach einem Antibiotikum die Heilung selbst zu vollziehen.

Ein anderes Beispiel ist die Entstehung von Krebserkrankungen. Unser Körper produziert jeden Tag unzählige Krebszellen sowie Vorstufen solcher Zellen, allerdings eliminieren die körpereigenen Abwehrkräfte diese Zellen auch sofort wieder. Anders formuliert heißt das, dass der Ausbruch einer ernsthaften Krebserkrankung eine aktive Leistung des Körpers ist, die man unterstützen oder hemmen kann. Es gibt sogar Fälle, in denen eine vorhandene Krebserkrankung für eine gewisse Zeit oder sogar langfristig vom Körper kontrolliert werden kann. Wir sprechen dabei vom Phänomen der Spontanremission. Solche Remissionen sind vergleichsweise selten, treten jedoch immer wieder auf, bei einigen Diagnosen sogar in nennenswerter Zahl. So gibt es – selten aber immer wieder – Berichte von Kindern, bei denen eine Leukämie diagnostiziert wurde und die dann an einem fieberhaften Infekt erkranken. Wenige Tage später stellen Ärzte dann plötzlich fest, dass die Leukämie verschwunden ist.

In den meisten Leukämiefällen kommt die Krankheit dann nach einigen Monaten zurück, man kann also nicht davon ausgehen, dass jede Krebserkrankung nach einer Remission auch vollständig geheilt wurde. Auf der anderen Seite gibt es durchaus eine gewisse Anzahl an Berichten über anhaltende Spontanremissionen. Der Körper hat offensichtlich doch wesentlich mehr Kräfte, als wir annehmen.

Diese Phänomene zeigen recht deutlich, wozu unser Körper in der Lage ist und dass seine eigene Regenerationsfähigkeit ein unglaubliches Potenzial hat. Dies gilt in erhöhtem Maße in den Jahren der Kindheit, hier ist diese Fähigkeit erheblich höher als bei alten Menschen, da alle Heilungsprozesse länger dauern, je älter wir werden.

SALUTOGENESE:
GESUNDHEIT ENTSTEHT UND
IST BEEINFLUSSBAR

••••••••••••••••••••••••••••••••

Wie wir ausführlich beschrieben haben, sind Handhabbarkeit, Verstehbarkeit und Sinnhaftigkeit (Kohärenz) grundlegend dafür, Gesundheit herauszubilden und zu erhalten. Diese Fähigkeiten sind kein Zufall, sondern können durch einen Prozess selbstreflektierter und geduldiger Erziehung erlernt werden. Im Folgenden finden Sie einen Fragebogen, mit dem Sie messen können, wie stark diese Ressource in Ihnen vorhanden ist.

•••

KOHÄRENZ, GESUNDHEIT

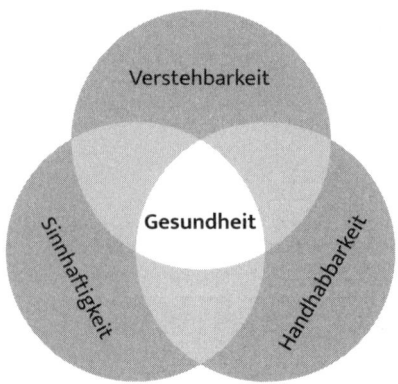

Schauen Sie, dass der Ablauf der Tage für Sie **verstehbar, handhabbar** und **sinnhaft** bleibt. Achten Sie auf sich und vermeiden Sie toxischen Stress.

•••

Der Test: Die eigene Kohärenz messen

Ein starkes Kohärenzgefühl sollte auch dem Einzelnen ermöglichen, Ressourcen zu mobilisieren, um mit Stress und traumatischen Erfahrungen besser umzugehen. Es wird daher davon ausgegangen, dass ein starkes Kohärenzgefühl vor dem Auftreten von stressbedingten Krankheiten schützt und zur Förderung und Erhaltung der Gesundheit im Sinne der Salutogenese beiträgt.

Zur Messung des Kohärenzgefühls wurde die Sense of Coherence Scale zur Erfassung der Subkomponenten des Sense of Coherence »Vorhersagbarkeit«, »Handhabbarkeit« und »Sinnhaftigkeit« entwickelt.

Angelehnt an eine Kurzversion (SOC-L9) finden Sie hier eine Version der Skala, die Ihnen anhand einer Selbsteinschätzung einen Überblick über die eigene Kohärenzausprägung und Komponenten gibt. Die Autoren weisen ausdrücklich darauf hin, dass der hier abgebildete Fragebogen und das Auswertungsschema mit der Interpretationshilfe kein wissenschaftliches Testverfahren darstellt, sondern lediglich eine grobe Einschätzung ermöglicht.

Im Folgenden können Sie ankreuzen, inwieweit die Aussagen auf Sie zutreffen. Nach dem Ausfüllen werden die Werte zusammengerechnet und in das Auswertungsdiagramm eintragen.

Erfassung der Resilienz bei Kindern				Auswertung
Bindung/Beziehungen				
Das Kind zeigt Zuneigung zu vertrauten Erwachsenen	1 = trifft gar nicht zu	1 2 3 4 5	5 = trifft voll und ganz zu	
Das Kind kann leicht von einer Aktivität zur anderen wechseln	1 = trifft gar nicht zu	1 2 3 4 5	5 = trifft voll und ganz zu	Summe Bindung/ Beziehung =

Das Kind zeigt zufriedenes Verhalten in Gegenwart vertrauter Erwachsener	1 = trifft gar nicht zu	1 2 3 4 5	5 = trifft voll und ganz zu	

Initiative

Das Kind zeigt Besorgnis um andere Kinder	1 = trifft gar nicht zu	1 2 3 4 5	5 = trifft voll und ganz zu	
Das Kind versucht, andere zu trösten	1 = trifft gar nicht zu	1 2 3 4 5	5 = trifft voll und ganz zu	
Das Kind spielt Fantasiespiele/Imaginationsspiele	1 = trifft gar nicht zu	1 2 3 4 5	5 = trifft voll und ganz zu	**Summe Initiative** =

Selbstregulationsfähigkeit

Das Kind kann gut mit Frustration umgehen	1 = trifft gar nicht zu	1 2 3 4 5	5 = trifft voll und ganz zu	
Das Kind kann eine Alternative akzeptieren, wenn die erste Wahl nicht verfügbar war	1 = trifft gar nicht zu	1 2 3 4 5	5 = trifft voll und ganz zu	
Das Kind kann sich an Veränderungen in der Routine anpassen	1 = trifft gar nicht zu	1 2 3 4 5	5 = trifft voll und ganz zu	**Summe Selbstregulationsfähigkeit** =
				Summe Resilienz gesamt =

Auswertung

	niedrig	Mittlerer Bereich	hoch
Bindung/Beziehung	3–6	7–11	12–15
Initiative	3–6	7–11	12–15
Selbstregulationsfähigkeit	3–6	7–11	12–15
Resilienz gesamt	9–18	19–35	36–45

Interpretationshilfe

Liegen Ihre Werte im niedrigen Bereich, so sind Ihre Ausprägungen in dieser Komponente schwach ausgeprägt. Ein Wert im mittleren Bereich bedeutet, dass Sie einen soliden, durchschnittlichen Wert in dieser Komponente aufweisen. Werte im hohen Bereich sprechen für starke Ausprägungen in der Komponente.

Ein hoher Wert auf der Komponente *Verstehbarkeit* bedeutet beispielsweise, dass Sie starke Fähigkeiten haben, die Zusammenhänge des Lebens zu verstehen. Ein hoher Wert der Komponente *Handhabbarkeit* bedeutet, dass Sie der starken Überzeugung sind, das eigene Leben gestalten und bewältigen zu können. Fällt ihr Wert auf der Komponente *Sinnhaftigkeit* hoch aus, so bedeutet dies, dass Sie einen ausgeprägten Glauben an den Sinn des Lebens haben.

Macht und Chance der ersten Jahre

Es ist 12 Uhr. Anja hat bereits einen anstrengenden Vormittag mit Baby Sophie hinter sich. Verschiedene Erledigungen in der Stadt, danach noch in den Supermarkt und daheim wartet die Wäsche. Als sie nach Hause kommt, betrachtet sie etwas missmutig die Baustelle, die seit einigen Tagen direkt vor dem Haus für ziemlichen Lärm sorgt. Kaum hat sie die Wohnung betreten, hört sie draußen den Presslufthammer. Aber Anja legt Sophie in ihr Bettchen und beschließt, selbst einen kurzen Mittagsschlaf zu halten. Trotz des 90 Dezibel lauten Geräusches des Presslufthammers schläft sie vor Erschöpfung tief und fest ein, einige Meter von Sophies Bettchen entfernt. Nach kurzer Zeit bereits weint Sophie leise vor sich hin, zehn Dezibel nur hat dieses Geräusch. Doch Anja, die sich vom Presslufthammer nicht hat abhalten lassen, einzuschlafen, hört das Weinen ihres Kindes und steht auf, um nach ihm zu schauen.

Dieses Beispiel, das wohl jede Mutter aus eigener Anschauung kennt, zeigt sehr gut die besondere Bindung, die zwischen Mutter und Kind gerade am Anfang des Lebens besteht. Das Geräusch des Kindes wird im Gehirn der Mutter um den Faktor 30 verstärkt. Gegenüber dem Presslufthammer war Sophies Weinen also geradezu ein startender Düsenjet, der jedes andere Geräusch in den Hintergrund rückt. Obwohl die Hörnerven also eigentlich durch den Hammer blockiert sind, erreichen die Laute des Kindes sie zuverlässig und problemlos.

Die Nähe zwischen Mutter und Kind, der ständige Austausch zwischen beiden, die gegenseitige Beziehung ist nie größer als in den ersten Monaten und Jahren des kindlichen Lebens. Aus diesem Grund gilt es, diese Zeit als große Chance zu verstehen, dem Kind die Kraft und Energie mit auf den Weg zu geben, die es benötigt, um später unabhängig und stark durchs Leben zu gehen und diese Stärke auch an eigene Kinder weitergeben zu können.

Die Salutogenese beginnt zwar bereits davor, doch spätestens ab der Geburt ist der Zeitpunkt gekommen, an dem alle Eltern aktiv auf die Gesundheit ihres Kindes einwirken können. Dazu ist es wichtig, sich immer wieder in Erinnerung zu rufen:

⋮ *Gesundheit ist machbar und kein Zufall.*

Mit unserem Lebensstil und dem eigenen Verhalten, insbesondere in der Zeit der Schwangerschaft und den ersten Lebensjahren, beeinflussen wir nachhaltig unsere zukünftige Gesundheit und Widerstandskraft.

Wir können im Sinne einer Salutogenese durch unseren Lebensstil und unsere Einstellung zum Leben die Genetik positiv beeinflussen, und damit auch die nachhaltige Entwicklung von Gesundheit und Krankheit. Durch einen gesunden Lebensstil mit Achtsamkeit und Respekt gegenüber Geist und Körper lässt sich das Krankheitsrisiko nicht nur bei uns selbst, sondern auch bei unseren Kindern entscheidend senken.

Dabei geht es nicht darum, plötzlich auf alles zu verzichten und sich in totaler Askese zu üben. Viele Menschen verbinden mit einer gesunden Lebensweise Verzicht – auf den geliebten Rotwein oder die nächste Party. Dabei können unter Umständen gerade der Rotwein oder die Party zur Gesundheit beitragen.

Für eine salutogenetische Lebensweise sollten wir zunächst einmal einfach zu einem Lebensstil finden, bei dem wir im Einklang mit der Biologie sowie unseren inneren und äußeren Bedürfnissen sensibler dafür werden, was für uns wichtig und gut ist. Das kann natürlich auch mal ein Glas Rotwein oder eine Party mit Freunden sein. Dass übermäßiger Alkoholkonsum, zumal aus den falschen Anlässen, und ständiges Feiern der Gesundheit auf Dauer nicht zuträglich sind, versteht sich dabei von selbst. Wie überall im Leben, bestimmt maßvolles Verhalten wesentlich darüber mit, ob unser Lebenswandel zur Gesundheit beiträgt oder uns krank macht. Selbst beim viel gescholtenen Stress ist es sinnvoll zu unterscheiden: zwischen toxischem Stress, der uns auf Dauer krank macht, und dem Stress, der uns antreibt und voranbringt. Gesundheit ist eben kein Produkt, sondern das Ineinandergreifen verschiedener Aspekte auf dem Boden von Bindung und Kohärenz.

Wir erinnern uns an die Kohärenzfaktoren des Salutogenesekonzeptes von Aaron Antonovsky. Ein als sinnvoll empfundenes Leben gehört zu den wichtigsten Faktoren. Wer nur noch durch den Alltag hetzt, fremdgesteuert und ruhelos, wird die Frage nach dem Sinn seines Lebens irgendwann nicht mehr beantworten können. Es lohnt sich, sich regelmäßig selbst zu befragen, wie passiv wir uns empfinden.

Haben wir die Zügel in der Hand? Bestimmen wir weitestgehend selbst, was wir wann tun und lassen? Nehmen wir andere Meinungen zwar wohlwollend zur Kenntnis, prüfen, ob sie uns bereichern, entscheiden aber letztlich unabhängig und selbstbestimmt? Die wenigsten Menschen werden all diese Fragen uneingeschränkt mit ja beantworten können, und je länger wir bei ihrer Beantwortung zögern, desto stärker befinden wir uns bereits in einem Zustand der Passivität, der das Leben eben nicht mehr als handhabbar und damit auch nicht als sinnvoll erscheinen lässt.

Passivität und Krankheit hängen dabei begrifflich stark zusammen. Krankheit wird als Zustand der Passivität erlebt, der nur von außen beendet werden kann. Wir müssen jedoch davon wegkommen, das Kranke nicht immer nur (weg-)behandeln zu wollen. Ziel muss sein, den Wunsch des Menschen zu stützen, Gesundheit und Genesung durch eigenes Tun aktiv gestalten zu wollen.

Das alles ist für Erwachsene wichtig und auch in fortgeschrittenem Alter noch erreichbar. Vor allem aber ist es entscheidend für Kinder, die später als Erwachsene ein viel aktiveres und damit gesün-

KOHÄRENZ, GESUNDHEIT

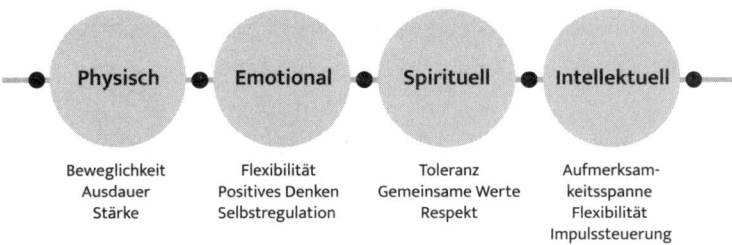

Physisch	Emotional	Spirituell	Intellektuell
Beweglichkeit	Flexibilität	Toleranz	Aufmerksam-keitsspanne
Ausdauer	Positives Denken	Gemeinsame Werte	Flexibilität
Stärke	Selbstregulation	Respekt	Impulssteuerung

Wesentliche Aspekte der Selbstwirksamkeit, die durch Vorbilder und frühes Lernen vermittelt werden und die Gesundheit und die Belastbarkeit stärken.

deres Leben führen können, wenn sie in jungen Jahren nicht bereits in die Passivität hinein erzogen worden sind.

Selbstfürsorge und Sorge für das Kind hängen also eng miteinander zusammen. Wenn ich selbst in einem weitgehend sinnbefreiten Leben nicht aktiv klarkomme und jedes Hindernis als unüberwindbar empfinde, werde ich dazu neigen, diese Einstellung an meine Kinder weiterzugeben. Kinder jedoch wachsen gerade an dem Erlebnis, sich mit Hindernissen selbst auseinanderzusetzen und sie schließlich zu überwinden. Jeder einzelne kleine Sieg trägt zur Gesundheit nicht nur des Kindes, sondern auch des späteren Erwachsenen bei.

Die Diamanten der Gesundheit

Im Verhältnis zum Kind gibt es scheinbar einfache und ganz einsichtige Verhaltensweisen, von denen allerdings alle Eltern wissen, dass sie in der Praxis manchmal sehr schwer durchzuhalten sind. Zum Beispiel Geduld und Ruhe gegenüber dem Kind.

Gerade beim ersten oder auch generell bei schwierigen, unruhigen Kindern entsteht diese Situation sehr schnell. Eltern geraten hier häufig in die Bindungs- und Symbiosefalle, indem sie sich immer verantwortlich fühlen, bisweilen sogar schuldig. Sobald die Kinder sich nicht so entwickeln und verhalten wie erhofft oder wie es von außen suggeriert wird, entstehen Zweifel und Unsicherheit.

Hier können wir Kinderärzte Sie beruhigen: Sie können nichts falsch machen, außer Sie sind zu ungeduldig. Und zwar nicht mit dem Kind, sondern mit sich selbst. Denn bedenken Sie immer: Wenn es der Mutter gut geht, geht es dem Kind gut! Das gilt natürlich auch für Väter, aber die Bindung in den ganz frühen Monaten geht schon sehr stark über die Mutter.

Tatsächlich scheinen die gesellschaftlichen Entwicklungen uns die Geduld abgewöhnt zu haben. Alles soll planbar und berechenbar sein, auch problematisches Verhalten von Kindern sollte vorhersehbar und damit vermeidbar sein. Der Effizienzgedanke duldet keinerlei Abweichen von der Norm.

Das können Sie alles getrost vergessen.

Einerseits ist es gesellschaftlicher Konsens, dass Vielfalt unser Leben prägt, andererseits wird ein erstaunliches Maß an Anpassung erwartet, wenn es um Kinder und ihre Entwicklung geht.

Würden wir allerdings den Begriff der Vielfalt gerade in der Kindererziehung mit Leben füllen, so wären wir auf dem Weg zur Salutogenese ein gutes Stück weiter, denn die Grundgedanken passen sehr gut zueinander. Die Vielfalt von Entwicklung bei kleinen Kindern als Chance und Normalität zu begreifen, würde zu einer wesentlich entspannteren Haltung der Eltern führen, die dem salutogenetischen Begriff von Gesundheit viel näher kommt.

Mit Blick auf Neugeborene bedeutet diese positive Grundhaltung etwa, sich von Beginn an bewusst zu machen, dass Babys nun mal einfach grundverschieden sind, selbst wenn sie von den gleichen Eltern stammen. Häufig sind Eltern beim zweiten Kind irritiert, dass es sich so anders als das ältere Geschwisterkind entwickelt, und diese Verschiedenheit macht viele nervös: Wir sind doch die gleichen, wir machen nichts anders, unsere Erziehungsgrundsätze haben sich nicht verändert, warum ist dieses Kind ganz anders? Nun, ganz einfach: Weil es ein anderes Kind ist!

Grundsätzlich, und das ist vielleicht die gleichzeitig entspannendste und überraschendste Botschaft, die man Eltern übermitteln kann, gilt für das Aufziehen von Kindern: weniger ist mehr.

Natürlich ist damit nicht gemeint, sich nicht um das Kind zu kümmern. Das Wichtigste in den ersten Wochen und Monaten ist Zeit, Geduld und Zuversicht.

Wir sehen immer wieder, wie Eltern jede Regung ihres Kindes, jeden Blick, jede Lautäußerung zu »deuten« versuchen: Verhält es sich »normal«? Kann es, was es in diesem Alter können sollte? Kann es etwa weniger und ist entwicklungsverzögert? Oder kann es gar mehr und könnte hochintelligent sein? Im Klartext heißt das: wir sehen eine zunehmende Zahl an Eltern, die ihr Kind vom ersten Moment an fast rund um die Uhr ängstlich und besorgt beobachten und dabei aus dem Blick verlieren, dass Sorge und Angst wenig Platz für Liebe, Zuwendung und Freude lassen. Letzteres jedoch ist das, was das Kind zum gesunden Aufwachsen braucht.

Die Sorge bezieht sich jedoch nicht nur darauf, das Kind könnte sich nicht »richtig« entwickeln, sondern auch auf das eigene Handeln. Die Angst, etwas falsch zu machen, oder auch einfach nur nicht perfekt, wird zu einem immer größeren Stressfaktor und belastet die glückliche Beziehung vor allem zwischen Mutter und Kind. Das Gefühl, immer noch mehr machen zu können und zu müssen, Chancen fürs Kind verpasst zu haben, verhindert nicht selten eine echte, sichere und gelassene Bindung. Durch zu hoch gesetzte Erwartungen werden Eltern erschöpft und unzufrieden. Diese Belastungen stören dabei nicht nur die Harmonie zwischen Mutter und Kind oder Vater und Kind, sondern auch die Harmonie der Eltern untereinander, letztlich den Zusammenhalt der ganzen Familie.

SALUTOGENESE
Grundlagen für ein gesundes selbstbestimmtes Leben

ERZIEHUNG
Die Fähigkeit zu Verantwortung, Anstrengungsbereitschaft

Kohärenz Die Erfahrung von Verstehbarkeit, Beeinflussbarkeit, Handhabbarkeit, Sinngebung

Resilienz Die Fähigkeit zu Offenheit, Mitgefühl, Geduld, Gewissenhaftigkeit, Optimismus, Neugier, Motivation

Bindung Die Erfahrung von Nähe, Sicherheit, Geborgenheit, bedingungsloser Liebe als **Fundament der Salutogenese**

UNSERE EMPFEHLUNGEN:

- Vermeiden Sie die Angst, etwas falsch zu machen und vergessen Sie übertriebenen Perfektionismus. Trauen Sie Ihren Gefühlen und holen Sie sich gegebenenfalls Unterstützung durch Familienangehörige oder Freunde.
- Beachten Sie: Jedes Kind ist verschieden und entwickelt sich nach seinen ganz eigenen Möglichkeiten.
- Lassen Sie sich und dem Kind die Zeit, die es braucht, um sich und seine Stärken zu entwickeln.
- Machen Sie Ihre Liebe nicht von Erwartungen und Bedingungen an das Kind abhängig.
- Seien Sie realistisch und selbstkritisch mit Ihren Erwartungen, hängen Sie die Messlatte nicht zu hoch.
- Vermeiden Sie Schuldzuweisungen und Schuldgefühle genauso wie negative Gesten, Reaktionsmuster, Kommentare und Gedanken. Vermeiden Sie einen demütigenden Erziehungsstil.
- Geben Sie immer Nähe, Körperkontakt und ein Gefühl von bedingungsloser Liebe.
- Freuen Sie sich an dem, was Ihr Kind macht und zeigen Sie ihm dies ganz offen und mit Begeisterung.
- Behalten Sie immer im Hinterkopf: Es ist das Verhalten, die Pflege und Liebe unserer Eltern, die weit bis ins Erwachsenenalter wirkt und auch den späteren Erziehungsstil der Kinder mitbestimmt.
- Reflektieren Sie kritisch die eigenen Erfahrungen Ihrer Kindheit und vermeiden Sie die Übernahme falscher Prinzipien und falscher Wahrheiten.
- Bedenken Sie: Die Weitergabe von Bindung erfolgt über mehrere Generationen.
- Haben Sie keine Angst, Grenzen zu setzen. Solange Sie em-

pathisch, konsistent und liebevoll bleiben, nimmt das Kind keinen Schaden, ganz im Gegenteil: Es braucht genau diese Art der Grenzziehung.

Gefühle und Impulse

Wie in den vorhergehenden Kapiteln beschrieben, spielen Emotionen und Gefühle eine bedeutende Rolle für die Entstehung und den Erhalt von Gesundheit.

Von den zahlreichen Aspekten und Faktoren haben sich in der Forschung über die Zeit zwei wesentliche individuelle Eigenschaften als besonders wirksam erwiesen, wenn es darum geht, Selbstwirksamkeit, Stressresistenz und damit Gesundheit zu bewirken.

In mehreren Langzeitstudien, die die Entwicklung von Menschen von der Geburt bis zum 25. Lebensjahr oder 40. Lebensjahr beobachteten, ist nachgewiesen worden, welche individuellen Faktoren einen guten Verlauf der sozialen, emotionalen und gesundheitlichen Entwicklung des Kindes ziemlich sicher vorhersagen können.

Es ist nicht primär der IQ, nicht die soziale Herkunft oder die finanziellen Ressourcen der Eltern. Eine der wichtigsten Fähigkeiten, um im Leben erfolgreich, gesund und glücklich zu werden, ist die Fähigkeit, seine Impulse und Gefühle regulieren zu können.

Eine der wichtigsten Eigenschaften, um im Leben gesund, glücklich und erfolgreich zu werden, ist die Fähigkeit zur Impulssteuerung und emotionalen Selbstregulation.

Natürlich ist die Fähigkeit zur Impulssteuerung und Emotionsregulation für jedes Kind verschieden.

Insbesondere sind Jungen häufig prädisponiert, auf Misserfolge stärker und negativer zu reagieren und dabei auch zum Teil ungünstige, ja sogar selbstschädigende Bewältigungsstrategien zu entwickeln.

Bereits im Alter von vier Jahren ist es möglich zu erkennen, ob und in welchem Umfang ein Kind Probleme bei der Impulssteuerung und mit der emotionalen Selbstregulation hat. Wenn solche Schwierigkeiten offenkundig vorliegen, sollte das Thema nicht tabuisiert, sondern frühzeitig mit dem Kinderarzt thematisiert werden.

Die Eltern dieser Kinder müssen beraten und unterstützt werden und diesen Kindern die Fähigkeit vermittelt werden, sich selbst besser wahrzunehmen und ihr Verhalten richtig einzuschätzen.

Aufmerksamkeit, Impulssteuerung, Geduld und die Fähigkeit, abwarten zu können, sind Basisfunktionen, die für das Lernen von grundlegender Bedeutung sind.

Kinder, die damit Schwierigkeiten haben, sind häufig beim Erlernen der Kulturtechniken Lesen, Schreiben und Rechnen beeinträchtigt, gleichzeitig kann sich ihr emotionales und soziales Selbstbild nicht richtig entwickeln. So entstehen häufig ein minderes Selbstwertgefühl sowie die erwähnte erlernte Hilflosigkeit. Diese Kinder erleben das Leben sehr früh als kaum beeinflussbar und nicht verstehbar, geraten immer wieder in Konflikte und die Abhängigkeiten von anderen Menschen.

Bei diesem Thema ist es unumgänglich, dass wir uns zunächst kritisch mit uns selbst auseinandersetzen, das eigene Tun und Fühlen hinterfragen und gegebenenfalls bereit sind, Veränderungen vorzunehmen.

Das ist nicht immer einfach, aber ein wichtiger Lernprozess, um verständnisvoll und angemessen auf die Schwierigkeiten dieser Kinder reagieren zu können.

Zunächst einmal ist wichtig: Die oben genannten Fähigkeiten sind auch eine Frage des Charakters oder Temperamentes. Dennoch kann jeder Mensch sein Verhalten verändern.

Die Überzeugung von der Beeinflussbarkeit ist also nicht angeboren, sondern ein erlernbares Denkschema, das wiederum durch Vorleben und Erleben auch an die nächste Generation weitergegeben wird.

Häufig geht es gar nicht um das Problem selbst, sondern um unsere Einstellung dazu. Diese Einstellung ist dafür verantwortlich, ob wir einem Problem mit hoher Selbstwirksamkeit oder mit der bereits beschriebenen erlernten Hilflosigkeit gegenübertreten.

> *»Am wichtigsten ist es, dass Sie den Mut haben Ihrem Herzen und Ihrer Intuition zu folgen.«* (Steve Jobs)

Wesentlich für den Erwerb der Fähigkeit zur Selbststeuerung seiner Impulse sind neben dem Vorbild der Bezugspersonen die sogenannten Vorläuferfertigkeiten.

Die Erfahrungen von Geduld, Ruhe, Beobachten und Abwarten werden ganz wesentlich schon im häuslichen Milieu erworben.

Hierbei laufen elementare neurobiologische Lernprozesse ab, die Hirnaktivität wird stimuliert, neuronale Verbindungen neu geschaffen oder verschaltet. Kurz gesagt: Das Gehirn entwickelt sich weiter und schafft damit die Voraussetzungen für die Fähigkeit, sich selbst zu regulieren und zu steuern.

Es ist für die Eltern-Kind-Beziehung sehr wichtig, Schwierigkeiten in der Selbstregulation bei seinen Kindern, aber auch bei sich selbst rechtzeitig zu erkennen.

Diese können die Entwicklung des Kindes und das Glück der Familie stark nachteilig beeinflussen.

Die dabei häufig entstehenden negativen Emotionen, Verhaltens- und Denkschemata beeinträchtigen früh die Eltern-Kind-Beziehung und wirken wie ein Bumerang.

Vermitteln Sie Ihren Kindern Sinnhaftigkeit, Bedeutsamkeit und Verstehbarkeit. Aus dieser Perspektive haben eben auch Fehler und scheinbar schlechte Dinge ihren eigenen Wert als Grundlage für Lernprozesse. Zu diesen Lernprozessen gehört auch, dass Kinder merken, dass wir Dinge grundsätzlich mit positiven Emotionen und Geduld positiv beeinflussen können. Niemand muss Opfer sein. Hier einige Hinweise, wie Sie die Fertigkeiten zur Selbstregulation Ihres Kindes fördern können:

· ·

UNSERE EMPFEHLUNGEN:

- Backen Sie gemeinsam einen Kuchen und lassen Sie das Kind im Rahmen seiner Möglichkeiten auch wirklich dabei mithelfen. Es kann Ihnen, je nach Alter, Dinge anreichen, den Teig rühren oder den Kuchen dekorieren. Jeder eigene Handgriff stärkt das Selbstvertrauen Ihres Kindes.

- Schauen Sie gemeinsam Bilderbücher an, vor allem auch solche, in denen es um emotionale Reaktionen geht: Die Kinder streiten, warum ist das so? Max kann nicht abwarten und macht Paula damit traurig. Warum ist sie traurig? Wie kann man damit umgehen, wenn man traurig ist? Besprechen Sie die Fragen altersgerecht und finden Sie konkrete Lösungen. Halten Sie dabei den Blickkontakt mit Ihrem Kind.

- Spielen Sie ab einem Alter von etwa drei Jahren das Bindfadenspiel, um Selbstwahrnehmung und Konzentration zu fördern: Auf dem Boden liegt ein Wollfaden von etwa drei Metern Länge. Das Kind soll nun einmal täglich vorwärts und rückwärts darüber balancieren. Füße dicht an dicht, ohne Reden oder Fluchen. Mit voller Konzentration auf eine Aufgabe stellt sich Selbstkontrolle ein und die Aufgabe kann gelöst werden. Natürlich darf das Kind danach belohnt werden. Wiederholung macht den Meister, weil das Gehirn lernt, Motorik und Wirkung fein aufeinander abzustimmen.

- Geben Sie den Kindern immer wieder Aufgaben und nehmen deren erfolgreiche Umsetzung bewusst wahr, verbunden mit ausdrücklichem Lob. Das stärkt das Gefühl der Selbstwirksamkeit beim Kind. Es lernt: Ich kann etwas, ich schaffe etwas, ich kann und schaffe es oft auch ohne Hilfe. Kinder, die lernen, Aufgaben zu übernehmen und Verantwortung zu tragen, zeigen statistisch eine deutlich bessere schulische und soziale Entwicklung.

- *Vermeiden Sie negative Emotionen* Fangen Sie am besten bei sich selbst an. Negative Emotionen und negative Zuschreibungen sind kontraproduktiv in der Erziehung. Suchen Sie sich stattdessen einen positiven Attributionsstil. Ein negativer Attributionsstil wäre etwa: Wenn etwas schiefgegangen ist, fluchen und schimpfen Sie und suchen einen Schuldigen. Mit einem positiven Attributionsstil sähe die Reaktion anders aus: Man attestiert, dass Fehler vorkommen können, man daraus nur lernen könne (Sinnhaftigkeit im Sinne der Salutogenese), versucht zu verstehen, wie es dazu kommen konnte (Verstehbarkeit) und beschließt, es beim nächsten Mal anders / besser zu machen (Handhabbarkeit).
- *Vermitteln Sie Verstehbarkeit* Fragen Sie sich gemeinsam bei Misserfolgen: Wieso kam es nicht zum Erfolg? Wie könnte eine Lösung aussehen? Kinder können diese Strategien dann auch bei sich selbst anwenden. Wenn der Zusammenbau des komplizierten Legoteils im ersten Anlauf nicht klappt: Gehen Sie die Aufbauanleitung noch einmal gemeinsam durch, suchen Sie den Fehler und bauen es erneut zusammen.

· ·

Die Kraft der Berührung

Erinnern Sie sich an das Gefühl, als Sie das letzte Mal jemand fest umarmt hat? Umarmungen lösen ein Gefühl von Geborgenheit aus, von Sicherheit und Zuwendung. Das ist für Erwachsene wichtig, aber gerade im Umgang mit Kindern lebensnotwendig.

Bei der Berührung spielt die Haut eine wichtige Rolle, sie ist das größte Organ des Menschen, durchschnittlich ist jeder Mensch von anderthalb bis zwei Quadratmetern Haut eingehüllt, ihr Gewicht beträgt bis zu 15 Kilo.

Die Haut ist zudem auch das entwicklungsgeschichtlich älteste Organ des Menschen. Seit Anbeginn ist sie mit unserem Immunsystem und unserem Gefühlsleben verknüpft, was dazu führt, dass von Berührungen eine unglaubliche Wirkung ausgeht.

Über die Haut und ihre Berührung beginnt die Kommunikation des Menschen mit der Außenwelt. Im Fruchtwasser spürt das Kind bereits die Wärme der Mutter und gleichzeitig auch die Druckwellen und das rhythmische Schlagen ihres Herzens. In der Neugeborenen- und Säuglingsphase ist sie das bedeutendste Sinnesorgan, auch weil einzelne Sinnesmodalitäten wie Hören und Sehen sich erst noch entwickeln müssen. Die Haut ist in dieser Phase jedoch bereits mit vielen Nervenenden versehen und dient als wichtigste Kommunikationsform für die Verständigung zwischen Eltern und Kind.

Berührung ist also gerade zu Beginn des Lebens genauso wichtig wie die Luft zum Atmen, werdende Eltern sollten ihrem Kind nach der Geburt dieses Gefühl in reichem Maße zuteilwerden lassen. Natürlich löst das Spüren des eigenen Kindes zugleich bei den Eltern, und hier besonders bei der Mutter, Glücksgefühle aus.

Berührungen sind unerlässlich für die Fähigkeit, positive Emotionen wie Freude und Stolz aufzubauen. Sie nehmen uns innere Spannungen und hemmen die Stressachse, sie stimulieren das Zwischenhirn und die Freisetzung von Botenstoffen wie dem als »Kuschelhormon« bezeichneten Glückshormon Oxytocin oder auch Serotonin. Diese wirken stimmungsaufhellend und bremsen aktiv toxischen Stress aus. Berührungen machen also im ganz körperlichen Sinne glücklich, und das gilt umso mehr für Säuglinge und Kleinkinder. Diese können ohne Berührungen im wahrsten Sinne des Wortes nicht überleben, wie ein berühmt gewordenes Experiment unter Kaiser Friedrich Wilhelm II. gezeigt hat. Dieser befahl den Ammen, die ihnen anvertrauten Kinder zwar zu füttern und zu säubern. Sie sollten jedoch nicht mit ihnen sprechen, um zu sehen, wie sich dieses Verhalten auf ihren Spracherwerb auswirkt. Umarmungen, körperliche Nähe und Zuneigung waren ebenfalls streng verboten. Zu Erkenntnissen über die Sprache der Kinder konnte es allerdings gar nicht erst kommen, da keines dieser Kinder das dritte Lebensjahr überlebte, was auf die fehlende Berührung zurückzuführen ist. Oder, wie der Kaiser selbst es mit leichtem Erstaunen ausgedrückt haben soll:»Sie vermochten nicht zu leben ohne das Händepatschen und das fröhliche Gesichterschneiden und die Koseworte ihrer Ammen.«

Das Kind braucht die sensorische Stimulation, es muss die Welt, das Leben spüren, um zu»wissen«, dass es lebt. Es gibt ähnliche Experimente im Tierbereich, die eindeutig zeigen, dass Nachwuchs, der unter einem starken Mangel an Berührung und Nähe leidet, nicht nur psychisch zurückbleibt, sondern auch körperlich schlechter gedeiht. Ihr Gehirnwachstum ist deutlich verzögert. Ein schreckliches Beispiel dafür waren die Kinderheime im Rumänien des Ceaucescu-Regimes. Dort wurden die überwiegend behinderten Kinder ohne Zuwendung verwahrt und wie Tiere eingepfercht, viele verstarben als kleine Kinder, andere leiden bis heute unter physischen und psychischen Spätfolgen.

Die positive Wirkung von Berührungen ist mittlerweile gut belegt. So gibt es eine aktuelle Studie, die sich speziell mit Frühgeborenen beschäftigt. Untersucht wurde, an welchen Stellen des Körpers sich bezüglich Herzfrequenz, Blutdruck und Verbesserung der Sauerstoffversorgung die größten Effekte beim Streicheln zeigen: Berührungen im Brustbereich verbessern die Herzfrequenz und den Sauerstoffbedarf am stärksten, nämlich um 56 Prozent, Füße deutlich weniger und am Rücken wirkt Berührung nur noch sehr gering.

Wie wichtig die Berührung gerade für Frühgeborene ist, zeigt sich auch an Vergleichen mit reifgeborenen Kindern, bei denen die Effektstärke auch messbar ist, aber im Vergleich nur noch 28 Prozent beträgt.

Wie groß die Effekte sind, die möglichst frühe Berührung auslöst, zeigt eine Studie, die sich mit dem sogenannten »Kangarooing« beschäftigt hat. Dieser etwas kurios anmutende Begriff, der in der amerikanischen Medizin als »kangaroo mother care« (kmc) fest etabliert ist, beschreibt einfach, dass Neugeborene so schnell wie möglich auf die Brust der Mutter gelegt werden, am besten direkt nach der Geburt. Über einen Zeitraum von 20 Jahren hat man beobachtet, wie sich Kinder, die auf der Intensivstation regelmäßig durch Hautkontakt und Berührung stimuliert wurden, entwickelten im Vergleich zu anderen, die nur eine Routinebehandlung erfuhren.

Es zeigt sich, dass schon in der frühen Phase der Bedarf an Medikamenten und Sauerstoff geringer war, die Überlebensrate dieser Frühgeborenen war um 30 Prozent erhöht. Im Vorschulalter zeigten sich diese Kinder gegenüber der Vergleichsgruppe in ihrer Entwicklung neurologisch wesentlich stabiler, es gab weniger Folgeerkrankungen wie Bronchitis oder Lungenentzündungen und gleichzeitig auch weniger Störungen der Impulssteuerung und der Aufmerksamkeit. Sprach- und Geistesentwicklung waren deutlich besser. Letztlich ließ sich sogar nachweisen, dass diese Kinder in ihrer frühen Berufsphase ein höheres Einkommen erzielten.

Im Umgang sind Nähe, Berührung, Bewegung und liebevolles, vertrauensvolles Lächeln die wichtigsten Wurzeln für eine gesunde

Entwicklung. Über dieses Wissen verfügen die meisten werdenden Eltern dank der Evolution instinktiv.

In der Kinderarztpraxis prüfen wir beispielsweise bei der Vorsorgeuntersuchung im Alter von drei Monaten, der sogenannten U4, das »soziale Lächeln«. Ein sattes und ausgeschlafenes Kind wird immer gleich reagieren, wenn Sie ihm Ihr lächelndes Gesicht zuwenden und dazu vielleicht noch etwas mit der Zunge schnalzen: Das Kind wird Sie imitieren und ebenfalls lächeln. Das hat wiederum zur Folge, dass Sie sich diesem Strahlen gar nicht entziehen können und gleich noch viel mehr lächeln. Meistens steigert sich das gegenseitig zu großer Freude, die überaus gesund für alle ist: »Lachen ist die beste Medizin«.

In einer Bindungsstudie über soziales Lernen wurde Säuglingen während der achten bis zur zehnten Woche täglich für 15 Minuten ein lächelndes Gesicht gezeigt. Einer Vergleichsgruppe von gleichalten Säuglingen wurde für dieselbe Dauer ein trauriges, unglückliches Gesicht gezeigt. Schon nach fünf Tagen zeigte sich, dass diese Kinder deutlich weniger lächelten und sich sogar auch weniger bewegten. Dieses Beispiel zeigt, wie stark in dieser sensiblen Phase Seele, Motorik und Selbstbestimmung miteinander verknüpft sind. Die Qualität einer frühen stabilen Beziehungserfahrung ist also entscheidend für lebenslange psychische Gesundheit.

Studien an Primaten zeigen zudem, dass nicht nur die direkten Nachkommen unglücklicher Eltern ängstlich, reizbar und ungesellig sind, sondern diese Erfahrung über epigenetische Veränderungen im Hypothalamus auch an die nachfolgenden Kinder, also die Enkelgeneration, weitergegeben wird. Obwohl diese zum Teil behütet aufwachsen, sind sie durch die weitergegebenen Informationen geprägt und kümmern sich selbst wiederum später sehr viel schlechter um ihren Nachwuchs als Tiere mit zufriedenen Eltern.

Bodybuilding für das Immunsystem:
Das Abwehrsystem stärken

Nachdem wir zuvor das komplexe Zusammenwirken von Genen, Umweltfaktoren, Psyche und des sozialen Umfeldes und deren Bedeutung für die Entstehung von Gesundheit verdeutlicht haben, geht es jetzt um einen weiteren wichtigen und interessanten Aspekt, nämlich die Wirkung dieser Faktoren auf das Immunsystem.

Wenn man so will, ist das Immunsystem und die Regulation von Entzündungsprozessen einer der zentralen Faktoren bei der Entstehung von Gesundheit und Krankheit und von Alterungsprozessen.

Entzündungszellen, Fresszellen, Killerzellen sowie Hunderte weitere ganz unterschiedliche Immunzellen und die von diesen freigesetzten Botenstoffe patrouillieren in unserem Körper und kämpfen gegen innere und äußere Feinde.

Bei einem dreieinhalbjährigen Mädchen hatte sich innerhalb weniger Tage links am Hals ein fast tennisballgroßer Tumor gebildet. Der Tumor war weich. Im Ultraschall und in der weiteren Diagnostik konnte die Diagnose eines gutartigen Tumors aus Lymphzellen (vermutlich ein Lymphangiom) gestellt werden. Es wurde entschieden, zunächst abzuwarten. Und jetzt kommt es. Fünf Tage nach der letzten Untersuchung war der Tumor komplett verschwunden. Nichts, aber auch gar nichts war mehr zu sehen. Die Kraft, mit der das Immunsystem arbeitet, war uns hier eindrucksvoll vor Augen geführt worden.

Die große Frage ist nun, lassen sich das Immunsystem und die Abwehrkräfte stärken? Und wie und was können wir dafür tun?

Es geht uns hier bewusst nicht um Vitamine oder andere beworbene Zusatzstoffe. Vielmehr möchten wir betonen, dass auch hier ganz wesentlich Erfahrungen und Einflüsse bereits in der Schwangerschaft und in den ersten Lebensjahren regulierend und mit einer hohen Persistenz bis in das Erwachsenenalter auf die Entzündungsprozesse und die Entstehung von körperlichen und psychischen Erkrankungen einwirken. Scheinbar unspezifische Faktoren wie Stress, falsches Essen, sprich unsere Lebensweise, haben hier einen viel größeren Einfluss, als wir bisher vermutet haben. Auch hier gilt ganz wesentlich, dass die Erfahrungen der Schwangerschaft und der frühen Kinderjahre bis in das Erwachsenenalter wirken.

Die erste Regel, um das Immunsystem zu stärken, heißt: Vermeiden wir, es zu schwächen! Das mag im ersten Moment seltsam klingen, aber wir muten unserem Körper häufig viel zu viel zu, sodass er nicht in der Lage ist, das Immunsystem zumindest auf einem »normalen« funktionsfähigen Stand zu halten. Erst davon ausgehend könnte man es überhaupt weiter stärken. Also lohnt es sich, sich zunächst einmal auf die Faktoren zu konzentrieren, die für eine Schwächung der Abwehrkräfte und der Immunkompetenz sorgen. Zu diesen Faktoren gehören: Stress, Schlafdefizit, Bewegungsmangel, ungesunde Ernährung sowie diverse negative psychische Faktoren.

Ausreichender Schlaf ist von kaum zu unterschätzender Bedeutung. Während wir schlafen, schüttet unser Körper in den verschiedenen Schlafphasen Botenstoffe aus, die das Immungedächtnis stärken. In dieser Zeit »rennen« die Immunzellen durch die Organe und Gewebe des Körpers und lernen, gezielt geeignete Abwehrzellen zu bilden und zu trainieren. Im Schlaf hat unser Gehirn Zeit zu wachsen. Erfahrungen, Zusammenhänge und das Gedächtnis werden konsolidiert und geordnet, um für die Zukunft zur Verfügung zu stehen, es wird ein solides neuronales Netzwerk geschaffen, das uns hilft, im Alltag zu bestehen.

Schlafmangel behindert diesen Prozess und schädigt damit entscheidend unsere Abwehrkräfte. Generell lässt sich sagen: Wer an sechs Tagen hintereinander weniger als sechs Stunden schläft, fühlt sich zwar durch die Stresshormone anfänglich sogar besser, ist aber auf längere Sicht nicht nur gereizter und gestresster, sondern auch deutlich infektanfälliger. Übrigens bedeutet das nicht, dass übermäßig langes Schlafen das Immunsystem stärker macht. Auch hier gilt, wie eigentlich immer: Gift ist eine Frage der Dosis, es kommt immer auf das richtige Maß an.

Wenn wir krank sind, brauchen wir natürlich mehr Schlaf als üblich. Gönnen wir uns diese wohlverdiente Ruhe, sinkt beispielsweise die Körpertemperatur, und wir fühlen uns insgesamt besser.

Körperliche Betätigung, mehr noch: körperliche Anstrengung ist das Schmiermittel für unsere Abwehrzellen. Wer sich regelmäßig sportlich betätigt und ausreichend bewegt, sorgt dafür, dass Leukozyten, Endorphine und Antioxidantien aktiviert werden. Generell stimulieren Sport und Bewegung Antioxidantien und die Bildung von Endorphinen. Der Körper kann regelrecht süchtig nach deren Ausschüttung werden, wie beispielsweise oft beschrieben beim legendären »runners high«. Bewegung und Sport dienen damit nicht nur zur Vorbeugung, sondern auch zur Behandlung von Krankheiten, nicht umsonst wird immer wieder darauf hingewiesen, wie hilfreich körperliche Bewegung beispielsweise bei der Behandlung von Depressionen ist. Auch hier gilt natürlich: Maß halten, auch Sport bewirkt bei Überdosierung negative Effekte.

Einer der größten Stressfaktoren im Alltag ist die ständige Ablenkung, die zu einem sehr großen Teil der Digitalisierung geschuldet ist. Im Durchschnitt nehmen Smartphone-Nutzer ihr Telefon 65mal am Tag in die Hand und verbringen 3,5 Stunden mit Apps und anderen Inhalten. Zu dem ständigen Strom an Informationen kommt das veränderte Leseverhalten: Studien haben nachgewiesen, dass es einem großen Teil der Menschen immer schwerer fällt, einen längeren Text am Stück zu lesen oder sich, ganz allgemein, über einen längeren Zeitraum auf ein und dieselbe Sache zu konzentrieren. Stattdessen lassen wir uns ablenken, sind ständig »im Außen« und kommen irgendwann gar nicht mehr zur Ruhe, gar nicht mehr zu »uns«. Diesem Zustand kann mit Momenten der Kontemplation, der Ruhe, des in sich Versinkens abgeholfen werden.

Kontemplation und Stressreduktion ist auch ein wichtiger Bestandteil des Fastens. Eine körperliche Ruhephase, die auch der Seele guttut. Teilfasten, auch bekannt unter dem Schlagwort Intervallfasten, ist der Verzicht auf feste Speisen über einen Zeitraum von 14 bis 16 Stunden.

Wir regenerieren damit unseren Energiehaushalt, weil sich der Glykogenspeicher entleert. Dabei werden Fettsäuren aus der Betaoxidation produziert. Sie sind die Basis von Glücksbotenstoffen, den Endorphinen, sowie den sogenannten Antioxidantien. Diese sind mit dafür verantwortlich, die Zellen vorübergehend von oxidativem Stress zu entlasten, bei dem die normalen Reparatur- und Entgiftungsmechanismen der Zellen eingeschränkt sind. Oxidativer Stress wird beispielsweise auch für schnellere Alterungsprozesse verantwortlich gemacht. Fasten hingegen verjüngt durch die Produktion von Stammzellen, es senkt den Blutdruck und die Produktion von Stresshormonen.

Die Erfahrung des Fastens ist dabei deutlich mehr als ein reiner Stoffwechselprozess. Er beinhaltet zum einen die Erfahrung von Hunger, erzeugt also Widerstände, gegen die bewusst angearbeitet werden muss. Damit wird auch gezielt die Fähigkeit berührt, bewusst seine eigenen Bedürfnisse steuern und regulieren zu können. Das ist für Erwachsene wichtig, aber gerade auch für Kinder.

Natürlich gibt es fast unendlich viele Möglichkeiten, das Immunsystem nicht zusätzlich zu schwächen, wir wollen uns an dieser Stelle auf einige ausgewählte konkrete Handlungsanweisungen konzentrieren.

....

UNSERE EMPFEHLUNGEN:

- Geregelter und ausreichender Schlaf, mindestens sieben Stunden, besser noch acht. Versuchen Sie, möglichst immer um dieselbe Zeit aufzustehen und ins Bett zu gehen. Nehmen

Sie keine digitalen Geräte mit ins Bett, lesen Sie lieber ein paar Seiten vor dem Einschlafen.

- Bewegung: Nehmen Sie Ihre Kinder schon früh mit zum Sport. Lassen Sie sie beispielsweise auf dem Laufrad neben sich herfahren, während Sie joggen. Diese Teilhabe wirkt konditionierend für das Leben der Kinder, sie schaffen etwas aus eigener körperlicher Anstrengung und das stärkt in ihnen das Gefühl von Kraft und Gemeinsamkeit mit den Eltern.

- Nehmen Sie sich Zeit zur Kontemplation, also Versenkung in und vollständige Konzentration auf eine Sache und auf sich selbst. Fühlen und Fragen Sie sich, was Ihnen gut tut, seien Sie gut zu sich selbst, überlegen Sie, wie Sie sich oder der Familie etwas Gutes tun können und besprechen dies in der Familie.

- Schalten sie das Handy ab 18 Uhr ab und gucken nicht mehr nach Nachrichten, diese können auch später, morgen, angeguckt werden und laufen nicht weg.

- Lesen Sie ein Buch, malen Sie ein Bild, machen Sie einen Waldspaziergang oder gehen Sie durch den Park. Das sogenannte Shinrin Yoku, zu Deutsch Waldbaden, senkt den Blutdruck, baut Cholesterin ab und reduziert das Stresshormon Cortisol. Schon nach 30 Minuten Waldspaziergang werden Sie merken, wie Sie beginnen, in sich zu ruhen und der Stress von Ihnen abfällt. Die positive Wirkung von Terpenen, Aromastoffen und ätherischen Ölen, die unsere Haut bei Waldspaziergängen aufnimmt, ist hinlänglich erforscht.

- Machen Sie gemeinsam mit der Familie Teilfasten am Wochenende, ab einem Alter von vierzehn Jahren kann das Fasten auch von Kindern bereits bedenkenlos praktiziert werden. Wollen die Kleineren mitmachen, können Sie zwischendurch Gemüsebrühe mit etwas Reis anbieten. Empfehlenswert ist eine Phase von 14 bis 16 Stunden, in der Sie keine Nahrung außer etwas Gemüsebrühe oder Tee zu sich nehmen. Spielen Sie Spiele, lesen Sie gemeinsam, gehen Sie spazieren und früh schlafen. Sie werden die positiven Effekte sehr schnell merken. Übrigens kann im Anschluss ruhig richtig viel und gut gegessen werden, das macht die guten Ergebnisse nicht etwa zunichte.

••

Allergien und Unverträglichkeiten

Neben der Nicht-Schwächung des Immunsystems sollten wir ihm aber auch Gelegenheit geben zu lernen, es also stärken. Unser Immunsystem ist nämlich ein echtes Arbeitstier. Es will einfach rund um die Uhr beschäftigt sein, jeder Allergologe kann das bestätigen. Also sollten wir ihm die Beschäftigung geben, die für uns sinnvoll und nützlich ist. Je mehr wir unser Immunsystem vermeintlich entlasten, desto mehr wird es sich anderweitig Aufgaben suchen. Das bedeutet explizit: Übertriebene Hygiene und zu starker Schutz vor Allergenen sind sehr wahrscheinlich ein Hauptgrund für die Zunahme bei Neurodermitis und chronischem Asthma bei Kindern. Die meisten Studien, die sich mit dieser Frage befassen, weisen deutlich in diese Richtung.

Umgekehrt heißt das natürlich auch, dass Kinder, die frühzeitig, sprich noch in den ersten vier bis fünf Lebensmonaten, und regelmäßig mit unterschiedlichen potenziellen Allergenen in Kontakt kommen, häufiger eine Immuntoleranz statt einer Allergie oder einer Unverträglichkeit entwickeln. In diesen frühen Monaten läuft die Immunabwehr noch durch die Leihantikörper der Mutter und es kommt zur Bildung von Erinnerungszellen, das Immunsystem lernt und entwickelt Immuntoleranz. Das führt dann später zur Vermeidung von Allergien und Unverträglichkeiten.

UNSERE EMPFEHLUNGEN:

Wir empfehlen, mit dem Kind zweimal für ein ganzes Wochenende auf einen richtigen Bauernhof zu gehen, und zwar das erste Mal im Alter von acht Wochen und das zweite Mal mit vier Monaten. Während des Aufenthaltes sollte möglichst enger Kontakt zu Heu, Katzen, Hunden und gerne auch dem Misthaufen gesucht werden. Dieser Kontakt wird naturgemäß hauptsächlich über die Haut erfolgen, ein kleiner oraler Anteil ist aber auch kein Drama, im Gegenteil. Also rennen Sie nicht sofort, wenn Ihr Kind den Finger in den Mund steckt und daran leckt, sondern lassen Sie es gewähren.

Übrigens kann – und sollte – man das Gleiche mit Nussmischungen, Hühnereiweiß, Fisch und Milch durchführen. Diese Produkte mit der Haut in Berührung kommen lassen, am besten »auftragen«, über Nacht wirken lassen und das Kind gerne am Finger lutschen lassen. Das ist ein regelrechter Turbo für die Immuntoleranz.

Eine Ausnahme gibt es dabei allerdings: Ist ein Familienmitglied an einer lebensbedrohlichen Erdnussallergie erkrankt, sollte von einer Immunprovokation mit Erdnüssen abgesehen werden, da es hierzu keine ausreichenden Erfahrungswerte und belastbare Daten gibt.

Hygiene

Hände und Husten sind bei Tröpfcheninfektion bis heute die Hauptüberträger von Keimen. Trotzdem ist eine Desinfektion der Hände höchstens im Krankenhaus oder der Arztpraxis sinnvoll, überall sonst kann sie sogar schädliche Auswirkungen haben. Es reicht also aus, sich die Hände gründlich mit Seife zu waschen, allein dadurch erreicht man schon eine Reduktion der Keimzahl um etwa 90 Prozent. Die verbliebenen Keime sind in der Regel nicht nur ungefährlich, sondern sogar nützlich und wichtig für die Stärkung des Immunsystems.

Einzige Ausnahme: Für den Fall einer akuten Erkrankung bei Kindern oder Eltern, insbesondere bei Durchfall, Erbrechen oder starkem Husten, ist die Desinfektion der Hände sinnvoll. Die höchste Anzahl der Erreger befindet sich im Stuhl, im Urin und im Speichel. Bei Kontakt mit diesen Sekreten sollten Sie das Desinfektionsmittel mindestens 30 Sekunden lang einwirken lassen und dann mit Seife gründlich nachwaschen. Den Griff des Wasserhahns und den der Toilettenspülung zu besprühen und die Hände mit Haushaltspapier abzutrocknen, hilft ebenfalls dabei, die Krankheitsdauer zu verkürzen und andere vor Ansteckung zu schützen.

Impfen

Grundsätzlich bedeutet Impfen den Kontakt des Immunsystems mit abgeschwächten Erregern oder Erregerbestandteilen, das System lernt dadurch, worauf es zu reagieren hat und wird auf diese Weise vor vielen Erkrankungen geschützt. Impfen ist eine der größten Errungenschaften der Medizin! Und die wichtigste Form, das Immunsystem lernen zu lassen.

Grundsätzlich gilt: Je früher geimpft wird, desto verträglicher ist die Impfung für das Kind. Aus diesem Grund werden auch Frühgeborene mit einem Geburtsgewicht von unter 1000 Gramm bereits in der neunten Woche geimpft. Je älter das Kind, desto stärker reagiert das Immunsystem auf den Impfstoff. Daher ist es nicht sinnvoll, wie wir es heute leider immer häufiger erleben, wenn Eltern »lieber noch warten« wollen.

Rotznase, Erkältung und andere Infekte

Spätestens bei der Vorsorgeuntersuchung U5, normalerweise aber schon im Alter von fünf bis sechs Monaten ist es an der Zeit, mit den Eltern über das Thema Infekte und Immunsystem zu sprechen. Zu diesem Zeitpunkt lässt der Schutz des Immunsystems des Kindes durch die Leihantikörper der Mutter nach. Das Immunsystem des Nachwuchses muss nun lernen, sich durch Kontakt mit ständig wechselnden Erregern Kompetenz und einen eigenen Schutzschild aufzubauen. Kinder benötigen in dieser Zeit normalerweise kein Antibiotikum, da es so gut wie nie zu einer bakteriellen Infektion kommt.

Am Verlauf des Fiebers lässt sich das leicht erkennen: Ein Fieber, das von sich aus über den Tag hinweg steigt und fällt und zwischen 37,5 und 39 °C schwankt, ist in den allermeisten Fällen eine Folge einer normalen viralen Erkältung. Sind Bakterien in der Lunge oder an einer anderen Stelle im Körper, würde das Fieber in über 90 Prozent solcher Infekte kontinuierlich auf mehr als 39 °C steigen und auch zwischendurch nicht sinken.

Jedes Kind hat sein eigenes Immunsystem. Für Eltern ist es wichtig zu wissen, dass Kinder möglicherweise zu den Infektzeiten von September bis Ende März durchaus nur an drei Wochen keinen Husten und an höchstens sieben bis acht Wochen kein Fieber oder erhöhte Körpertemperatur haben können. Mit diesem Wissen können Eltern unnötige Sorgen und Befürchtungen vermeiden.

Es ist deshalb gut, diese Zeit vorab im Blick zu haben und beispielsweise den Arbeitgeber darauf hinzuweisen, dass es zu kurzfristigen Ausfallzeiten kommen könnte. Das gilt vor allem, wenn ein Kind frisch in die KiTa gekommen ist, denn auf die plötzliche hohe Konzentration von Viren werden die meisten Kinder mit Temperatur, Rotznase und Husten reagieren. Nicht umsonst gilt für den berühmten ersten KiTa-Winter der Spruch: Eine Familie besteht aus Eltern, Kind und Viren. Ganz besonders gilt das, wenn es noch ältere Geschwister gibt. In der Praxis sagen wir den Eltern schon mal: »Ihr Kind ist nicht erkrankt, sondern erkältet«, denn eine wirklich gefährliche Krankheit ist so ein viraler Infekt natürlich nicht.

Das Immunsystem ist so individuell und verschieden wie die Menschen selbst. Es gibt Menschen, die einen Infekt nach dem nächsten bekommen, während andere selbst zu starken Infektzeiten mit zwei oder drei Infekten pro Jahr über die Runden kommen.

Wichtig ist trotz Bequemlichkeit oder beruflichem Druck: Ein wirklich krankes Kleinkind gehört nicht in den Kindergarten, sondern nach Hause, um sich auszukurieren und die Fürsorge von Mutter, Vater und/oder Oma/Opa zu genießen.

Zum Glück gibt es einige simple, aber wirkungsvolle Empfehlungen, wie Sie die Erkältungszeit besser überstehen und sowohl für Ihre Kinder als auch für Sie selbst einen Teil der scheinbar unvermeidlichen Infekte vermeiden können.

••

UNSERE EMPFEHLUNGEN
- Mehrmals täglich die Hände gründlich mit Seife waschen. Auf Desinfektionsmittel können Sie hingegen getrost verzichten.
- Lüften Sie gut die Räume, die auch nicht zu warm sein sollten. Und zwar nach dem Prinzip Stoßlüften vor Dauerlüften: Mehrfach täglich richtig durchzulüften ist besser für den

Luftaustausch, als ein Fenster dauerhaft »auf Kipp« zu haben. Nachts sollte die Raumtemperatur nicht über 18 °C liegen, besser sogar darunter.

- Bewegen Sie sich ausgiebig draußen, auch bei schlechtem Wetter. Eine bessere Stimulation für die inneren Abwehrkräfte und das Immunsystem kann es kaum geben.
- Schlafen Sie ausreichend, nehmen Sie regelmäßige, gesunde Mahlzeiten ohne Zeitdruck und anderen Stress zu sich, regeln Sie den Tagesablauf mit festen Ritualen wie Vorlesen oder abendlichem Baden.
- Obst und Salat sowie andere vitaminreiche Kost sollten Grundlage jeder Ernährung sein sowie ausreichend Zink, etwa in selbst gemachter Hühnerbrühe. Zink ist ein sogenannter Kofaktor sowie ein Katalysator für viele wichtige Enzyme der Immunabwehr. Eine durchschnittliche tägliche Aufnahme von etwa 12 bis 15 mg Zink ist sinnvoll.
- Kinder, die unter sehr vielen und starken Virusinfekten leiden, können zweimal wöchentlich Silbernitrat-Nasentropfen bekommen. Fast alle Erreger in dieser Zeit kommen über den Nasen-Rachenraum in den Körper. Gegen die Erreger hilft ein Radikalfänger, Silber ist ein solcher, da er ihre Vermehrung erschwert.
- Bei chronisch kranken Kindern, beispielsweise Asthma-, Diabetes-, Rheuma- oder Epilepsie-Patienten, ist zusätzlich eine ausreichende Versorgung mit Vitamin D wichtig für das Immunsystem. Lassen Sie den Blutspiegel kontrollieren und führen gegebenenfalls zusätzlich Vitamin D zu.
- Kinder mit schwerwiegenden chronischen Erkrankungen sollten nach Rücksprache mit dem Kinderarzt rechtzeitig gegen Influenza geimpft werden.

Du bist, was du isst – Ernährung als Baustein für ein starkes Immunsystem

Der Mensch muss atmen, er muss schlafen und vor allem muss er eins, um zu überleben: essen und trinken. Gerade in Bezug auf Kinder ist Ernährung nach Schlaf vermutlich das am heißesten diskutierte Thema, bei dem häufig sehr unterschiedliche Standpunkte, ja nahezu Ideologien, aufeinandertreffen. Aus medizinischer Sicht machen die neuesten Forschungsergebnisse zum Thema Ernährung, Darm, Darmflora und deren Bedeutung für lebenslange Gesundheit diese Diskussionen nicht gerade einfacher.

Auf jeden Fall werden durch die Ernährung bereits sehr früh entscheidende Weichen für die Gesundheit und das weitere Leben des Menschen gestellt. Man spricht dann auch von frühkindlicher metabolischer Prägung. Heute bestehen keine Zweifel mehr daran, dass die Zusammensetzung der Darmflora für die Entstehung, den Verlauf und die Schwere vieler Erkrankungen eine wichtige Rolle spielt. Dabei geht es nicht mehr ausschließlich um die klassischen Zivilisationskrankheiten wie Bluthochdruck, Diabetes oder Schlaganfall, sondern eben auch um weitere neurologische und psychiatrische Krankheiten, die durch das Mikrobiom, die Zusammensetzung der Darmflora, begünstigt werden.

So fand beispielsweise eine Schweizer Forschergruppe heraus, dass die Autoimmunerkrankung Multiple Sklerose nicht, wie lange Zeit angenommen, im Gehirn beginnt, sondern ihren Ausgangspunkt im Darm hat. Und zwar bei einem speziellen Enzym, das von Darmbakterien gebildet wird und möglicherweise Immunzellen aktiviert, die über eine Entzündungskaskade dauerhaft die physiologische Entstehung von Nervenscheiden behindern. Dieser Umstand ist für die Herausbildung einer MS von entscheidender Bedeutung.

Unser Stoffwechsel wird gewissermaßen programmiert, an den Schalthebeln der Macht sitzen Darmbakterien, die aufgrund der

Informationen durch epigenetische und biologische Faktoren den Fahrplan bestimmen. Diese Programmierung beginnt bereits während der Schwangerschaft und wird bis in die frühe Kindheit fortgeführt. Diese metabolische Prägung erfolgt nach heutigem Wissensstand im Wesentlichen in den ersten 1000 Tagen des menschlichen Lebens, also in der Zeit von der Zeugung bis zum Ende des zweiten Lebensjahres.

Überfluss macht krank

In den letzten Jahrzehnten hat sich bezüglich unserer Ernährung eine dramatische Entwicklung vollzogen, die unsere Wohlstandsgesellschaft auch weiterhin vor enorme Probleme stellen wird.

Evolutionär gesehen war es zu keinem Zeitpunkt möglich, ständig und beliebig über Nahrung zu verfügen. Phasen des Hungers und des Verzichts gehörten zur natürlichen Entwicklung dazu. Auf diese Besonderheiten hat sich der menschliche Stoffwechsel über Jahrtausende eingestellt.

Seit einigen Jahrzehnten jedoch hat der Mensch in den westlichen Überflussgesellschaften diese Entwicklung auf den Kopf gestellt. Die lange Friedensperiode und die mehr als ausreichende Grundversorgung haben dazu geführt, dass wir im Prinzip essen und trinken können, wann immer wir wollen. Es gibt weder Hungerperioden, noch muss die Versorgung mit Lebensmitteln an die Jahreszeiten angepasst werden. Durch die globalisierte Ökonomie ist alles jederzeit verfügbar, letztlich ist es höchstens noch eine Frage des Preises. Diese unbegrenzte Nahrungszufuhr ist zunächst eine große Errungenschaft, denn natürlich stellt das Fehlen von Hungersnöten und großer Lebensmittelknappheit einen gesellschaftlichen Fortschritt dar.

Für unseren Stoffwechsel hingegen ist die Dauerverfügbarkeit von allem eine extrem große Herausforderung. Inzwischen leben tatsächlich zwei Drittel der Weltbevölkerung in Ländern, in denen

Übergewicht und Fettleibigkeit mehr Todesfälle verursachen als Unterernährung. Und zwar durch Übergewicht, Diabetes, Bluthochdruck, Arteriosklerose, Herzinfarkt und Schlaganfall.

Für all die oben genannten Erkrankungen gibt es sichere Nachweise, dass die Zusammensetzung unserer Darmflora für die Entstehung, den Verlauf und die Schwere von entscheidender Bedeutung ist. Das betrifft dabei längst nicht nur Erwachsene. So hat sich die Zahl der von Diabetes mellitus betroffenen Kinder in den letzten Jahren mehr als verfünffacht. Auch hier ist erwiesen, dass die Zusammensetzung der Darmflora bestimmte Lymphozyten aktiviert, die zur Entstehung eines Diabetes beitragen können.

Das Mikrobiom spielt indes nicht nur zu Beginn unseres Lebens eine wichtige Rolle. Forscher des Pariser Krebszentrums konnten beispielsweise zeigen, dass die Besiedlung des Darms mit bestimmten Bakterien bei der Bekämpfung von Krebs eine gewisse Bedeutung erlangen kann. Die Wirkung von Krebsmedikamenten fällt stärker oder schwächer aus, je nachdem, wie die Besiedelung des Darms mit Bakterien aussieht. Aufgrund dieser Erkenntnis ist man mittlerweile sogar so weit, Versuche mit der Transplantation von Stuhl zu machen. Das mag im ersten Moment überaus merkwürdig, vielleicht auch etwas eklig klingen, verspricht aber recht konkrete Erfolge. Bei dieser Methode wird Kot von gesunden Menschen in den Darm von Patienten mit bestimmten Erkrankungen eingebracht, dadurch bestimmte Abwehrzellen stimuliert und die Heilungschancen zum Teil erheblich verbessert.

Da die Zusammenhänge zwischen dem Zustand unserer Darmflora und der Entstehung diverser Krankheiten offensichtlich sind, müssen wir im Hinblick auf die Ernährung unserer Kinder (aber natürlich auch unserer eigenen) einiges beachten.

Eine angepasste, abwechslungsreiche, physiologische Ernährung während der Schwangerschaft und der Neugeborenenperiode beeinflusst unsere Gesundheit sowie die Gesundheit der Kinder langfristig positiv. Wichtig ist aber nicht nur, *was* wir essen, sondern auch, *wie* wir essen. »Du bist, was du isst« greift also im Grunde zu kurz, wir müssen genauso sagen: »Dich macht aus, *wann* du isst«.

Es gibt hierzu ein ganz einfaches Experiment mit Ratten. Zwei gentechnisch absolut identische Gruppen von Ratten bekommen die gleiche Nahrung in der gleichen Zusammensetzung. Der einzige Unterschied: Während die eine Gruppe die Nahrung rund um die Uhr zur Verfügung hat, bekommt die andere Gruppe nur zu zweimal am Tag zu bestimmten Zeiten etwas zu fressen. Das Ergebnis ist schon nach etwa vier Wochen frappierend: Die Gruppe, die essen kann, wann sie will, zeigt eine erhebliche Gewichtszunahme, während die anderen Ratten eine normale und physiologische Gewichtsentwicklung aufweisen. Es kommt also sicher nicht nur darauf an, was wir essen, sondern auch wie wir essen. Die exakt gleiche Menge an Kalorien, die exakt gleiche Zusammensetzung der Nahrung führt also nicht automatisch dazu, dass sich alle, die diese Nahrung zu sich nehmen, auch exakt gleich entwickeln.

Mit diesem Experiment erklärt sich auch die Wirkung des Fastens und Teilfastens, es findet einfach eine Neuregulierung des Stoffwechsels statt, die sich bemerkenswert auf den Körper auswirkt. Es kommt in den Hungerperioden zu einer sinnvollen Stoffwechselanpassung, die sich bemerkenswert gut auf den Körper auswirkt.

••

UNSERE EMPFEHLUNGEN:
Aus den erläuterten Zusammenhängen lassen sich einige Schlüsse für die Ernährung von Kindern ziehen.
- Während der Schwangerschaft muss eine ausreichende Einnahme von Folsäure gewährleistet sein.
- Achten Sie während der Schwangerschaft auf eine gesunde, vitaminreiche Ernährung mit wenigen tierischen Lebensmitteln, ideal ist eine vegetarische Ernährung. Bei den pflanz-

lichen Nahrungsmitteln sollte auf Fermentierung geachtet werden, beispielsweise empfehlen sich Joghurt, Kefir oder auch Sauerkraut. Achten Sie darauf, möglichst wenig Zucker zu sich zu nehmen.

- Die Medikamenteneinnahme sollten Sie so weit wie irgend möglich verringern. Meiden Sie vor allem die Einnahme von Antibiotika. Falls Sie doch Medikamente nehmen müssen, besprechen Sie die Dosierung unbedingt genau mit dem Arzt.
- Rauchen schädigt das ungeborene Kind und verändert auch die Zusammensetzung der Darmflora negativ.
- Stress lässt sich nie komplett vermeiden, Sie sollten Ihr Stresslevel jedoch möglichst reduzieren, da toxischer Stress sich ebenfalls negativ auf das Mikrobiom auswirkt.
- Bewegen Sie sich, gerade in der Schwangerschaft! Jeder Aufenthalt in der freien Natur, jede Form von angemessenem Sport begünstigt ein kompetentes Immunsystem, auch im Darm.
- Versuchen Sie nach Möglichkeit zu stillen. Muttermilch ist immer noch die gesündeste Nahrungsquelle für ein Neugeborenes. Stillen ist die genetische Programmierung von Gesundheit.
- Die Welt geht jedoch auch nicht unter, wenn Ihnen das Stillen nicht möglich sein sollte, aus welchem Grund auch immer. Gute moderne Säuglingsmilch enthält auch Ballaststoffe, Präbiotika und Probiotika, die eine gesunde Zusammensetzung der Darmflora befördern.

••

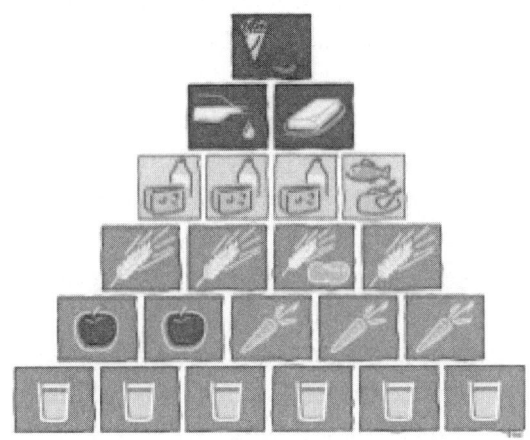

Gesunde Ernährung ist eigentlich einfach
In der nachfolgenden Grafik ist leicht zu erkennen, wie eine ausgewogene Ernährung für Kinder zusammengestellt werden sollte. Die Bausteine stehen jeweils für eine Portion, die einer altersgemäßen Hand des jeweiligen Kindes entspricht. Dabei bedeutet eine kleine Hand dann eine kleine Portion und eine große Hand eine große Portion.

Getränke Damit die Kinder fit bleiben, ist eine gute Flüssigkeitszufuhr notwendig. Besonders bei heißen Temperaturen und viel Bewegung steigt der Flüssigkeitsbedarf. Auch wenn Saft gesund erscheint, ist es kein guter Durstlöscher wegen des hohen Zuckergehaltes. Die Flüssigkeitszufuhr ist das A und O unserer täglichen Ernährung. Nur wer ausreichend mit Getränken versorgt ist, bleibt gesund und leistungsfähig. Optimale Durstlöscher sind Wasser, am besten aus der Leitung, und ungesüßter Tee.

Obst und Gemüse Obst und Gemüse sind wichtig für die ausreichende Versorgung mit Vitaminen und Mineralstoffen. Nach der Maßeinheit von zu einer Schale geformten Händen sollten Kinder drei Portionen Obst und Gemüse essen.

Brot, Getreide und andere Getreideprodukte Für Kinder sind Kohlenhydrate eine wichtige Energiequelle, und es sollten wenn möglich Vollkornprodukte verwendet werden. Sie enthalten neben vielen Mineralstoffen auch Vitamine und Ballaststoffe, die sich in der Schale von Vollkorngetreide befinden.

Milch und Nahrungsmittel aus Milch Über Milch und Milchprodukte nehmen Kinder die wesentliche Menge Calcium zu sich, das wichtig für einen gesunden Aufbau des Knochens und der Zähne ist.

Tierische Produkte wie Fleisch, Fisch und Eier Die Aufnahme von tierischem Eiweiß und Eisen erfolgt bei Mischkost im Wesentlichen über Fleisch und Eier. Wegen des hohen Anteils an Fett und Cholesterin sollte jedoch Fleisch nur in sehr begrenzter Menge und nicht täglich angeboten werden. Meeresfische sind reich an Jod und sollten einmal pro Woche auf den Tisch kommen. Eier sind zwar beliebt, aber eine Menge von zwei bis drei Eiern pro Woche ist ausreichend. Eine vegetarische Ernährung ohne Fleisch und Fisch ist jedoch ebenso problemlos möglich. Und vermutlich gesünder!

Fette und Öle Viele Fette und Öle sorgen für die ausreichende Aufnahme von wichtigen Fettsäuren und fettlöslichen Vitaminen. Trotzdem sollten wenn möglich hochwertige Öle verwendet werden und diese auch eher sparsam, da sie einen hohen Energiegehalt aufweisen.

Süßigkeiten Natürlich sind Süßigkeiten erlaubt. Die Menge sollte am Tag jedoch nicht die Menge, die in eine Kinderhand passt, überschreiten.

Die Stärken des Fiebers

Legen Sie Ihrem Kind auch regelmäßig die Hand auf die Stirn? Die meisten Eltern wenden mit schöner Regelmäßigkeit diese Geste an, um herauszufinden, ob Ihr Kind »heiß« ist. Fiebernde Kinder sind anstrengend, keine Frage. Säuglinge schreien mehr oder sind im Gegenteil ungewohnt apathisch, Kleinkinder und auch jüngere Schulkinder sind quengelig, unzufrieden und dauererschöpft. Fieber macht also niemandem Spaß, ist aber im Regelfall kein Grund für größere Besorgnis. Im Gegenteil: Die erhöhte Körpertemperatur stärkt den Organismus der Kinder im Abwehrkampf gegen Bakterien und Viren.

Fieber ist der häufigste Grund, warum Eltern ihr Kind beim Kinderarzt oder – zu ungünstigen Zeiten – gar beim Notdienst vorstellen. Dabei wird das Fieber häufig erst festgestellt, wenn andere Krankheitszeichen wie Husten, Schnupfen, Hals- und Ohrenschmerzen bereits seit einiger Zeit Sorgen bereiten. Diese Infekte der oberen Atemwege zeigen in der Regel Begleiterscheinungen wie Nörgeligkeit, vermehrtes Schreien, Appetitlosigkeit, glasige Augen, schmerzende Glieder und Kopfweh. Wenn das Fieber steigt, kommt es zu Blässe, kalten Füßen und Händen, Frösteln, Schüttelfrost und Zähneklappern. Fällt dagegen das Fieber wieder, zeigen sich Hautrötungen, warme, feuchte Hände und Füße sowie ausgeprägtes Schwitzen.

All das ist vollkommen normal. Ab welcher Körpertemperatur darf man überhaupt von Fieber sprechen? Nach der klinischen Definition müssen rektal gemessene 38,5 °C vorliegen. Alles darunter ist nur »erhöhte Temperatur«, die sich aber natürlich schnell zum Fieber weiterentwickeln kann. Messen sollte man bei Kindern immer rektal, das liefert die zuverlässigsten Ergebnisse.

»Mein Kind ist krank.« – »Was hat es denn?« – »Fieber« enthält übrigens einen entscheidenden Fehler. Fieber ist keine Krankheit, sondern ein klinisches Infektionszeichen, mithin ein Symptom dafür, dass der Organismus sich mit einer in der Regel viralen oder bakteriellen Infektion auseinandersetzt. Deshalb ist bei Auftreten von Fieber bei Kindern niemals Panik angesagt. Fieber ist ein über Millionen von Jahren bei Säugetieren entwickelter, sehr energieaufwändiger Abwehrmechanismus. Das alleine zeigt schon, dass er einen enormen Vorteil für den Wirt haben muss, denn sonst hätte die Natur diesen Aufwand niemals betrieben. Fieber ist also ein Zeichen einer gesunden Körperreaktion bei Infektionen, ein fehlender Anstieg der Körpertemperatur kann somit auch ein Zeichen für eine unzureichende Abwehrbereitschaft des Organismus' sein.

Was passiert bei Fieber? Wir können es uns so vorstellen: Die Immunzellen sind auf ständiger Patrouillenfahrt durch den Körper, immer auf der Suche nach Krankheitserregern, die eine Gefahr darstellen könnten. Finden sie derartige Erreger, wird die körpereigene Abwehr aktiviert, indem zunächst in der Muskulatur Eiweiße abgebaut werden, aus denen die Leber Munition für die Immunabwehr herstellt. Im Gehirn wird auf »Runterfahren« geschaltet, denn die Immunabwehr braucht vor allem eines: Ruhe. Wer unter Fieber weiterpowert, arbeitet gegen das etablierte System und schadet sich selbst. Übrigens ist das vor allem bei Erwachsenen der Hauptgrund, warum so viele Menschen am Wochenende krank werden. Wenn der Körper merkt, dass er mehr Ruhe haben wird, gibt er den Startschuss, die Abwehrreaktion Fieber anzuschmeißen. Der gefürchtete Schüttelfrost ist dabei eine wirksame Methode, Wärme zu produzieren und das Fieber ansteigen zu lassen. Damit ist dann die Voraussetzung geschaffen, die Krankheitserreger mit körpereigenen Mitteln wirksam bekämpfen zu können.

Der Körper bildet beispielsweise Eiweiße, die Eisen binden und es damit dem Blut entziehen. Das ist gerade bei bakteriellen Infektionen wichtig, da diese Krankheitserreger unbedingt Eisen brauchen, um wachsen zu können. Darüber hinaus führt die höhere Körpertemperatur dazu, dass die Bakterienzellen ihre Zellwände nicht mehr richtig abdichten können. Somit sind Einfallstore für die Killerzellen der Immunabwehr vorhanden.

Die Strategien für die große Abwehrschlacht gegen Krankheiten ist also in uns allen angelegt. Das Fieber wirkt dabei wie ein Schlachtenlenker im Hintergrund, den man nicht ohne Grund aus dem Verkehr ziehen sollte. So furchtbar es sich bisweilen anfühlen mag und so schwer es ist, das eigene Kind leiden zu sehen: Es hat alles seinen Sinn.

Eltern jedoch neigen häufig dazu, gerade beim ersten Kind, das Fieber so schnell wie möglich zu bekämpfen. Das ist häufig nicht sinnvoll. Wie bereits erwähnt, ist Fieber ein ganz normaler Vorgang im Rahmen einer Infektion. Medikamentöse Eingriffe unterbrechen letztlich dieses überaus nützliche Vorgehen der Immunabwehr. Darüber hinaus zeigt die klinische Erfahrung, dass Kinder im Umgang mit Fieber häufig unkompliziert sind, sie vertragen es weitaus besser als Erwachsene. Durch Studien ist eindeutig nachgewiesen, dass fiebersenkende Medikamente zwar kurzzeitig das Allgemeinbefinden verbessern, aber keinerlei Auswirkung auf den Verlauf der mit dem Fieber verbundenen Krankheit haben. Fiebersenkung bewirkt also keine kürzere Krankheitsdauer und keine Verminderung von Folgekrankheiten.

Als generelle Richtlinie lässt sich sagen: Unter 39,5 °C und bei erträglichem Schmerzniveau sollte komplett von der Medikamentengabe abgesehen werden. Über 39,5 °C und bei offensichtlichen Schmerzen können nach eigenem Ermessen und Rücksprache mit dem Arzt Fiebersenker verabreicht werden. Sie sollten dabei nicht vergessen, dass diese sich ausschließlich auf die akuten Symptome auswirken und diese lindern.

Grundsätzlich ist das elterliche Verlangen danach, die Körpertemperatur des Kindes medikamentös zu senken, natürlich verständlich. Fiebernde Kinder lösen Besorgnis aus, der Zeitraum der Temperatursenkung kann für alle Beteiligten eine kleine Erholungsphase von den Anstrengungen des »freien« Fieberns sein. Es ist jedoch zu großer Zurückhaltung zu raten. Darüber hinaus sollten die Wirkstoffe Paracetamol und Ibuprofen nicht kombiniert werden. Es gibt für diese Vorgehensweise keinerlei rationale Grundlage, die gesundheitlichen Folgen für das Kind sind nicht abzusehen.

Wer über die physiologische Bedeutung des Fiebers aufgeklärt ist, kann es mit gebührender Zurückhaltung begleiten, selbst wenn es manchmal schwerfallen mag.

Es ist immer wieder zu hören, dass hohes Fieber das Zentrale Nervensystem des Kindes schädigen kann. Dafür gibt es allerdings keinerlei wissenschaftlichen Nachweis, auch medizinisch ist kaum nachvollziehbar, warum das so sein sollte. Wichtiger ist der Allgemeinzustand des Kindes.

Die Höhe des Fiebers kann jedoch mit der Schwere einer Infektion assoziiert werden. Dringender diagnostischer Handlungsbedarf besteht, wenn Fieber bei Neugeborenen oder Säuglingen vor dem dritten Lebensmonat auftritt, Säuglinge bis zur 14. Lebenswoche sollten bei Temperatur über 38 Grad dem Kinderarzt vorgestellt werden. Sollte das Fieber zu einer kontinuierlichen Verschlechterung des Trinkverhaltens beim Kind führen oder das Fieber ohne erkennbaren Grund über einen Zeitraum von mehr als drei Tagen andauern, sollte ebenfalls der Kinderarzt konsultiert werden. Auch in diesen Fällen ist das Fieber selbst nicht schädlich, es muss aber von einer potenziell schwereren Infektion ausgegangen werden. Das gleiche gilt für hohes Fieber in Verbindung mit einem schlechten Allgemeinzustand über einen Zeitraum von mehr als drei Tagen. Die Drei-Tage-Regel gilt auch, wenn hohes Fieber trotz der Gabe von Antibiotika anhält, auch dann ist von einer unentdeckten schweren Infektion auszugehen.

Fieber kann also nie isoliert betrachtet werden, sondern muss immer im Zusammenhang mit dem Allgemeinzustand beurteilt werden. Prinzipiell ist es als natürliche Abwehrreaktion des kindlichen

Körpers positiv zu sehen und sollte kontrolliert seine Arbeit verrichten dürfen, die in der Regel von ganz alleine zum Erfolg führt. Ist die Infektion überwunden, bekommt der Hypothalamus ein Signal und dreht das Temperaturrädchen für den Körper wieder in die Normaleinstellung von etwa 37 °C. Hormone zur Fiebersenkung werden ausgeschüttet, der kleine Patient beginnt zu schwitzen. Die peripheren Blutgefäße werden ordentlich versorgt, mancher hat jetzt einen puterroten Kopf, das alles dient dazu, überschüssige Wärme abzuleiten und wieder in den Normalbetrieb überzugehen.

•••

UNSERE EMPFEHLUNGEN:

- Fieber ist Symptom, aber keine Erkrankung.
- Wichtiger als das Fieber ist der Allgemeinzustand.
- Solange das Kind allein trinkt, wach und teilnehmend ist, besteht keine Gefahr.
- Säuglinge unter vier Monaten sollten bei einer im Po gemessenen Temperatur über 38,0 Grad spätestens in den folgenden zwölf Stunden dem Kinderarzt vorgestellt werden.
- Anhaltendes Schreien bei warmer Kleidung kann die Temperatur – aber nur vorübergehend! – auf über 38,0 Grad bringen.
- Vor der Gabe von Medikamenten sollte die Temperatur physikalisch gesenkt werden. Bitte Hitzestau meiden!
- Am heißesten ist der Bauch: keinen Body anziehen, Bauch frei halten, zum Beispiel mit einem T–Shirt, und die Füße warm halten.
- Guter Schlaf ist wichtig für die Gesundheit und Infektbekämpfung. Tagsüber in den ersten drei Tagen Medikamente (wenn überhaupt) erst ab 39,5 Grad geben. Zum Schlafen kurz vor der Abendmahlzeit schon ab 38 Grad. Die Kinder essen besser und schlafen besser ein und durch.

- Trinken ist wichtig: Da die Kinder erschöpft sind, alle 15 Minuten zwei Teelöffel kühlen Tee anbieten.
- Energie: Da die Zuckerreserven der Leber begrenzt sind, spätestens nach 24 Stunden Traubenzucker (drei Teelöffel auf 200 ml) hinzufügen.

....

Einer für alle, alle für einen –
Warum Zugehörigkeit wichtig ist
und Vereinzelung krank macht

Der Mensch ist seit Jahrtausenden ein auf Gemeinschaft angelegtes Wesen. Mit Gruppenerfolgen werden schon im Kindesalter Geduld, Ausdauer und Raffinesse gemeinsam erlernt und das Selbstwertgefühl aller Beteiligten gestärkt.

Dass die Zugehörigkeit zur Gruppe Schutz und Sicherheit gibt und zum Überleben unverzichtbar ist, ist eine tief in uns verankerte Erfahrung. Gemeinschaft gab immer schon Halt und Orientierung, Sicherheit und Geborgenheit, nur über sie funktioniert auch der Austausch mit anderen und das soziale Lernen.

Moderne Gesellschaften hingegen zeigen seit vielen Jahrzehnten eine Verschiebung weg von Tradition und Disziplin hin zu immer mehr Autonomie des Individuums. Diese Autonomie und Individualität gehen indes einher mit einem erheblichen Zerfall sozialer Bindungen und der Notwendigkeit für den Einzelnen, sich immer stärker auf sich selbst zu konzentrieren und sich selbst zu schützen. Im Extremfall führt das zu emotionaler und sozialer Einsamkeit, die unfähig zur Empathie macht.

Neben der Vereinzelungstendenz gehört gleichzeitig zu den größten Ängsten des heutigen Menschen das Gefühl, aus der Gemeinschaft ausgeschlossen zu werden. Wenn sich das Individuum nicht mehr in eine homogene soziale Gruppe eingebettet fühlt, die es trägt und ihm Orientierung gibt, wird die subjektive Verunsicherung immer größer. Entsteht dieses Gefühl bereits in der Kindheit und Jugend, führt das häufig zu psychischen und körperlichen Erkrankungen, wie sich in den letzten Jahren verstärkt zeigt.

Alle Studien diesbezüglich zeigen, dass sozial eingebundene und aktive Menschen nicht nur länger leben als Einzelgänger, sondern in der Regel auch wesentlich gesünder sind. Deutlicher ausgedrückt: Einsamkeit ist gesundheitsschädlicher als 15 Zigaretten am Tag oder der komplette Verzicht auf Sport.

Die sogenannten Hundertjährigen-Studien zeigen die Zusammenhänge ganz klar. Alle Hundertjährigen in diesen Studien verfügten über ein großes familiäres Netzwerk und viele persönliche Kontakte, auch im hohen Alter noch. Sie übernahmen innerhalb dieses sozialen Netzwerkes Verantwortung, sind also äußerst selbstwirksam und erfuhren dadurch große Sinngebung. Wir können die salutogenetischen Kohärenzfaktoren hier in der Idealversion sehen, das Leben dieser Menschen war die überwiegende Zeit für sie verstehbar und damit auch handhabbar, sie waren in der Lage, Entscheidungen zu treffen und über ihren Lebensweg selbst zu bestimmen. Somit hatte ihr Leben immer einen Sinn. Damit hängt beispielsweise auch zusammen, dass Menschen, die ihr Leben lang von solchen Netzwerken gehalten werden und innerhalb dessen Verantwortung und Aufgaben übernehmen, weniger Risiken eingehen und besser auf sich selbst aufpassen.

Bei dem Thema Zugehörigkeit lohnt sich auch eine Betrachtung der Spiritualität. Viele Studien zeigen, dass Menschen, die sich als spirituell empfinden und in spirituellen Gemeinschaften Halt finden, eine geringere Gefahr aufweisen, krank zu werden. Sie fühlen sich häufig durch die Gemeinschaft entlastet, können Verantwortung auch einmal abgeben und spüren eine übergeordnete Sinngebung. Die Einheit von Geist, Seele und Körper, die spirituelle Erfahrungen erzeugen, ist ein wirksames Mittel gegen Beliebigkeit und Verlorensein. Gerade bei Kindern können spirituelle und religiöse Bindungen für Stabilität sorgen, das Leben verstehbar und handhabbar machen und Sinn erzeugen.

In diesem Zusammenhang sollte auch das Phänomen der Sozialen Netzwerke thematisiert werden. Follower oder Freunde auf solchen Plattformen wie Instagram, Facebook oder Twitter sind kein Ersatz für echte soziale Netzwerke im Leben. Die Arztpraxen sind voll von Jugendlichen, die zwar haufenweise Follower, aber so gut wie keine wirklichen Freunde haben. Ähnlich wie bei Kleinkindern, die vor Tablets gesetzt werden, ersetzt auch hier die Maschine nicht die menschliche Bindung. Tablets reagieren so wenig auf ein Lächeln oder ein Weinen, wie es die virtuellen Freunde in sozialen Netzwerken tun, da können noch so viele Emojis oder Sticker hin- und hergeschickt werden. Ein Gespräch, eine Umarmung, ein einfaches »dasein« ist in jedem Fall hilfreicher.

Bei Kindern zeigt sich, dass diejenigen, die angehalten werden, altersangemessen Verantwortung zu übernehmen und außerdem in sozialen Gruppen wie etwa einem Verein tätig sind, im Vergleich zu den Einzelgängern eine bessere emotionale und soziale Kompetenz aufweisen. Sie sind psychisch stabiler, belastbarer und zeigen auch eine bessere schulische, soziale und gesundheitliche Entwicklung.

Einsamkeit, Orientierungslosigkeit und die Fähigkeit, sich selbst richtig einzuschätzen, ist für viele junge Menschen heute ein Riesenproblem, und damit auch für ihre Entwicklung. Die Fähigkeit, sich selbst und seine Wirkung nach außen richtig einschätzen zu können, wird wesentlich durch das Lernen innerhalb einer sozialen Gruppe hergestellt. Diese Erfahrung ist ein wesentlicher Bestandteil für die Entwicklung von Gesundheit, Selbstwirksamkeit und das Erkennen eigener Ressourcen.

UNSERE EMPFEHLUNGEN:

- Seien Sie ein Vorbild für Ihre Kinder, engagieren Sie sich sozial und in Gruppen. Zeigen Sie Ihrem Kind beispielsweise, wie schön es ist, im Chor zu singen, eine Mannschaftssportart zu betreiben oder sich in einem Verein zu betätigen.

- Machen Sie Ihre Kinder darauf aufmerksam, dass es anderen Menschen schlechter geht als ihnen. Spenden Sie beispielsweise mit ihnen gemeinsam Bücher und Spielsachen für sozial benachteiligte Familien.

- Pflegen Sie Freundschaften, Familienbande, persönliche Netzwerke und beziehen Sie Ihre Kinder dabei mit ein.

RESILIENZ: WIDERSTANDSKRAFT UND SELBSTWERTGEFÜHL ENTWICKELN

....

Der Begriff der Resilienz (lat. resilire = zurückspringen) kommt eigentlich aus der Technik. Dort bezeichnet er die Elastizität, Spannkraft und Beweglichkeit sowie die Widerstands- und Anpassungsfähigkeit eines Materials. In der Psychologie, Medizin und Gesundheitsforschung beziehen sich diese Eigenschaften auf den Menschen. Fehler und Herausforderungen bringen Menschen weiter und machen sie stark. Es ist wichtig zu wissen, dass Kinder nur durch eigene Erfahrungen lernen, mit Belastungen und Herausforderungen verantwortungsvoll und selbstbestimmt umzugehen. Die Frage ist somit, wie können wir Kinder für das Leben stärken und ihre innere Widerstandskraft befördern?

Welche Faktoren stärken und befähigen uns, mit Belastungen und Schwierigkeiten, die später auf sie zukommen werden, zuversichtlich und konstruktiv umzugehen?

Neben individuellen Faktoren (Temperament) sind es nach der psychologischen Forschung die sogenannten »Big Five«, die als grundlegende Faktoren der Persönlichkeit einen Menschen mehr oder weniger befähigen, sich konstruktiv und selbstwirksam, gesund und glücklich zu entwickeln.

Big Five

Die fünf Hauptdimensionen der Persönlichkeit, die einen Menschen mehr oder weniger gut befähigen, sich konstruktiv und selbstwirksam, gesund und glücklich zu entwickeln sind:

- Aufgeschlossenheit, Offenheit für Erfahrungen
- Gewissenhaftigkeit (gründlich, zuverlässig),
- Geselligkeit, Extraversion
- Verträglichkeit (Rücksichtnahme, Empathie)
- Verletzlichkeit (Neurotizismus, emotionale Labilität)

Natürlich spielen auch andere Ressourcen und Faktoren zusätzlich eine Rolle.

Die Fähigkeiten zur Resilienz werden überwiegend in den ersten Lebensjahren erworben. Maßgeblich wirksam aber ist hier das Vorbild der Eltern und Bezugspersonen.

- Optimismus
- Einfühlungsvermögen
- wirksame Kommunikation (Sprache)
- konstruktive Konfliktlösung
- die eigenen Gefühle zu verstehen und zu regulieren
- die Wirkung des eigenen Verhaltens auf andere sichtbar machen
- Die Erfahrung von Erfolg und Selbstwirksamkeit
- Die Erfahrung von Verantwortung und Teilhabe

Kinder sind in ihren Fähigkeiten, mit neuen und schwierigen Situationen umzugehen, konstruktive Lösungen und Auswege zu suchen und zu finden, sehr verschieden.

Etwa 15 bis 20 Prozent der Kinder tun sich eher schwer damit. Wichtig ist zu wissen, dass wir gerade diesen Kindern die Chance geben müssen, zu lernen, mit Herausforderungen selbstbestimmt umzugehen. Geduld, Optimismus, Ermutigung und ein konstruktives Vorbild sind hier sehr wichtig. Diese Kinder brauchen besonders die Versicherung einer zuverlässigen Bindung, ohne dass wir ihnen alle Unannehmlichkeiten aus dem Weg räumen.

Zunächst mal müssen wir uns klarmachen, dass keine noch so gute frühkindliche Erfahrung uns für immer unverletzlich macht und vor allen Risiken einer zunehmend komplexen Welt schützt. Niemand wird mit der absoluten Fähigkeit, schwierigen Umständen immer mit Optimismus und Vertrauen zu begegnen, geboren. Die gute Nachricht hingegen: Diese Fähigkeit ist für jeden Menschen erlernbar, auch wenn es manch einem leichter fällt als anderen. Das Potenzial für ein glückliches, selbstverantwortliches und gesundes Leben liegt in jedem von uns. Jeder einzelne kann lernen, Herausforderungen grundsätzlich mit Zuversicht zu begegnen und damit auch den Kerngedanken der Salutogenese Rechnung zu tragen. Denn wer diese Zuversicht hegt, erlebt Probleme als verstehbar und somit auch handhabbar. Er erlebt damit letztlich sein Leben als sinnvoll.

Wir selbst können zudem die Resilienz anderer Menschen fördern, etwa indem wir ihnen mit Respekt und Empathie begegnen, Anerkennung für Leistungen aussprechen, schwierige Situationen mit Humor nehmen, Vertrauen und Verständnis zeigen. Vor allem gilt es, die Herausforderungen des Lebens nicht zu dramatisieren.

Die Medizin hingegen neigt dazu, alle Probleme gleich zur Krankheit zu machen. Stress und negative Lebensereignisse werden immer schneller pathologisiert und damit der Zuständigkeit der Medizin zugeordnet, nicht jede schwierige Erfahrung ist jedoch eine behandlungsbedürftige Krankheit. Und damit zugleich der Handhabbarkeit des Individuums entzogen. Medizin handelt somit in diesem Sinne häufig entgegen dem salutogenetischen Prinzip und macht den Menschen erst zum Patienten.

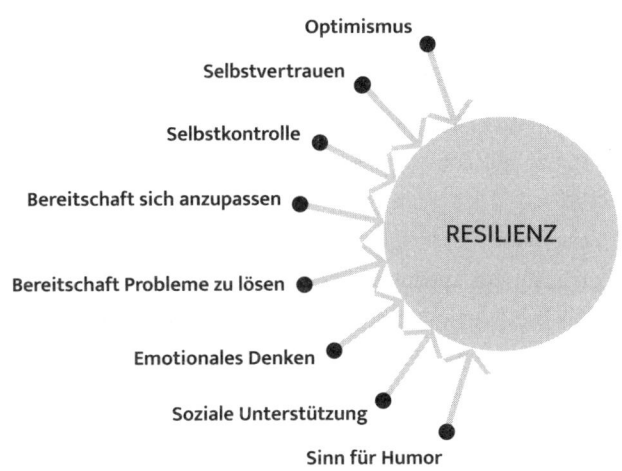

Optimismus

Selbstvertrauen

Selbstkontrolle

Bereitschaft sich anzupassen

Bereitschaft Probleme zu lösen

RESILIENZ

Emotionales Denken

Soziale Unterstützung

Sinn für Humor

RESILIENZ: Wesentlich Faktoren und Voraussetzungen um sich einer immer komplexeren, ständig ändernden Welt mit Zuversicht und Selbstwirksamkeit zu begegnen, gesund zu bleiben und Stress untoxisch zu machen.

Das Urteil »du bist krank« entlässt den Patienten aus seiner Selbstverantwortung, das mag für einen kurzen Moment sogar entlastend wirken, vor allem aber gefährdet es den Glauben an die eigenen Fähigkeiten, an die Selbstwirksamkeit. Nicht selten führt das zu einer Chronifizierung von Krankheit und zu einer empfindlichen Störung der Selbstheilungskräfte.

Der Psychiater Michael Linden hat das in einem Interview einmal zugespitzt ausgedrückt: »Wir Psychiater und Psychotherapeuten sind gefährlich, wenn wir zu schnell negative Lebensereignisse pathologisieren. Wir induzieren dann Krankheit, wo gar keine ist.«

Es hat sich eine regelrechte Diagnosewut entwickelt, die vor allem im Bereich der psychotherapeutischen Diagnosen »Burn Out« und »Posttraumatische Belastungsstörung« dazu führt, dass hier häufig zu Unrecht und zumindest zu früh therapiert wird. Für verantwortungsvolle Therapeuten und Ärzte ist es in diesem Zusammenhang unerlässlich, viel häufiger mal zu ihren Patienten zu sagen: »Sie sind gesund, Sie schaffen das schon.« Damit würden die Selbstheilungskräfte und das Selbstbewusstsein ihrer Patienten als Grundlage und Voraussetzung der Selbstheilung gestärkt, anstatt Krankheiten zu pflegen oder gar eine »postdiagnostische Belastungsstörung« auszulösen. Diese Formulierung beschreibt tatsächlich recht gut die negativen Auswirkungen an sich gut gemeinter medizinischer Intervention. Gut gemeint ist eben längst nicht immer auch gut gemacht.

Natürlich gibt es auch gesellschaftliche Entwicklungen, die dazu beitragen. Der Mensch definiert sich beispielsweise in zunehmendem Maße darüber, dass er oder sie von morgens bis abends funktioniert. Für sich selbst, aber oft genug auch für viele andere: Kinder, (Ehe-)Partner, Arbeitgeber, Freunde, Eltern. Gleichzeitig fällt Zuwendung und sekundäre Stärkung durch die Gemeinschaft in immer stärkerem Maße weg. Jeder einzelne soll bitte so schnell wie möglich seine Probleme lösen und auf keinen Fall andere damit belästigen. Außenstehende wie Partner oder Freunde finden es gut, wenn jemand zur Therapie geht, damit derjenige möglichst schnell wieder funktioniert.

Letztlich führt dieses Funktionierenmüssen in eine Spirale toxischen Stresses. Akuter Stress kann aber durchaus sinnvoll sein, nämlich dann, wenn es sich um »physiologischen Stress handelt«, der in Prüfungssituationen oder als Vorbereitung auf größere Herausforderungen unverzichtbar ist. Stress, historisch gesehen, diente dem Überleben. Wenn der Urmensch sich dem Mammut oder dem Säbelzahntiger gegenübersah, ging es um »Kampf oder Flucht«. Dafür ließ der Körper bestimmte, heute als »Stresshormorne« bekannte

Hormone ausschütten und versetzte den ganzen Körper in Alarmstimmung. Das Entscheidende dabei: War die Gefahrensituation vorbei, das Mammut weg oder der Tiger erlegt, fuhr der Körper die Hormonausschüttung und damit auch das Stresslevel automatisch zurück.

Heute allerdings ist Stress in aller Regel nicht mehr die Folge einer akuten Bedrohung, sondern speist sich aus anderen Quellen. Damit kommen wir auch dem toxischen Stress auf die Spur.

Negativer oder toxischer Stress resultiert vor allem aus der sozialen Angst, etwas falsch zu machen und dem damit einhergehenden Verlust an persönlicher Wertschätzung. Als soziale Wesen ist diese Wertschätzung für uns wichtig, genauso wie das Verlangen danach, den an uns gestellten Forderungen gerecht zu werden. Bei der ständigen Jagd danach, das zu erfüllen, ist es gar nicht so unwahrscheinlich, sich selbst zu verlieren.

Das führt dann häufig zu einem Dauerstresslevel, das viel zu hoch ist und unser gesamtes Tun negativ beeinflusst. Bei einem solchen dauerhaften toxischen Stress entwickelt selbst der belastbarste Mensch irgendwann Selbstzweifel, schwächt damit sein Immunsystem und erkrankt. Stress hat ganz konkrete negative Auswirkungen auf unser Handeln, lange bevor es zu Depressionen oder Burn-Out-Symptomen kommt. Gestresste Menschen können beispielsweise sich und ihre Triebe schlechter kontrollieren und neigen daher auch zu schnellen Lösungen. Sie konzentrieren sich auf mögliche kurzfristige Vorteile von Entscheidungen und sehen davon ab, die damit verbundenen negativen Folgen und Risiken zu kalkulieren.

Da der Mensch von Natur aus ein soziales Wesen ist, will er zunächst immer den gesellschaftlichen Ansprüchen genügen. Das überträgt sich auch auf die Kinder, die durch Förderung im sprachlichen, künstlerischen, sportlichen und schulischen Bereich auf die Globalisierung und den gefühlt immer schärferen Wettbewerb um Jobs und Gehälter vorbereitet werden sollen.

Die Definition von Stress der Weltgesundheitsbehörde, WHO, liest sich wie die negative Variante der salutogenetischen Gesundheitsfaktoren. Negativer Stress rührt demnach vor allem daher, dass der Mensch sein Leben nicht mehr versteht, es damit als nicht beeinflussbar ansieht und somit letztlich jegliche Sinngebung fehlt. Salutogenese bedeutet im Gegensatz dazu: Mein Leben ist verstehbar, daher kann ich damit umgehen und bin Herr meiner Handlungen. Aus der Beeinflussbarkeit meines Lebens ergibt sich Sinn.

Stress ist der vielleicht größte Krankmacher in den postindustriellen Gesellschaften des 21. Jahrhunderts. Die Zahlen der Krankmeldungen und Ausfälle in Unternehmen aufgrund von psychischen Erkrankungen der Mitarbeiter steigen kontinuierlich, seelische Zusammenbrüche werden immer häufiger.

Kein Mensch kann einfach alle an ihn gestellten Ansprüche und Anforderungen negieren. Wir brauchen also die Fähigkeit, mit Stress wirkungsvoll und selbstbestimmt umgehen zu können, gelassen mit Kritik umzugehen und ständige innere Selbstkritik zu vermeiden.

Das Konzept zur Stärkung der Resilienz ist mittlerweile in vielen Bereichen wie Pädagogik, Soziologie, Rehabilitationsmedizin, Psychiatrie, Psychologie etabliert. Vor großen Operationen, aber gerade auch vor einer Rehabilitation wird heute in manchen Kliniken schon im Vorfeld versucht, die Resilienz des Patienten zu erfassen. Fehlende Resilienz beeinträchtigt die Heilungsprozesse, führt zu peri- und postoperativen Problemen und verlängert somit die Liegezeiten in der Klinik.

Der Test: Resilienz bei Kindern messen

Zur Messung der Resilienz von Kindern liegen zahlreiche Tests vor. Bewährt zur Erfassung der Resilienz von Kleinkindern zwischen 18 Monaten und drei Jahren hat sich das Verfahren Devereux Early Childhood Assessment for Infants (DECA-T).

Angelehnt an das DECA-T finden Sie hier eine Version der Skala, die Ihnen anhand einer Einschätzung Ihres/des betreffenden Kindes einen Überblick über die Resilienzfähigkeit und Komponenten geben kann. Die Autoren weisen ausdrücklich darauf hin, dass der hier abgebildete Fragebogen und das Auswertungsschema mit der Interpretationshilfe kein wissenschaftliches Testverfahren darstellen, da der ursprüngliche DECA-T stark gekürzt wurde. Der Test soll lediglich eine grobe Einschätzung ermöglichen.

Im Folgenden können Sie ankreuzen, inwieweit die Aussagen auf das Kind zutreffen. Nach dem Ausfüllen werden die Werte zusammengerechnet und in das Auswertungsdiagramm eintragen.

Erfassung der Resilienz bei Kindern   **Auswertung**

Bindung/Beziehungen				
Das Kind zeigt Zuneigung zu vertrauten Erwachsenen	1 = trifft gar nicht zu	1 2 3 4 5	5 = trifft voll und ganz zu	
Das Kind kann leicht von einer Aktivität zur anderen wechseln	1 = trifft gar nicht zu	1 2 3 4 5	5 = trifft voll und ganz zu	**Summe Bindung/ Beziehung =**
Das Kind zeigt zufriedenes Verhalten in Gegenwart vertrauter Erwachsener	1 = trifft gar nicht zu	1 2 3 4 5	5 = trifft voll und ganz zu	

Initiative

Das Kind zeigt Besorgnis um andere Kinder	1 = trifft gar nicht zu	1 2 3 4 5	5 = trifft voll und ganz zu	
Das Kind versucht, andere zu trösten	1 = trifft gar nicht zu	1 2 3 4 5	5 = trifft voll und ganz zu	
Das Kind spielt Fantasiespiele/Imaginationsspiele	1 = trifft gar nicht zu	1 2 3 4 5	5 = trifft voll und ganz zu	**Summe Initiative** =

Selbstregulationsfähigkeit

Das Kind kann gut mit Frustration umgehen	1 = trifft gar nicht zu	1 2 3 4 5	5 = trifft voll und ganz zu	
Das Kind kann eine Alternative akzeptieren, wenn die erste Wahl nicht verfügbar war	1 = trifft gar nicht zu	1 2 3 4 5	5 = trifft voll und ganz zu	
Das Kind kann sich an Veränderungen in der Routine anpassen	1 = trifft gar nicht zu	1 2 3 4 5	5 = trifft voll und ganz zu	**Summe Selbstregulationsfähigkeit** =
				Summe Resilienz gesamt =

Auswertung

	niedrig	Mittlerer Bereich	hoch
Bindung/Beziehung	3–6	7–11	12–15
Initiative	3–6	7–11	12–15
Selbstregulationsfähigkeit	3–6	7–11	12–15
Resilienz gesamt	9–18	19–35	36–45

Interpretationshilfe

Liegen die Werte im niedrigen Bereich, so sind die Fähigkeiten des Kindes in dieser Eigenschaft schwach ausgeprägt. Ein Wert im mittleren Bereich bedeutet, dass es durchschnittliche Fähigkeiten in dieser Eigenschaft aufweist. Werte im hohen Bereich sprechen für starke Fähigkeiten.

Ein hoher Wert auf der Komponente *Bindung/Beziehungen* bedeutet, dass ein Kind starke, langfristige Beziehung zu signifikanten Erwachsenen wie z. B. Familienmitgliedern und Lehrern hat. Ein hoher Wert der Komponente *Initiative* bedeutet, dass ein Kind starke Fähigkeiten besitzt, das eigenständige Denken und Handeln zu nutzen, um die eigenen Bedürfnisse zu erfüllen. Fällt der Wert des Kindes auf der Komponente *Selbstregulationsfähigkeit* hoch aus, so bedeutet dies, dass das Kind gute Fähigkeit hat, die eigenen Emotionen zu kontrollieren und zu steuern sowie die Konzentration und Aufmerksamkeit aufrechtzuerhalten.

Kinder resilienter machen

Fast alle entwicklungspsychologischen Studien zeigen, dass Kinder die Fähigkeit besitzen, sich selber »richtig« einschätzen und die Bereitschaft haben, Verantwortung zu übernehmen. Dabei sind die emotionale und soziale Entwicklung eines Kindes auf vielfältige Weise mit sozialem Erfolg verknüpft. Neuere Arbeiten weisen darauf hin, dass die Entwicklung emotionaler Kompetenz geradezu Voraussetzung für die Entwicklung eines angemessenen Sozialverhaltens darstellt.

Insgesamt deuten die Ergebnisse darauf hin, dass die emotionale Kompetenz die wesentliche Basis für die Ausbildung und Differenzierung sozialer Kompetenzen darstellt. Die Regulation von Emotionen hat dabei eine große Bedeutung für das Gelingen sozialer Anpassungsprozesse.

Beispielsweise können sozial auffällige Kinder den Emotionsausdruck anderer Personen in Tests schlecht erkennen und interpretieren.

Kinder mit einer guten emotionalen Kompetenz haben meist vermehrt positive Kontakte zu Gleichaltrigen. Diese wiederum spielen dann eine zentrale Rolle für den sozialen Erfolg dieser Menschen im späteren Leben.

Weiterhin gibt es enge Zusammenhänge zwischen emotionaler Kompetenz und Lernverhalten schon im vorschulischen Bereich.

Eine gute emotionale und soziale Kompetenz bei drei und vierjährigen Kindern erweist sich als zuverlässige Vorhersage für schulischen und späteren beruflichen Erfolg.

Im Hinblick auf die zukünftigen Anforderungen an die Kinder sowie deren Lernbereitschaft, Leistungsbereitschaft und Motivation, ist es dringend erforderlich, die Voraussetzungen für die emotionale Kompetenz oder deren Defizite frühzeitig zu erkennen und zu fördern.

Immer häufiger jedoch fordern manche Eltern für ihre Kinder bereits bei ganz normalen Belastungen psychotherapeutische Hilfe.

Statt die Ressourcen zu sehen und Selbsthilfe sowie Selbstwirksamkeit in ihnen zu fördern, werden sie pathologisiert und empfinden sich so selbst als dauerhaft krank und damit irgendwie auch »falsch«.

Natürlich hat diese Entwicklung direkt mit der Belastung der Eltern zu tun. Eltern, die unsicher sind, fürchten oft, dass jedes noch so kleine Detail in der Erziehung von immenser Bedeutung ist. Das führt zu enormem Stress ohne innere Gelassenheit und gleichsam zu einem Ersticken in Perfektionismus, der den kompletten Alltag bestimmt, und zwar von Eltern und Kindern.

Viel wichtiger ist jedoch der Mangel an Selbstregulierung, der dem Kind durch Perfektionismus entsteht. Denn ein Kind, das nie eigene Fehler machen darf, kann nichts lernen. Wie soll es unterscheiden, was gut und was schlecht ist, wenn es immer nur gelobt wird und keinerlei Grenzziehungen und Verbote erfährt?

Ein befreundeter Anästhesist berichtete, wie er bei der Vorbereitung einer Narkose von einem fünfjährigen Jungen beschimpft und angespuckt wurde. Als er seinerseits mit dem Jungen schimpfte, wurde er sofort von der Mutter angefeindet. Es sei nicht sein Recht, den Jungen zu maßregeln, ihr Sohn könne doch überhaupt nicht wissen, was er tut.

Eltern, die ihr Kind überbehüten, gehen manchmal eine nahezu symbiotische Beziehung zu ihrem Nachwuchs ein. Diese ist nicht zu verwechseln mit der Notwendigkeit einer tiefen, frühen Bindung vor allem zwischen Mutter und Kind, die einer der wichtigsten Faktoren in der Entwicklung des Menschen ist. Bei einer symbiotischen Beziehung jedoch besteht die Gefahr einer unauslöschlichen Verschmelzung zweier oder gar dreier Individuen auf psychischer Ebene. Trotz aller Bindung und Nähe muss nämlich immer klar sein, dass es sich bei Eltern und Kindern um verschiedene Individuen mit ihren jeweils eigenen Bedürfnissen handelt. Ist das nicht der Fall, kommt es immer wieder zu Konflikten, die diese Eltern nicht aushalten können, weil sie sich unweigerlich selbst angegriffen fühlen, wenn jemand das Kind kritisiert. Letztlich erziehen dann die Kinder die Eltern, es kommt also zu einer Umkehr des gesunden Beziehungsverhältnisses.

Kinder, die in einer überbehüteten Beziehung aufwachsen, haben es später schwer, Resilienz zu lernen. Ihnen fehlt die Erfahrung, mit Herausforderungen und Hindernissen selbstständig umzugehen, was den Erwerb von Selbstwirksamkeit und Frustrationstoleranz verhindert. Kinder, die so aufwachsen, haben häufig als Erwachsene wenig Motivation und können schlecht Verantwortung für sich selbst oder gar für andere übernehmen, sie handeln sehr viel seltener verantwortungsbewusst und realitätsbezogen. In schwierigen Situationen entwickeln sie leicht ein Vermeidungsverhalten, ducken sich weg und überlassen Gestaltung und Verantwortung anderen.

Das widerspricht diametral den salutogenetischen Kohärenzfaktoren von Verstehbarkeit, Handhabbarkeit und Sinn und kann dauerhaften toxischen Stress auslösen, der wiederum zu Depressionen und Burn-Out-Symptomen führen kann.

Kinder sollten spätestens ab dem ersten Geburtstag erweiterte soziale Kontakte pflegen und Kompetenzen durch eigenes Handeln entdecken. Das fängt bei simplen Dingen wie Tisch decken an. Dabei dürfen sie Fehler machen, nichts muss perfekt sein. Damit sie nicht später um jeden Preis versuchen, Fehlern auszuweichen und ängstliche Vermeider werden.

Die Resilienz-Faktoren bei Kindern eindeutig zu bestimmen, ist aufwendig und braucht lange Beobachtungszeiträume. Folgende Faktoren zur Ausbildung von Resilienz seien hier genannt:

- Der Zeitpunkt, zu dem die Faktoren beginnen zu wirken, liegt auch hier in den ersten drei Lebensjahren.

- Es sind weniger einzelne Faktoren, die direkt wirken, als vielmehr ein Zusammenwirken verschiedener Faktoren.
- Unverzichtbare Voraussetzung für die Entwicklung von Resilienz ist die Erfahrung einer vorausgegangenen gelungenen Bindung, aber auch das vertrauensvolle Loslassen und das Zutrauen, eigene Wege beschreiten zu können.

Einer unserer Patienten hat das Geheimnis der Resilienz für sich sehr gut auf den Punkt gebracht: »In den Augen vieler anderer Menschen hätte ich in meinem Leben genug Gründe gehabt, verzweifelt zu sein, mich selbst zu bemitleiden und nicht so unkaputtbar positiv durch mein Leben zu gehen. Herausforderungen gab es satt, in so manchen Jahren echt im Überfluss. Ich habe einfach nie nach hinten geschaut, um dort zu verweilen, bei den miesen Gefühlen, den negativen Gedanken, habe aber auch nie zu lange mit dem Blick in die Zukunft verbracht.«

Die Welt will uns nichts Böses! Vergleichen wir uns nicht pausenlos mit anderen, Vergleiche machen klein und nehmen uns die Einmaligkeit. Feiern wir lieber unsere Einmaligkeit und sind stolz auf sie. Damit vermitteln wir gleichzeitig anderen, auch unseren Kindern, das Gefühl, ihre Einmaligkeit ebenfalls genießen zu können.

Folgende zehn Punkte können als Anhaltspunkte dienen, wie Sie Ihren Kindern dabei helfen können, Resilienz zu entwickeln und besser durchs Leben zu kommen.

••

UNSERE EMPFEHLUNGEN:

- *Eine uneingeschränkte emotionale Bindung aufbauen*   Gerade in Zeiten des Smartphones als alles absorbierendem Gerät ist es wichtig, Kindern zu zeigen, dass sie selbst wichtiger sind als alle äußeren Ablenkungen. Verbringen Sie also so häufig wie möglich Zeit ausschließlich mit Ihrem Kind, ohne Handy, Tablet, Fernseher. Wenn das Kind lernt, dass es sich darauf verlassen kann, dass die Eltern (gilt aber auch für andere Bezugspersonen) sich ihm konzentriert zuwenden, wenn es diese Zuwendung benötigt, wird es automatisch stärker und mutiger, um Dinge auszuprobieren, weil es Rückhalt hat.

- *Einschätzbare Risiken fördern* Fördern Sie schon bei jüngeren Kindern einschätzbare Risiken. Risiken also, die das Kind zwar zwingen, seine Komfortzone zu verlassen, aber keine großen Schäden anrichten, falls wirklich mal was schiefgeht. Lassen Sie Ihr Kind ruhig an den Ästen des Apfelbaums entlanghangeln oder das Klettergerüst erklimmen. Wenn Kinder immer nur jegliches Risiko vermeiden sollen, internalisieren sie, dass sie stets zu schwach und schlecht sein werden, um Herausforderungen zu überwinden.

- *Fragen helfen mehr als Antworten* Wenn Kinder nach Hilfe bei der Lösung eines Problems fragen, ist die naheliegendste Reaktion natürlich, ihnen die Dinge zu erklären. Das ist nicht falsch. Noch besser jedoch ist, mit Gegenfragen zu antworten. Der kleine Widerstand zwingt das Kind, sich, mit der Hilfe des Erwachsenen, mit dem Gegenstand zu beschäftigen und eventuell selbst Antworten und Lösungen zu finden. Klappt das, werden die Selbstbestätigung und der Stolz auf die eigene Leistung um so größer sein. Ist es zu schwierig, können Sie immer noch mit einer Antwort reagieren.

- *Problemlösungsstrategien entwickeln lassen* Es ist nicht das Ziel, Kinder mit Problemen alleine zu lassen. Sie müssen wissen, dass sie jederzeit zu uns kommen können, wenn sie Hilfe brauchen. Ziel sollte aber immer sein, sie in das Finden von Lösungen mit einzubeziehen und ihnen zuzutrauen, auf eigene Antworten zu kommen. Ermutigen Sie die Kinder, als Entscheidungshilfe Listen mit pro und contra zu machen.

So lernen sie, Argumente zu gewichten und sich eine eigene Meinung zu bilden. Sie selbst bleiben als »Backup« immer im Spiel, geben aber keine Entscheidungen vor.

- *Gefühle benennen lernen* Im Stress wachsen auch die Emotionen und sind immer schwerer zu kontrollieren. Dabei hilft, die Gefühle ernst zu nehmen, auf sie zu hören und sie für sich selbst explizit zu benennen. Kinder sollten lernen, dass all ihre Gefühle wichtig sind, dass sie Bedürfnisse ausdrücken und es wichtig ist, eben diese zu erkennen, um ihnen Raum geben zu können. Auf diese Gefühle zu hören, kann helfen zu verstehen, was gerade mit einem selbst passiert. Sagen Sie Ihren Kindern, dass es in Ordnung ist, ängstlich, traurig, eifersüchtig oder wütend zu sein und dass diese Gefühle vorübergehen werden. Nur, wer Gefühle zulassen kann, kann auch produktiv mit ihnen umgehen, anstatt sich in ein Vermeidungsverhalten zu flüchten.

- *Positive Stressstrategien vermitteln: Atmen* Zeigen Sie Ihrem Kind, wie es in der konkreten Situation atmen kann, um dem Stress zu begegnen. Wenn es spürt, dass Panik oder Angst in ihm aufsteigen, soll es tief einatmen und ausatmen und sich dabei auf die eigene Atmung konzentrieren. Das kann man auch »trocken« üben, also ohne akuten Stress. Diese Atemübungen helfen dem Kind, sich zu beruhigen und die Situation zu klären. Natürlich gilt das genauso für Erwachsene. Es hilft außerdem, nicht unmittelbar auf die stressauslösende Situation zu reagieren, sondern einen kurzen Moment Abstand zu gewinnen.

- *Eigene und fremde Fehler akzeptieren* Fehlervermeidern mangelt es an Resilienz. Kinder, die zu den Fehlervermeidern gehören, sind in der Regel höchst ängstlich. Fehler von vornherein als Schritte auf dem Weg zum Erfolg zu akzeptieren, vermittelt Kindern die Botschaft, dass sie sich vor Misserfolg nicht fürchten müssen, sondern dass er zum Leben dazugehört. Natürlich kann es in diesem Zusammenhang sinnvoll sein, über gemachte Fehler zu sprechen und darüber, was man aus ihnen lernen kann. Auch über Ihre eigenen übrigens.

- *Die helle Seite sehen – Optimismus vermitteln* Optimismus und Resilienz gehen Hand in Hand. Natürlich ist es immer auch ein wenig eine Veranlagungsfrage, manche Kinder sind von Natur aus einfach optimistischer als andere. Doch auch wer einen kleinen Pessimisten oder eine kleine Pessimistin bei sich zu Hause hat, kann dem Kind beibringen, einen anderen Blick aufs Leben zu werfen. Schauen Sie sich gemeinsam an, welche Gedanken und Annahmen für die pessimistische Sichtweise verantwortlich sind und überlegen Sie, wie man stattdessen eine optimistischere Perspektive entwickeln kann. Auch hier gilt: Chancen statt Hindernisse aufzeigen, in jedem Problem den Ausgangspunkt für eine Lösung sehen und Fehler auf dem Weg als ganz natürlich empfinden.

- *Resilienz vorleben* Kinder lernen Resilienz am besten, wenn erwachsene Bezugspersonen sie ihnen vorleben. Die genannten Strategien, also tiefes Ein- und Ausatmen, Gefühle nicht ausblenden, sondern anerkennen und optimistisches Denken, sollten zu unseren eingeübten Anti-Stress-Strategien gehören. Das tut uns gut und zeigt unseren Kindern, dass die Welt nicht untergeht, wenn sich mal alles gegen uns verschworen zu haben scheint.

- *Raus mit den Kids!* Bewegung hilft dem Gehirn und macht es resilienter gegenüber Stress und anderen Problemen. Vor allem Mannschaftssportarten sind hervorragend geeignet, um nicht nur ausreichend Bewegung zu bekommen, sondern gleichzeitig auch noch soziales Lernen zu fördern. Doch nicht jedes Kind ist für Fußball, Handball oder anderes zu begeistern, und Zwang führt nie zum Erfolg. Wichtig ist prinzipiell, dass Ihr Kind sich überhaupt körperlich betätigt. Das kann regelmäßiges Fahrradfahren genauso sein wie für jüngere Kinder das Spielen und Schaukeln auf dem Spielplatz. Lassen Sie Ihr Kind früh alleine Strecken laufen, auch wenn es Ihnen Geduld abfordert.

•••

Was Lachen und Optimismus
mit unserer Gesundheit zu tun haben

»Die kürzeste Verbindung zwischen zwei Menschen ist ein Lächeln.« Auch ohne wissenschaftliche Studien wissen wir instinktiv, dass dieser Sinnspruch stimmt. Jeder hat sofort entsprechende Situationen vor Augen, die dieses Gefühl belegen.

Lächeln ist weltweit ein jedem verständliches positives Signal, es suggeriert Übereinstimmung, Willkommen, Freude. Tatsächlich ist das Lächeln zwischen Mutter und Säugling der erste und ursprünglichste Dialog, die grundlegende Erfahrung von Resonanz und Übereinstimmung im Verhältnis zwischen Eltern und Kind. Diese Erfahrung ist für beide Seiten von großer Bedeutung, hier wird das Urvertrauen angelegt und gefestigt.

Gerade für Mütter, die in der Schwangerschaft mit vielen Unsicherheiten zu kämpfen hatten, ist das erste Lächeln ein großartiger Moment: Unsicherheit verfliegt, Vertrauen, Sicherheit und Zuversicht stellen sich ein. All das bewirkt dieser ganz gewöhnliche kleine Augenblick.

Doch das erste Lächeln ist nur der Auftakt. Humor sollte im Verhältnis zu Kindern immer eine grundlegende Rolle spielen. Mit Humor und Optimismus hängen auch immer zusammen: Wer gerne und oft lacht und über viele Dinge auch lachen kann, geht allgemein sicherer und positiver durchs Leben.

Aus diesem Grunde ist Optimismus eine der wichtigsten Grundhaltungen, die wir Kindern vermitteln sollten. Kinder, die Optimismus verinnerlicht haben, sind resilienter, sie geben bei Schwierigkeiten nicht so schnell auf und verstehen Probleme eher im Sinne von Herausforderungen, deren Bewältigung ihnen ein Gefühl der Kontrolle und des Selbstvertrauens gibt. Letztlich geht es auch hier um die Kohärenzfaktoren. Optimismus hilft, Zusammenhänge zu verstehen, mit Schwierigkeiten umgehen zu können und sein Leben somit sinnvoll gestalten zu können.

Pessimismus hingegen führt zu Hilflosigkeit und einer Tendenz zum Aufgeben. Der Pessimist ist von vornherein überzeugt, dass nichts funktionieren wird, also versucht er gar nicht erst, sich Schwierigkeiten zu stellen.

Wichtig für Sie als Eltern: Optimismus ist keine Frage des Charakters, des Temperaments Ihres Kindes. Es ist eine Denkweise, die damit zu tun hat, wie wir mit alltäglichen Dingen umgehen. Und Denkweisen kann man lernen.

Stellen Sie sich beispielsweise ein Fußballteam vor, in der Abwehr spielen zwei Jungs im Alter von zehn Jahren, nennen wir sie Paul und Jonas. Die beiden haben am Wochenende ein Spiel mit ihrer Mannschaft, leider läuft es nicht besonders gut, die Abwehr mit unseren beiden Jungs wackelt gehörig und am Ende verliert ihr Team das wichtige Spiel mit 0:1, und zwar durch einen groben Abwehrfehler, den sowohl Paul als auch Jonas zu verantworten haben.

Grundsätzlich kann man dieses Ergebnis ganz unterschiedlich interpretieren. Nicht umsonst beschäftigt sich jedes Wochenende ein ganzes Heer von Sportreportern und Mannschaftsmitarbeitern damit, die Ergebnisse der Bundesliga in allen Einzelheiten auseinanderzunehmen. Die einen würden vielleicht darauf hinweisen, dass Paul und Jonas' Mannschaft zwei gute Chancen herausgespielt hat, die ihnen genauso gut den Sieg hätten bringen können. Die anderen würden den Schwerpunkt vielleicht darauf legen, dass ein Team mit solchen Abwehrschwächen wohl auch in den nächsten Spielen seine Probleme haben wird.

Genauso unterschiedlich sieht es bei den Jungs aus. Obwohl beide in gleicher Weise am gleichen Ereignis teilhatten, wählen sie doch ganz unterschiedliche Weisen, mit dem Geschehen umzugehen. Paul kommt aus der Umkleidekabine und schon seine Körpersprache zeigt ein eindeutiges Bild. Mit hängenden Schultern trottet er zum Auto seines Vaters. Auf der Fahrt erzählt er ihm, dass er so schnell wie möglich mit dem Fußballspielen aufhören will. In seinen Augen taugt er als Abwehrspieler nichts, seinetwegen ging das Spiel verloren, und er glaubt nicht daran, dass sein Trainer überhaupt einen Gedanken daran verschwenden könnte, ihn im nächsten Spiel noch mal aufzustellen.

Wenn wir uns genauer anschauen, wie Paul mit dem Spiel umgeht, sehen wir drei wichtige Strategien, die grundsätzlich zum Pessimismus gehören: Personalisierung (es ist ausschließlich Pauls Schuld, dass das Spiel verloren ging), Verallgemeinerung (er taugt generell nichts als Abwehrspieler) und ein Katastrophenblick in die Zukunft (der Trainer wird ihn ohnehin nie wieder aufstellen). All das führt dazu, dass er von dem Gedanken getrieben ist, einfach mit dem Fußballspielen aufzuhören.

Jonas hingegen bleibt nach dem Match noch eine Weile mit seinen Teamkameraden zusammen und spricht auch mit dem Trainer darüber, wie sich das Defensivverhalten der Mannschaft verbessern lässt und wie es zu dem Gegentor kommen konnte. Der Trainer weist bei der Gelegenheit auch darauf hin, dass es defensiv wie offensiv etwas zu verbessern gibt und man das Spiel eigentlich 2:0 hätte gewinnen müssen. Jonas ist sich sehr wohl bewusst, dass er einen Fehler gemacht hat, weiß aber gleichzeitig auch, dass erstens nicht alles seine Schuld ist und zweitens die ganze Mannschaft an Verbesserungen arbeiten muss. Zu Hause angekommen fragt er seine Mutter, ob sie nächste Woche mit ihm in den Park geht, um an seinem Passspiel zu arbeiten. Er möchte sich gerne verbessern, um mit dem Team wichtige Punkte in der Meisterschaft zu holen.

Wir sehen den Unterschied zu Paul: Jonas' optimistische Einstellung erlaubt es ihm, die Fehler unabhängig von seiner oder einer anderen Person zu analysieren. Auf diese Weise öffnet er Möglichkeiten für Veränderungen und künftigen Erfolg. Er separiert den Misserfolg von seiner konkreten Person, verallgemeinert auch seinen Fehler nicht und sieht Chancen in der Zukunft, wenn alle aus den Fehlern lernen.

• •

UNSERE EMPFEHLUNGEN:
Vier Möglichkeiten, wie Eltern ihre Kinder zum Optimismus ermutigen können:

- *Seien Sie ein positives Vorbild* Achten Sie gegenüber Ihren Kindern darauf, dass Sie das Leben und seine Anforderungen nicht negativ darstellen. Es geht nicht darum, Dinge schönzufärben, sondern darum, keine Katastrophenszenarien an die Wand zu malen. Kinder, die die Äußerungen ihrer Eltern als eher optimistisch wahrnehmen, tendieren dazu, diesen Optimismus selbst zu verinnerlichen.
Achten Sie daher immer auf die positiven Aspekte und betonen Sie diese. Wenn Sie über Ereignisse sprechen, unterstreichen Sie die Möglichkeiten von Kontrolle und Einfluss.
Vermeiden Sie die Dinge, die Paul aus unserem Beispiel in seinem Pessimismus bestätigten: Personalisierung, Verallgemeinerung und das Aufstellen von Katastrophenszenarien. Wenn Sie merken, dass Sie selbst in solche Angewohnheiten verfallen, reflektieren Sie Ihr Denkmuster und ändern es. Versuchen Sie, in allem Negativen immer auch etwas Positives zu finden. Es ist da! Ihre Kinder werden es Ihnen danken.

- *Vermitteln Sie, dass Schwierigkeiten immer eine Chance sind* Wenn etwas schiefgegangen ist, sollten Sie Ihren Kindern eine wichtige Frage stellen:»Was wirst du beim nächsten Mal anders machen?« Kinder sollten früh lernen, dass aktuelles Versagen immer dazu dient, uns zu zeigen, was wir noch nicht können oder noch nicht wissen. Die Betonung liegt auf »noch«. Wenn Sie darüber diskutieren, unterstreichen Sie zunächst, was Ihr Kind gut gemacht hat, bevor Sie über die Fehler und das, was besser gemacht werden könnte, reden. Helfen Sie ihm, selbst herauszufinden:»Was hast du gut gemacht?«,»Was würdest du ändern, wenn du könntest?«. Ermutigen Sie Ihr Kind, seine Einflussmöglichkeiten herauszufinden und zu benennen. Vielleicht sogar einen Plan für eine ähnliche Situation in der Zukunft zu entwickeln.

- *Ermutigen Sie Ihr Kind, sich eigene Ziele zu stecken* Wenn Sie wissen, dass Ihr Kind eher ängstlich oder vorsichtig ist, schlagen Sie ihm vor, eigene Ziele zu definieren, von denen es glaubt, sie erreichen zu können. Lassen Sie es einen Plan machen, wie diese Ziele zu erreichen sind. Greifen Sie nicht ein, selbst wenn Sie sehen, dass das nächstliegende Ziel angesichts der Fähigkeiten Ihres Kindes eigentlich viel zu niedrig gesteckt ist. Darum geht es zunächst einmal nicht, sondern darum, dass das Kind dieses Ziel erreicht und mit dem daraus gewonnenen Optimismus ein Gefühl für die eigene Kompetenz entwickelt. Die nächste Zielsetzung wird von ganz alleine höher gesteckt sein. Unterstützen Sie Ihr Kind dabei, Dinge in Angriff zu nehmen, bei denen es aller Voraussicht nach Erfolg haben wird.

- *Helfen Sie, Negativerklärungen zu vermeiden* Es gibt nur selten eine einzelne korrekte Antwort auf die Frage, warum etwas passiert ist. Ermutigen Sie Ihr Kind dazu, immer die Gesamtsituation zu betrachten und nicht auf naheliegende

Erklärungen zu vertrauen, so wie es Paul in unserem Beispiel macht. Er hat zwar einen Fehler gemacht, doch weigert er sich, die weiteren Umstände mit einzubeziehen, die ebenfalls die Niederlage verursacht haben und nichts mit seiner Leistung zu tun hatten.

- Wenn Ihr Kind dazu neigt, Ereignisse negativ zu interpretieren, widersprechen Sie ihm nicht einfach, sondern fordern es auf, sechs Gründe zu nennen, warum das negative Ereignis passiert ist. Denn es ist wirklich schwierig, mit gleich sechs (oder mehr) Gründen für einen Misserfolg aufzuwarten, die alle personalisieren, verallgemeinern und ein Katastrophenszenario zur Folge haben. So steigt die Chance, dass Ihr Kind Gründe findet, die es ihm erlauben, über Dinge wie Kontrolle über Ereignisse und Möglichkeiten zur Veränderung nachzudenken. Paul würde beispielsweise erkennen, dass auch Jonas seinen Anteil an den Gegentoren hatte, sowie die Offensive des Teams an den nicht erzielten eigenen Toren. Er könnte darüber ins Nachdenken kommen, wie sie alle zusammen im nächsten Spiel die Situation besser in den Griff bekommen könnten.

• •

Optimismus zu lehren sollte zu den wichtigsten Erziehungszielen überhaupt gehören. Wie Kinder Ereignisse interpretieren, hat einen direkten Bezug zu ihrer Selbstwirksamkeit und ihrem Selbstbewusstsein. Ein Kind, das daran glaubt, dass es Einfluss auf die Dinge hat, dass es Möglichkeiten besitzt, den Lauf der Dinge zu ändern, selbst wenn es dabei Fehler macht, wird immer einen positiven Blick auf sich selbst haben und das Beste aus seinen Möglichkeiten machen. Und selbst, wenn sich pessimistische Sichtweisen eingeschlichen haben, auch diese lassen sich ändern. Das ist dann praktizierter Optimismus!

Apropos »das Beste aus seinen Möglichkeiten machen«: Kein Kind kann wirklich über sein genetisch bestimmtes Entwicklungspotenzial hinauswachsen. Viele Eltern laden sich unnötigen Stress und Riesenprobleme auf, weil sie glauben, allein entscheidend für die Entwicklung ihres Kindes sei die Umwelt, die Förderung und die Erziehung. Aber Gras wächst nicht schneller, nur, weil man daran zieht. Soll heißen: Das Entwicklungspotenzial jedes Kindes ist zwar riesengroß, aber eben nicht unendlich.

Deshalb ist die Aufgabe von Eltern nicht, ständig zu pushen und anzutreiben, vermeiden Sie unproduktiven Stress. Die Aufgabe von Eltern ist es, den Kindern Orientierung zu geben, ihnen die Möglichkeit zu eröffnen, sich Kompetenzen anzueignen, die das Selbstwertgefühl, das Verantwortungsgefühl und die Fähigkeit zur Selbstständigkeit fördern. In der kinderärztlichen Praxis sehen wir heute leider viele Eltern, die durch eine überzogene Anspruchs- und Erwartungshaltung die mühsam aufgebaute vertrauensvolle Bindung zu ihren Kindern beschädigen. Diese Kinder fühlen sich nicht angenommen und haben kaum Halt, in der weiteren Entwicklung zeigen sie häufig oppositionelles und verweigerndes Verhalten.

Gehen Sie sicher davon aus: Jedes Kind ist an der Welt und an dem, was in ihr passiert, interessiert, es entwickelt sich in seinem eigenen Tempo und versucht selbstbestimmt, sich Fähigkeiten anzueignen und diese zu entfalten. Für jeden Entwicklungsschritt gibt es eine innere Bereitschaft, deshalb ist es schädlich, Kinder dauernd zu überfordern. Eine der schwierigsten Aufgaben des Elterndaseins ist es, den Zeitpunkt der inneren Bereitschaft zu erkennen und das Kind mit Optimismus und Humor gewähren zu lassen und ihm dabei Orientierung zu geben, ohne es zu überfordern.

Wie wir gesehen haben, spielt die Fähigkeit, Verantwortung zu übernehmen, zu lernen und selbstbestimmt zu agieren, auch für die Entstehung von Gesundheit eine wesentliche Rolle. Dabei entfaltet das gelebte Vorbild der Eltern, Großeltern und des Umfeldes eine generationenübergreifende Wirkung. Die Qualität des Miteinanders ist entscheidend, nicht die bloße Vermittlung von Wissen. Wenn in der frühen Kinderzeit gut gesät wird, ist die Ernte eine glückliche, verantwortungsvolle, selbstbestimmte und gesunde Persönlichkeit.

Abschließend noch ein paar Fakten übers Lachen, die zeigen, warum Optimismus und der aus ihm resultierende Humor so wichtig ist:

- Lachen verbessert die Lungenfunktion und versorgt das Gehirn besser mit Sauerstoff.
- Durch das Lachen wird die Immunabwehr gesteigert, Stresshormone werden abgebaut.
- Der Mensch benötigt 80 Muskeln, um zu lachen. Lachen ist also auch Muskeltraining.
- Eine Minute lachen hilft der Gesundheit ebenso wie zehn Minuten joggen oder 30 Minuten Entspannungsübungen.

INTEGRATIVE MEDIZIN –
DIE UNTERSCHÄTZTE KRAFT

....

Wie wir an verschiedenen Stellen betont haben, geht es in diesem Buch nicht darum, die Schulmedizin abzuwerten oder als etwas grundsätzlich Negatives darzustellen im Gegensatz zu naturheilkundlichen Ansätzen. Was wir vielmehr bezwecken, ist neben der Neubewertung von Begriffen wie Gesundheit und Krankheit eine Erweiterung der medizinischen Perspektive durch den Blick über den schulmedizinischen Tellerrand. Ziel ist gewissermaßen, das Beste aus beiden Welten zu verbinden. Damit können wir die menschliche Gesundheit viel besser fördern als mit einer einseitigen Fokussierung beispielsweise auf medikamentöse Symptombehandlung, die letztlich nur Krankheit unterdrückt, aber keine Gesundheit schafft.

In diesem Sinne stellen Naturheilverfahren, Phytotherapie oder Anthroposophische Medizin keine Alternative zur konventionellen Medizin dar, sondern erweitern und ergänzen die bestehenden Möglichkeiten an den Stellen, wo es sinnvoll ist. Diese Kombination aus komplementärer Medizin und Schulmedizin bezeichnen wir als »Integrative Medizin«. Sie wird zukünftig eine immer wichtigere Rolle spielen, wenn wir wirklich Gesundheit fördern wollen.

Umfragen ergeben, dass bereits bis zu 70 Prozent der Bevölkerung Ansätze der Komplementärmedizin nutzen, häufig vermutlich, ohne es sich bewusst zu machen. In der Schweiz ist die Komplementärmedizin schon stark ins Gesundheitssystem integriert, sodass gesetzliche Krankenkassen die Finanzierung zum Teil übernehmen.

Immer dort, wo die Schulmedizin an ihre Grenzen stößt, besonders beispielsweise bei der Prophylaxe und Behandlung chronischer Erkrankungen, die unter anderem viel mit unserem westlichen Lebensstil zu tun haben, kann Integrative Medizin eine erhebliche Rolle spielen. Die Ansätze aus Komplementärmedizin und Naturheilkunde sind hier gut geeignet, um Wohlbefinden und Gesundungskräfte zu stärken und damit auch die Selbstregulation des Patienten und seine Motivation.

Integrative Medizin von Anfang an – Tipps und Tricks, wenn das Kind krank ist

Es kann nie schaden, die Gesundheit der Kinder ein Stück weit selbst in die Hand zu nehmen und neben den Vorteilen der Schulmedizin auch die Erkenntnisse und Erfahrungen der Komplementärmedizin zu nutzen. Viele langangewandte Verfahren der Integrativen Medizin, etwa die klassische Naturheilkunde, Kneipptherapien oder die anthroposophische Medizin, sollten wir zur Prävention im Sinne der Förderung eines gesunden Lebensstiles beachten. Das Interesse an traditionellen Verfahren und der Komplementärmedizin nimmt zudem allgemein zu.

Die moderne integrative Medizin hat ihre Vorläufer in vielen traditionellen Systemen der Komplementärmedizin, die alle Ebenen des Menschen und damit auch des Kindes im Sinne einer Förderung salutogenetischer Ressourcen unterstützen. Dabei müssen körperliche, seelische und geistige Bedürfnisse berücksichtigt werden. Wir vertreten ein mehrdimensionales Konzept der Integrativen Medizin, das im Grunde eine Weiterentwicklung von Ansätzen der fünf Kneippschen Säulen unter Berücksichtigung neuer Erkenntnisse und Methoden ist. Solche Methoden kommen beispielsweise aus dem Spektrum der Mind-Body-Medizin, der Stress- und Schlafforschung sowie der Kenntnis der Bedeutung von Bindung und stabilen Beziehungen im frühkindlichen Alter.

Die Fünf Säulen der Gesundheitslehre
des Sebastian Kneipp

Die positiven Effekte der Kneipp'schen Gesundheitslehre wurden schon vor über 150 Jahren erkannt. Sie legen die Grundlage für ein gesundes Gleichgewicht von Körper, Geist und Seele. Es ist Voraussetzung für Gesundheit, Wohlbefinden und ein erfülltes Leben mit dem Ziel der Unterstützung der Regenerationsfähigkeit und der Selbstheilungskräfte. Nach der Kneipp'schen Lebensphilosophie spielen Wasseranwendungen, Pflanzenheilkunde, Ernährung, Bewegung und ein gesunder Lebensstil eine besondere Rolle und werden als die Fünf Säulen der Gesundheitslehre bezeichnet.

Die Heilkraft des Wassers Die positiven Wirkungen von Wasseranwendungen wie Wechselgüsse, Dampfbäder und Kurbäder sind heute unumstritten und werden in Kurkliniken und zur Prävention häufig genutzt. Besonders Warm- und Kaltwasserreize zur Stimulation von Haut, Nerven und Durchblutung werden häufig angewendet, und zum Beispiel Kältereize können das Immunsystem stärken und abhärten.

Phytotherapie und pflanzliche Heilmittel Ein zweiter zentraler Bestandteil bei Kneipp sind pflanzliche Heilmittel, die in der richtigen Dosierung als Tee, Säfte, Salben, ätherische Öle oder Güsse bei verschiedensten gesundheitlichen Problemen unterstützen sollen. Hier sind es vielfach seit Jahrhunderten angewendete Mittel aus Pflanzen wie Kamille, Rosmarin, Arnika oder Thymian. Dabei werden ganz unterschiedliche Anwendungen vom Tee bis zum Fertigarzneimittel genutzt.

Die Ernährung Von besonderer Bedeutung war für Sebastian Kneipp eine schonende und liebevolle Zubereitung der Nahrungsmittel. Dabei steht der Geschmack und die gesunde Wirkung von Nahrungsmitteln nicht im Widerspruch. Es wurde besonderer Wert auf eine Kombination von frischem Gemüse, Obst, Rohkost, Getreide und Hülsenfrüchten gelegt, die eigentlich modernen Empfehlungen für eine gesunde Ernährung entsprechen. Insofern war bei der Bedeutung der Ernährung Kneipp seiner Zeit um Längen voraus.

Die Bewegungstherapie Auch die Bedeutung von Bewegung für die Gesundheit hatte Kneipp schon lange erkannt. Zwar können wir heute genau beschreiben, weshalb Bewegung für unsere Gesundheit, unser seelisches Gleichgewicht und unsere geistige Leitungsfähigkeit so wichtig ist – Kneipp hat jedoch schon rein empirisch herausgefunden, welchen enormen Stellenwert ein gesunder Wechsel aus Anspannung, Bewegung, Ruhe und Entspannung für die Gesundheit hat. Eine ausgeglichene körperliche Aktivität ist nach der Kneippschen Gesundheitslehre die Basis für eine optimale Unterstützung der Selbstheilungskräfte und des Wohlbefindens.

Im Gleichgewicht bleiben – die Ordnungstherapie Die letzte Säule, auf der die Kneipp'sche Gesundheitslehre basiert, ist die Aufrechterhaltung einer inneren Ordnung im Sinne eines harmonischen Lebensstils. Hierbei geht es um die Bedeutung von natürlichen Lebensrhythmen wie zum Beispiel einem gesunden Verhältnis von Schlafen und Wachen und der Schlafqualität. Es kann aber auch um das Verhältnis von Arbeit (Schule) und Freizeit oder anderen Tätigkeiten gehen, dessen Ausgeglichenheit eine enorme Auswirkung auf unsere Gesundheit hat.

Obwohl die Kneipp'sche Gesundheitslehre schon sehr alt ist, ist sie heute modern und ihre einzelnen Bereiche sind wissenschaftlich gut nachvollziehbar belegt. Die moderne Naturheilkunde und vor allem die sogenannte Integrative Kinderheilkunde basiert wesentlich auf diesen Erkenntnissen und erweitert die Kneipp'sche Lehre im Sinne einer weiteren Differenzierung. In der Kinderheilkunde verwenden wir gerne ein Modell der sieben verschiedenen Bereiche der Integrativen Medizin für Kinder. Hierbei handelt es sich um Bewegung und Sport, die Ordnungstherapie im Sinne eines Gleichgewichtes von Körper, Geist und Seele (Mind-Body-Medizin), gesunde Ernährung, gesunden Schlaf, geistige Entwicklung, Gestaltung eines gesunden

Lebensumfeldes und vor allem gesunde Beziehung zu Menschen im Sinne gesunder Bindungen. Diese sieben Bereiche spielen im Kindesalter eine wesentliche Rolle für die Gesundheit, für die Identifizierung und das Verständnis von salutogenetischen Ressourcen.

Dies ist natürlich kein starres Modell mit festen Vorgaben. Es ist immer möglich, ein »zu wenig« in einzelnen Bereichen durch andere Bereiche zu kompensieren. Das Modell soll keinen Stress verursachen wie eine unlösbare Aufgabe, sondern eher dazu anregen, vielfältige Möglichkeiten zur Förderung der Gesundheit von Kindern zu erkennen, anzuregen und Wesentliches vom Unwesentlichem zu trennen.

In welchen Bereichen gibt es aus Sicht der Integrativen Medizin Ressourcen zur Förderung der Gesundheit bei Kindern?

Tipps aus der Integrativen Medizin und Naturheilkunde zur sanften Stärkung der Kinder, wenn sie noch nicht krank sind

Wichtig ist, dass Sie möglichst viele Routinen im Leben Ihres Kindes darauf anlegen, dass es selbst einen gesunden Lebensstil pflegt. Wenn es gelingt, dass die Kinder dabei auch noch Spaß haben, ist viel gewonnen.

Regelmäßige Bewegung an der frischen Luft ist enorm wichtig für Kinder und Jugendliche. Wir empfehlen, dass Kinder täglich mindestens 60 bis 120 Minuten körperlich aktiv sein sollten, wenn möglich lieber mehr. Je jünger sie sind, desto wichtiger ist ein großes Maß an Bewegung. Kinder haben einen natürlichen Bewegungsdrang und lassen sich eigentlich leicht motivieren.

Generell sollten Kinder sich ab dem frühesten Alter so viel wie möglich bewegen und dabei möglichst unterschiedliche Bewegungsformen praktizieren. Sie sollten laufen, klettern, rennen, springen

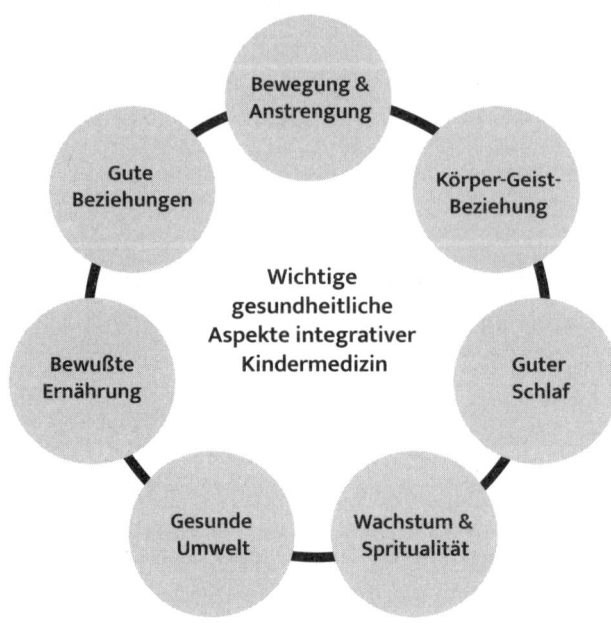

und schaukeln, weil all diese Bewegungsformen dafür sorgen, dass sich Kinder motorisch, neurologisch und mental gesund entwickeln und später auch besser lernen. Je komplexer und vielseitiger Kinder motorisch gefördert werden, desto besser können sie sich neurologisch oder beim Lernen entwickeln.

Versuchen Sie, möglichst viel Bewegung in den Alltag einzubauen. Nutzen Sie jede Möglichkeit, dass die Kinder zu Fuß gehen und bauen Sie Gelegenheiten zur aktiven Bewegung in den Alltag ein. Das bedeutet, den Weg zum Kindergarten, zum Einkaufen oder zu den Freunden lieber zu Fuß oder mit dem Fahrrad als mit dem Auto zu erledigen. Es muss auch nicht immer die Sonne scheinen und trocken sein. Wind und Wetter sind keine widrigen Umstände, sondern gesunde Erfahrungen. Auf diese Weise kommen die Kinder locker auf ihre ein bis zwei Stunden Bewegung.

Achten Sie auf eine vollwertige Ernährung mit möglichst wenig tierischem Eiweiß und einem möglichst geringen Anteil an industriell hergestellten Fertigprodukten. Kinder sollten viel trinken und dabei im Wesentlichen Wasser und Tee zu sich nehmen. Wenig zuckerhaltige Getränke oder Säfte, denn auch wenn Fruchtsäfte vom Prinzip her gesund sind, enthalten sie doch große Mengen an Zucker, die zu Übergewicht führen können. Sorgen Sie dafür, möglichst viele Nahrungsmittel anzubieten, die milchsauer vergoren sind, da die Milchsäurebakterien – sogenannte Probiotika – sich positiv auf die Darmflora auswirken. Das sind etwa Kefir oder Joghurtprodukte ohne hohen Zuckergehalt, fermentiertes Gemüse oder Sauerkraut.

Besonders wichtig für Kleinkinder ist ein geregelter Schlafrhythmus mit ausreichend Schlaf. Gestalten Sie kleine Einschlafrituale, an die sich die Kinder gewöhnen können und die dafür sorgen, dass sie regelmäßig und genug Schlaf bekommen. Gleichzeitig gewährleistet es auch den ausreichenden Schlaf der Eltern. Besonders Medienkonsum und Licht von Bildschirmen vor dem Schlafengehen sollte komplett vermieden werden, weil aufgrund des bläulichen Lichtspektrums unter anderem die Schlafqualität gestört wird. Das Ganze wirkt auf kleine Kinder wie mehrere Tassen starker Kaffee.

Bei der Stressvermeidung hilft ein geregelter Tagesablauf. Schon in der Kneipp-Therapie wurde erkannt, wie wichtig ein geregelter Tagesablauf für unser aller Gesundheit ist. Interessanterweise erleben wir heute den Alltag als stressig, obwohl wir viel mehr technische Hilfen und Erleichterungen im Alltag haben als früher. Das Kochen geht schneller, es muss nicht aufwändig Wäsche gewaschen werden, die Fortbewegung ist erleichtert und auch die Arbeitsbedingungen sind heute wesentlich weniger anstrengend.

Der Unterschied ist jedoch, dass wir heute vielen zeitaufwendigen Tätigkeiten nachgehen, die uns nicht zufriedener machen, sondern ein Gefühl der Leere hinterlassen. Insofern ist es sinnvoll, im Sinne einer Ordnungstherapie das Wichtige vom Unwichtigen zu trennen. Stellen Sie sich bei jeder Tätigkeit die Frage, wie dringend erforderlich sie ist und ob sie nicht auch darauf verzichten können, um etwas Luft im Tagesablauf zu bekommen. Wenn man tatsächlich mal kritisch all seine Tätigkeiten am Tag betrachtet, so findet sich immer einiges, das ohne Verlust weggelassen werden könnte, sodass ein enormer Gewinn an Zeit und Lebensqualität entstünde. Als Beispiel sei nur eine Reduzierung der Mediennutzung genannt.

Versuchen Sie einmal ein Experiment: Es nennt sich *digital detox*, zu Deutsch auch Medienfasten. Wagen Sie als Familie den Versuch, eine oder zwei Wochen auf Smartphone, Computerspiele, Fernsehen oder Netflix und Co. zu verzichten. Sie werden erstaunt sein, was sich an sozialer Interaktion entwickeln kann und welche Freiheit und Zeiträume entstehen, die Sie sinnvoll nutzen können. Natürlich gibt es auch die Möglichkeit, den Medienkonsum auf einen sehr kurzen Zeitraum zu begrenzen. Auf jeden Fall werden Sie sehr schnell sehen, dass Sie schon nach wenigen Tagen nicht mehr das Gefühl haben, auf etwas zu verzichten. Sie werden unglaublich viel Zeit für sich und die Kinder gewinnen.

Wir haben viele Familien in der Praxis, die mit der Geburt des ersten oder zweiten Kindes beispielsweise den täglichen Fernsehkonsum gestrichen haben und nichts vermissen. Durch die deutliche Reduzierung der Mediennutzung entsteht ein wesentlicher Gewinn an Zeit und Entschleunigung sowie Raum für soziale Interaktion mit Ihrem Kleinkind.

Erkältungen und Infektionen der oberen Atemwege
Schauen wir uns nun die Krankheitsprophylaxe und -behandlung ein wenig genauer an.

Bei Erkältungen handelt es sich um Entzündungen der oberen Atemwege, die sich durch Husten, Schnupfen, Unwohlsein, Fieber und Schlappheit äußern können und wenige Tage dauern. In den allermeisten Fällen werden Erkältungen durch virale Infektionen hervorgerufen, nur ein geringer Prozentsatz ist durch bakterielle Infektionen bedingt. Es ist nicht unüblich, dass Kinder im Jahr bis zu zehn Infektionen diese Art haben. Das ist also ganz normal und kein Grund zur Sorge.

Bei normalen viralen Erkältungsinfektionen helfen Antibiotika nicht, weil virale Erkrankungen nicht mit Antibiotika behandelt werden können. Antibiotika helfen nur bei bakteriellen Infekten. Insgesamt muss man feststellen, dass in der Vergangenheit auch in der Kinderheilkunde tendenziell zu viele Antibiotika eingesetzt wurden. In der Kindermedizin ist es vielmehr sinnvoll, auf gut verträgliche naturheilkundliche Behandlungen zu setzen, wie sie die Phytotherapie, also die Pflanzenheilkunde, bietet. Nach unserer Erfahrung kann man besonders in der Kinderheilkunde mit einer integrativen naturheilkundlichen Behandlung viele positive Effekte erzielen und viele Möglichkeiten der Symptomlinderung finden.

Wie geht man dabei nun konkret vor? Es geht zunächst einmal vor allem darum, eine ruhige Situation herzustellen. Allein die Ruhe und Zuwendung wird schon bewirken, dass die Symptomatik beim Kind weniger ausgeprägt ist. Ermöglichen Sie also soweit es geht für die Dauer des Infektes eine Auszeit zur Erholung. Nach einem Infekt mit Fieber etwa sind zwei Tage Schonung sinnvoll, damit nicht sofort der nächste Infekt folgt.

Wenn das Kind krank ist, können Sie mit äußeren Anwendungen viel bewirken. Testen Sie einfach mal die Nützlichkeit von Wickeln, Auflagen oder Einreibungen mit verschiedenen Zusätzen wie Ölen, Quarks oder Tees. Diese Anwendungen sind leicht zu erlernen und bieten vielfältige Einsatzgebiete für die gesamte Familie. Dabei ist die liebevolle Interaktion zwischen Eltern und Kind mindestens so wichtig wie die Gabe von Medikamenten, denn es ist es nicht nur die konkrete Maßnahme, die gesundheitsfördernd auf die Kinder wirkt, sondern auch die Möglichkeit liebevoller Zuwendung und Aufmerksamkeit. Diese »weichen Faktoren« können in erheblichem Maße Schmerzen lindern, das Wohlbefinden positiv beeinflussen, Fieber senken, den Husten vermindern oder die Verdauung verbessern. Bei Kindern ruft es tiefe Befriedigung und Vertrauen hervor, wenn sie merken, dass ihre Eltern ganz genau wissen, was Abhilfe schafft. Wichtig ist, dass Sie zwar Sicherheit ausstrahlen, aber auch nicht die eigenen Grenzen überschreiten sollten. Ziehen Sie bei schweren Infekten jedoch unbedingt einen Arzt hinzu und auch, wenn bei der Anwendung Unsicherheiten bestehen. Es gilt die Regel: bei Säuglingen und Kleinkindern lieber einmal mehr nachsehen als einmal zu wenig.

Es hat sich bewährt, für bestimmte Krankheiten eine Art Ritual zu entwickeln, das dem Kind ein Gefühl von Sicherheit vermittelt. Sie können beispielsweise einen Platz gestalten, an dem es sich wohlfühlt. Immer eine gute Idee ist auch die Aussicht auf etwas Besonderes, eine kleine »Belohnung«, wenn die Kinder wieder gesund sind. Bis dahin gilt: Jetzt wird eine Auszeit genommen, in der das Kind gesund werden kann. Das Signal muss sein: Wir nehmen uns Zeit und versuchen nicht, die Symptome wie auf Knopfdruck abzustellen, damit der Alltag schnell wieder funktioniert.

Das Kind sollte eine Anwendung, wie etwa die eines Wickels, immer als angenehm erleben. Achten Sie daher auf ein angenehmes Körpergefühl des Kindes und reagieren Sie auf jedes unangenehme Gefühl, da dies dem Heilungsverlauf abträglich sein könnte. Im Allgemeinen lieben Kinder Anwendungen wie etwa Wadenwickel oder Brustwickel. Beide können Sie mit verschiedenen Zusätzen anwenden. Allerdings gilt es ein paar grundsätzliche Dinge zu beachten, damit die Wickel ihre volle Wirksamkeit entfalten können:

Das Kind sollte im Bett liegen, am besten in einer ruhigen Umgebung. Nach der Anwendung empfehlen sich mindestens 30 bis 40 Minuten Ruhe im Liegen. Legen Sie den Wickel an und begleiten das Kind bei der Anwendung. Dabei sollten Sie darauf achten, dass die Wickel gut anliegen, damit die fraglichen Stellen nicht auskühlen. Grundsätzlich gilt: Kalte Wickel gehören an warme Stellen, warme Wickel gehören an kalte Stellen. Wenn das Kind friert oder Schüttelfrost hat, dürfen Sie keine kalten Wickel anwenden. Bei akuten lokalen Entzündungen dürfen gar keine Wickel angewendet werden, da diese dann für einen Hitzestau sorgen würden. Am besten eignen sich Baumwoll- oder Leinentücher, die Feuchtigkeit und Wärme gut durchlassen. Verschiedene Zusätze, wie beispielsweise Zitronensaft bei Wadenwickeln oder Quark bei kalten oder warmen Halswickeln, können den Effekt steigern. Zu den allgemeinen Regeln zum Aufbau der Wickel kommen wir in den »Tipps für Kinder mit häufigen Infekten« auf Seite 169.

Schnupfen und eingeschränkte Nasenatmung Welche Möglichkeiten gibt es, bei Schnupfen mit naturheilkundlichen Mitteln zu helfen? Wichtig ist auf jeden Fall, viel zu trinken. Gut sind wärmende Tees wie Lindenblütentee, Holunderblütentee oder auch warmer Holundersaft mit Honig und Zitrone. Eine weitere Grundregel ist, dass die Füße bei Schnupfen warm gehalten werden müssen.

Die Verwendung von Salz-Nasenspray ist grundsätzlich in Ordnung, jedoch sind ätherische Öle in den ersten drei bis vier Lebensjahren nicht zu empfehlen, da sie die Schleimhäute stark reizen und bei Verschlucken zu ernsten Problemen mit der Atmung führen können. Es kann dabei zum sogenannten Glottiskrampf mit Atemdepression bis hin zur Erstickung kommen. Für Kinder in diesem Alter gibt es beispielsweise ein Präparat, das Eukalyptusöl und Fichtennadelöl enthält und unter dem Namen Babix Inhalat verkauft wird.

Für Säuglinge ist es besonders wichtig, dass die Nase frei ist, denn nur so können sie richtig trinken. Ein sehr bewährtes Hausmittel für stillende Mütter ist, dem Säugling einige Tropfen Muttermilch in die Nase zu träufeln. Diese Methode kann mehrfach wiederholt werden. Bei kleinen Kindern können Sie auch mit einem sogenannten Nasensauger die Nase freihalten.

Ein guter Tipp aus der naturheilkundlichen Praxis ist Engelwurzbalsam. Oft reicht es, eine geringe Menge auf die Nasenregion und die Stirn aufzutragen. Schon nach kurzer Zeit kann sich ein deutlicher Effekt zeigen. Generell ist es wichtig, die Luft feucht und tendenziell kühl zu halten.

Husten Husten ist eines der häufigsten Symptome von Infektionen der oberen Luftwege. Es gibt viele verschiedene Möglichkeiten, mit naturheilkundlichen Mitteln positiv auf den Verlauf einzuwirken. Bei starken Atembeschwerden oder lange bestehendem Husten über mehrere Tage sollten Sie jedoch eine Lungenentzündung oder andere Erkrankungen ausschließen. Grundsätzlich ist frische, feuchte und kühle Luft förderlich. Auch bei Husten sollten Kinder viel trinken, speziell Thymiantee, Lindenblütentee oder spezielle Kräuterteemischungen. Ein bei Bronchitis sehr bewährtes Medikament, das auch in Studien bei Kindern die Symptome, die Heftigkeit des Hustens und die Krankheitsdauer nachweislich verkürzt hat, wird ebenfalls aus der südafrikanischen Geranienart Pelargonien sidoides (Umckaloabo Tropfen oder Kindersaft) hergestellt. Es ist ein seit Hunderten von Jahren traditionelles Mittel der afrikanischen Naturheilkunde und kann grundsätzlich bei Infektionen der oberen Atemwege und speziell eben auch Husten einen deutlichen Effekt haben. Es verbessert die Abwehr gegen Viren, bewirkt, dass der Schleim besser aus den Bronchien transportiert wird und stimuliert unsere immunologischen Zellen.

Im Bereich der Wickel haben sich bei Husten besonders warme Brustwickel mit Lavendelöl bewährt. Diese können Sie auch für kleinere Kinder verwenden. Wenn Sie zusätzlich Honig am Abend geben, wird der Husten gelindert und die Schlafqualität kann sich verbessern.

Tipps für Kinder mit häufigen Infekten, kontinuierlichem Schnupfen und anderen Erkältungssymptomen

Achten Sie besonders auf die Ergänzung der Ernährung mit Probiotika. Zudem raten wir zu täglichen Güssen mit kaltem Wasser nach den Kneipp'schen Empfehlungen. Hierbei nehmen Sie eine große Kanne oder einen Duschkopf, der einen breiten Wasserstahl erzeugt, und stellen den Temperaturregler auf maximal kalt. Dabei fangen Sie mit den Fingern an und übergießen den Arm kontinuierlich aufwärts bis zur Schulter mit kaltem Wasser. Dies können Sie zwei- bis dreimal hintereinander wiederholen. Wichtig ist, nicht oberhalb der Schulter zu gießen und nicht auf den Kopf, weil es für Kinder sehr abschreckend ist. Der Wasserdruck sollte sehr sanft sein beim Auftreffen auf die Haut: wie ein Guss und nicht als harter Strahl. Nach dem Guss sollten sich die Kinder schnell wieder aufwärmen.

Feuchte Wickel für den Bauch oder die Brust Hier werden drei Schichten angelegt: ein Baumwolltuch, welches direkt auf der Haut aufliegt und die wirksame Substanz wie z. B. Lavendelöl enthalten kann. Darüber kommt ein zweites, etwas größeres Baumwolltuch zum Abdecken. Anschließend wird alles abgedeckt mit einem dicken Tuch oder einer Decke über den gesamten Wickel. Ein trockener Wickel wird identisch angelegt, nur eben ohne das feuchte Tuch.

Kalte Halswickel Bei Halsschmerzen können kalte Halswickel die Beschwerden lindern und eine schnellere Genesung unterstützen. Und so geht's:

- Feuchten Sie ein Baumwolltuch mit kühlem Wasser an und wickeln Sie es um den Hals. Wenn es nicht zu unangenehm ist, können Sie das Tuch auch mit Essig anfeuchten.
- Binden Sie ein trockenes Tuch und abschließend einen Wollschal darüber.
- Auch kühler Quark kann die wohltuende Wirkung unterstüt-

zen. Streichen Sie den Quark dazu fingerdick auf den mittleren Teil eines dreifach gefalteten Tuchs und schlagen Sie die beiden äußeren Teile jeweils darüber.

- Legen Sie den Wickel so um den Hals, dass der Teil, der innen mit Quark beschichtet ist, direkt auf der Haut aufliegt. Abschließend einen Wollschal umbinden.

Wenn die kühlende Wirkung des Wickels nachlässt, können Sie ihn abnehmen und den Wickel später am Tag, auch mehrmals, wiederholen.

Warme Halswickel Wenn dem Kind kalt ist, sollten bei Halsschmerzen nur warme Halswickel angewendet werden. Dabei verfahren Sie einfach wie bei einem kalten Wickel, tauchen aber dieses Mal das Tuch in heißen Kamillentee oder –sud und drücken es hinterher aus. Bei warmen Halswickeln kann die Wirkung ebenfalls noch durch verschiedene Zusätze unterstützt werden.

- Sie können beispielsweise etwas Quark im Wasserbad erhitzen und wie beim kalten Wickel beschrieben fingerdick auf das Tuch streichen.
- Als wirkungsvoller Zusatz gilt auch eine Paste aus Senfmehl. Zur Herstellung feuchten Sie das Tuch in warmem Wasser an, geben dann zwei Esslöffel Senfmehl gleichmäßig verteilt auf die Mitte des Tuches und schlagen die beiden äußeren Teile darüber. Allerdings sollte ein Senfmehl-Wickel höchstens eine halbe Stunde aufliegen und bei empfindlicher Haut gar nicht angewendet werden. Auch ist es eine Anwendung für Kinder ab zwei bis drei Jahren.
- Heiße Kartoffeln eignen sich ebenfalls als Zusatz. Hierzu füllen Sie das Tuch mit zerstampften, heißen Kartoffeln. Auf die Brust aufgelegt, kann ein Kartoffelwickel bei Husten oder Bronchitis auch die Schleimlösung unterstützen.

Auch bei diesen warmen Wickeln werden über das Innentuch abschließend immer noch ein trockenes Tuch und ein Wollschal gewickelt.

Schauen wir uns nun an, welche Wickel speziell zu einzelnen Symptomen passen.

Fiebersenkende Wickel Grundsätzlich empfehlen wir Kinderärzte eine Fiebersenkung mit Wadenwickeln erst bei sehr hohem Fieber. Bei fiebersenkenden Wickeln handelt es sich um alte Hausmittel, mit denen sanft die Körpertemperatur gesenkt werden kann. Grundsätzlich sollten die Tücher nicht feucht-kalt, sondern handwarm sein. Geeignet sind zum Beispiel Wolltücher, die in handwarmem Wasser befeuchtet und ausgewrungen wurden. Legen Sie die Tücher nur um die warmen Waden gut an, decken Sie dann wie bei dem oben genannten Wickel ein trockenes Tuch darüber. Sie können den Wickel länger liegen lassen und die Prozedur wiederholen, wenn die Waden wieder warm geworden sind. Ein fiebersenkender Wickel wird nicht angewendet, wenn das Kind kalte Waden oder Schüttelfrost hat. Außerdem gilt grundsätzlich: Je jünger das Kind, desto kürzer die Anwendungszeit des Wickels.

Unruhe und Einschlafstörungen

Ein gesunder und regelmäßiger Tages- und Schlafrhythmus sind wichtig. Grundsätzlich sollte man bei Kindern, die immer wieder Probleme mit dem Einschlafen haben, Rituale entwickeln, an die sich die Kinder als gesunde Einschlafhilfe gewöhnen können. Besonders bei unruhigen Kindern sind solche Einschlafrituale Gold wert.

Sorgen Sie für eine entspannte, ruhige Atmosphäre, sprechen Sie etwas Schönes an und lesen Sie vor oder erzählen eine Geschichte. Es sollte sich immer um den gleichen Ablauf handeln, damit die Kinder sich daran gewöhnen. Ist das Kind trotzdem unruhig oder kann nicht einschlafen, kann eine Fußmassage helfen oder eine Lavendelöl-Brustauflage.

Lavendelöl-Brustauflage Diese stellen Sie her wie einen trockenen Wickel und verwenden 15 bis 25 Tropfen eines ein- bis zweiprozentigen Lavendelöls. Wenn Sie die Tücher vorher leicht erwärmen, wirken die Wickel noch besser und rascher.

Schlafsocken Eine sehr gute Möglichkeit aus dem Kneipp-Repertoire sind Schlafsocken. Sie sind sehr leicht anzuwenden. Wichtig ist, sie nur bei warmen Füßen und Kindern anzuwenden, die nicht fiebern oder einen beginnenden Infekt haben. Nasse Schlafsocken haben eine schlaffördernde Wirkung. Wir empfehlen Sie besonders bei sehr unruhigen Kindern als natürliches »Beruhigungsmittel«. Wenn die Füße nicht warm sind, sollten sie mit einer Wärmflasche aufgewärmt werden. Nehmen Sie dann in kühles Wasser getauchte Baumwollsocken, die Sie auswringen und dem Kind anziehen. Darüber werden Wollstrümpfe gezogen und der ganze Körper wird gut zugedeckt. Die Socken müssen nach dem Einschlafen nicht ausgezogen werden.

Infekt Sind die Kinder wegen eines Infektes unruhig, können Sie auch Fieber- und Zahnungszäpfchen von Weleda anwenden.

Bauchschmerzen

Bauchschmerzen sind ein häufiges Problem bei Kindern, und je kleiner die Kinder sind, desto unspezifischer sind sie. Es kann ein Infekt sein, es kann sich um Blähungen handeln, Verdauungsbeschwerden sind möglich oder ganz andere Ursachen. Auch können Bauchschmerzen und Unruhe ein Ausdruck von Stress sein. Die Seele und unsere Emotionen hängen sehr stark mit dem Darm zusammen. Deshalb wirkt sich mentaler und emotionaler Stress so stark auf unsere Verdauung aus. Wir haben mehr Nervenzellen in unserem Bauch als im Gehirn. Unser Dünndarm produziert beispielsweise mehr Serotonin, einen neurologischen Botenstoff, der für die Signalübertragung im Gehirn und im Magen-Darm Trakt verantwortlich ist, als das Gehirn. Darm und Gehirn kommunizieren zum Beispiel über Hormone wie GABA und Dopamin sowie durch eine Vielzahl anderer Stoffe, die durch den Darm und die Darmflora gebildet werden. Deshalb zeigen auch Kinder häufig bei emotionalem Stress Symptome im Bereich der Verdauung.

Bauchschmerzen können im Lauf der Kindheit immer wieder auftreten und Ausdruck von Stressbelastung oder einer körperlichen Ursache sein. Wenn die Kinder zum Beispiel Blähungen, Verdauungsprobleme oder einen kleinen Infekt haben, gibt es eine Vielzahl von Möglichkeiten, um die Beschwerden zu lindern. Es ist vor allem wichtig, dass Sie einen Arzt aufsuchen, wenn die Schmerzen häufig auftreten oder sehr stark sind oder wenn Sie sich unsicher sind, woher die Bauchschmerzen kommen.

Bauchmassagen und Bauchwickel Bei Säuglingen und Kindern helfen Bauchmassagen oder Bauchwickel mit einem Kümmel-Fenchel-Öl sehr gut. Beides geht auch sehr gut zusammen, wenn Sie nach einer Bauchmassage mit Fenchel-Kümmelöl einen feucht-warmen Wickel machen. Die Bauchmassage sollten Sie vorsichtig in kreisenden Bewegungen im Uhrzeigersinn vornehmen. Medikamentös haben sich unserer Erfahrung nach Carum carvi comp.-Zäpfchen sehr bewährt. Sie enthalten ebenfalls Kümmel und können schon bei Säuglingen angewendet werden.

Ohrenschmerzen

Ohrenschmerzen können extrem wehtun. Es ist grundsätzlich wichtig, die Kinder einem Kinderarzt vorzustellen. Wenn die Ohrenschmerzen wegen einer Mittelohrentzündung auftreten, wirkt Wärme schmerzlindernd. Neben abschwellendem Nasenspray und Schmerzmedikamenten sind warme Zwiebelwickel oder Zwiebelsäckchen ein besonders bewährtes Mittel der Naturheilkunde.

Angewendet werden sie folgendermaßen: Es wird eine zerkleinerte rohe Zwiebel in einem Topf oder über Wasserdampf leicht erwärmt, sodass der beißende Zwiebelgeruch noch vorhanden ist. Die rohen, warmen Zwiebeln in ein Baumwolltuch oder einen Strumpf wickeln und den warmen Wickel auf das Ohr legen. Ein weiteres Tuch kann darüber gelegt werden, um die Wärme zu halten.

Magen-Darminfektionen

Magen-Darm-Infektionen mit Durchfall und Erbrechen treten im Kindesalter häufig auf – mit oder ohne Fieber, in der Regel verursacht durch Viren. Hier gilt als oberstes Gebot, immer darauf zu achten, dass die Kinder genug Flüssigkeit zu sich nehmen und nicht austrocknen. Neben den üblichen Maßnahmen wie einer angepassten Diät (Reis, Nudeln, Kartoffelbrei oder leicht verdauliches Gemüse) und reichlichem Flüssigkeitsangebot können Sie die Genesung durch wenige simple Maßnahmen zusätzlich unterstützen. Ein bewährtes Mittel ist beispielsweise, Kinder auf 20 Prozent verdünnten Apfelsaft trinken zu lassen. Traditionell wird in der Naturheilkunde auch geriebener Apfel und Kamillentee empfohlen. Darüber hinaus gibt es auch *Diarrhoesan Saft*®, ein bewährtes pflanzliches Arzneimittel, eine Mischung aus Apfelpektin und Kamille, das in Studien bei Kindern die Symptomatik deutlich verkürzt hat.

Halsschmerzen

Feuchte Halswickel haben sich bei Schmerzen im Hals- und Rachenbereich in der Praxis sehr bewährt. Sie wirken schmerzlindernd, abschwellend und entzündungshemmend. Bei länger bestehenden Halsschmerzen wird in der Regel die Wärme als angenehmer empfunden, es sollte ein wärmender feuchter Halswickel benutzt werden. Wenn Sie das Gefühl haben, der Hals sei geschwollen und Sie Schmerzen beim Schlucken haben, können Wärme entziehende kühlende Halswickel helfen. Hierbei verwenden Sie feuchte Wickel wie oben beschrieben zum Beispiel mit Quark. Die Wickel werden für etwa 15 bis 20 Minuten angewendet – achten Sie jedoch darauf, dass der verwendete Quark nicht direkt aus dem Kühlschrank kommt.

Wenn keine Besserung eintritt, bei extrem starken Halsschmerzen oder wenn Halsschmerzen zusammen mit Fieber und begleitendem Hautausschlag auftreten, suchen Sie bitte immer einen Kinderarzt auf.

In der Phytotherapie gibt es viele Arzneimittel, die bei Infektionen der oberen Luftwege verwendet werden können. Am besten geprüft bei Kindern mit Halsschmerzen (Tonsillitis, die nicht durch Streptokokken hervorgerufen wird) ist Umckaolabo-Tropfensaft, der Extrakt aus der Wurzel einer Geranienart aus Südafrika. Hier zeigen mehrere Studien, dass sich der Infekt bei Kindern deutlich verkürzen lässt und die Symptome reduziert werden. Den Quarkwickel bei Halsschmerzen sollten Sie erst ab einem Alter von zwei Jahren anwenden.

Die Gelassenheit der Eltern ist die Gelassenheit der Kinder – Mind-Body-Medizin für Eltern

In diesem Abschnitt geht es aus Sicht der Integrativen Medizin darum, wie Stress die Entwicklung des Kindes beeinflusst und was Sie schon in der Schwangerschaft tun können. Denn bereits dort wirkt mütterlicher Stress auf die Kinder, allerdings nicht in jedem Fall. In Untersuchungen an Schwangeren wurde nämlich gezeigt, dass sich bei Müttern, die etwa durch einen operativen Eingriff kurzzeitig hohe Spiegel an Stresshormonen aufbauen, sich diese Erhöhung der Stresshormone jedoch nicht im Fruchtwasser des ungeborenen Kindes findet. Offensichtlich sind Kinder bei akutem kurzzeitigen Stress im Mutterleib vor dieser Überflutung an Stresshormonen geschützt. Problematischer ist hingegen kontinuierlicher chronischer Stress. Im Gegensatz zum kurzzeitigen Stress ist dann im Fruchtwasser ein relevant erhöhter Spiegel von Stresshormonen nachweisbar.

Chronischer oder toxischer Stress kommt also auch beim Kind an. Stresshormone im Fruchtwasser bewirken einerseits tatsächlich, dass die Entwicklung des Kindes vorzeitig angekurbelt wird. Die erhöhte Zahl der Hormone signalisiert dem Kind, dass es sich um eine Notfallsituation handelt, in der die Überlebenschancen höher sind, wenn die Organentwicklung beschleunigt wird, denn dann sind die Organe im Falle einer früheren Geburt reifer.

Diese beschleunigte Entwicklung hat allerdings auch Nachteile. Sie wird durch die erhöhten Stresshormone mit dem Auftreten von ADHS, Depressionen und Herz-Kreislauf-Erkrankungen in Verbindung gebracht.

Aber auch nach der Geburt ist es besonders wichtig, Stress für Kinder in den ersten drei Lebensjahren zu vermeiden. Man sollte immer im Kopf haben, dass die Kinder umso weniger Stress erleben, je entspannter die Eltern sind. Anders gesagt: je zufriedener Eltern sind, je positiver ihr Lebensgefühl ist, desto weniger Stress geben sie an ihre Kinder weiter.

Aus der Stressforschung und der Forschung zur Mind-Body-Medizin wissen wir sehr genau, wie wichtig Stressreduktion und ein positives Lebensgefühl sind. Viele Zivilisationskrankheiten wie Bluthochdruck, Rückenschmerzen oder chronische Herzerkrankungen lassen sich durch Therapieansätze der Mind-Body-Medizin reduzieren oder effektiv behandeln.

Die Mind-Body-Medizin ist im Grunde eine Ordnungstherapie, wie sie schon Pfarrer Kneipp im 19. Jahrhundert in Ansätzen entwickelt hat. Dabei geht es um die Ordnung zwischen Seele, Körper und Geist und die persönliche Steigerung einer gesunden Ordnung und Abfolge des täglichen Lebens. Die Mind-Body-Medizin versucht auf Grundlage der Erkenntnisse der Stressforschung, den wechselseitigen Zusammenhang von Körper, Geist und Seele sowie unsere Interaktion mit anderen Menschen zu steuern. Ziel ist eine gute Selbstregulation im Sinne einer aktiven Lebensgestaltung unter salutogenetischen Gesichtspunkten sowie die aktuelle Lebenssituation positiv zu beeinflussen, mit dem Ziel, mehr Eigenaktivität und Autonomie zu entwickeln.

Der gesamte Bereich, der heute als Mind-Body-Medizin bezeichnet wird, hat sich in den 1970er Jahren im Wesentlichen in den USA entwickelt. Die ursprüngliche Idee wurde von Jon Kabat-Zinn und dem Team seiner Klinik entwickelt. Das Programm ist unter dem Namen »Achtsamkeitsbasiertes Stressreduktions Programm« bekannt. Wir wissen heute sehr gut, dass Mind-Body-Medizin bei vielen Erkrankungen effektiv positiven Einfluss nehmen kann, beispielsweise auf Bluthochdruck, Herz-Kreislauf-Erkrankungen, psychosomatische Erkrankungen, Ängste, Depressionen, Schlafstörungen und allen voran Stress und Burnout-Symptomatiken. Dabei gibt es ganz unterschiedliche Verfahren, von Sport wie Yoga oder Nordic Walking bis zur Meditation.

Da jede Art von Stress schon vor der Geburt auf die Kinder wirkt, sollte es auch für das Umfeld eines Paares das Ziel sein, die werdenden Eltern in ihrer inneren Haltung und Lebenseinstellung zu unterstützen, um so indirekt das seelische und körperliche Wohlbefinden des Kindes zu unterstützen. Jede Stressreduktion bei den Eltern und speziell der Mutter kommt automatisch als Stressreduktion beim Kind an.

Eine gute Möglichkeit sind beispielsweise unterschiedliche Formen von Schwangerschaftsmassagen, die allerdings nur eine kurzfristige Entspannung bewirken und keine allzu lang anhaltende Wirkung zeigen.

Aktive Mind-Body-Medizin für (werdende) Eltern

Schwangerschaftsmassagen sind etwas für den Körper und die Seele, was subjektiv entspannend und sehr wohltuend sein kann – aber vermutlich keine lang anhaltende Wirkung hat. Über den kurzfristigen Effekt einer Massage hinaus gibt es andere Möglichkeiten, aktiv mit

Mind-Body-Medizin salutogenetisch zu handeln. Es gibt zum Beispiel das sogenannte »mindfulness based childbirth and parenting« (MBCP). Dabei handelt es sich um ein Trainingsprogramm über mehrere Wochen für Schwangere, das auch von Paaren absolviert werden kann, um sich auf die Schwangerschaft, die Geburt und die tiefgreifenden Veränderungen des Körpers und der Lebenssituation vorzubereiten.

Das Mindfulness-Based Childbirth and Parenting Program (MBCP), das von der Hebamme und Meditationslehrerin Nancy Bardacke entwickelt wurde, ist ein neunwöchiges, 38-stündiges Schulungskozept für werdende Mütter und Väter zur Vorbereitung auf die Geburt und das Familienleben. Die Schulungen basieren auf dem von Dr. Jon Kabat-Zinn entwickelten, auf Achtsamkeit und Meditation basierenden Stressreduktionsprogramm. In den vorliegenden Studien zeigt sich, dass schwangere Teilnehmerinnen besser mit der Geburt fertigwerden, weniger Schmerzen bei der Geburt erleben, der Einsatz von Opiaten bei der Geburt geringer ist und seltener Depressionen auftauchen.

Es geht dabei aber nicht nur um Geburtsvorbereitung im klassischen Sinne, sondern um die Vorbereitung von Körper, Geist und Seele und des Zusammenspiels dieser drei. Achtsamkeit und Empathie in Bezug auf die Schwangerschaft, das Kind und den Partner spielen dabei eine wesentliche Rolle. Ziel ist eine bessere Selbstregulation im Sinne einer Ordnungstherapie.

Es gibt aber auch weitere Möglichkeiten je nach individueller Neigung, Schwangerschaftsyoga, Eurythmietherapie oder Nordic Walking zu machen. Auch verschiedene Ansätze der Meditation können helfen, werdende Mütter die Zeit bis zur Geburt entspannter und ausgeglichener erleben zu lassen.

Letztlich ist es wichtig, sich diesen Möglichkeiten gegenüber offen zu zeigen. Jeder sollte für sich selbst herausfinden, welche Mind-Body-Medizin seiner Persönlichkeit am besten entspricht und damit dem Ziel einer Stressreduktion und der Steigerung der Zufriedenheit am nächsten kommt.

Trotzdem gilt natürlich: Wenn es Stress für Sie bedeutet, einen Yoga-Kurs zu besuchen und Sie lieber ein Buch lesen und spazieren gehen wollen – dann sollten Sie genau das tun, und es wird das Beste für Sie sein.

WISSEN, DAS HILFE SCHAFFT: KRANKHEITEN UND SORGEN GESUND DURCHMACHEN

Jedes Kind ist ein Wunder für sich. An manchen Tagen fühlt es sich an wie die größte Liebe, an manch anderem Tag allerdings auch ein wenig wie die Hölle auf Erden. Kinder lösen in ihren Eltern starke Gefühle aus, von überwältigendem Glück, aber auch von Unsicherheit. Das erste Lächeln ergreift sie wie kaum etwas Anderes, es gibt eine ganz neue Erfahrung von Freude, Liebe und Glück.

Beide Seiten schenken sich etwas. Das Geschenk des Kindes an Sie ist: unfassbares, bedingungsloses Vertrauen, tägliche Wunder, die Entdeckung unvergleichlicher Nähe und Gemeinsamkeit, eine neue Welt voller Glück, Stolz und Liebe.

Ihr Geschenk an das Kind wiederum liegt in Ihrer uneingeschränkten und bedingungslosen Liebe. Sie geben ihm Zuversicht, Selbstvertrauen, Glück und vermitteln Werte. Sie sichern seine Gesundheit, sorgen für ein gutes Umfeld und bringen Ihrem Kind Fähigkeiten und Fertigkeiten für eine gesunde, verantwortungsvolle, liebevolle und selbstbestimmte Zukunft bei.

Zweifel, ob alles richtig ist, was Sie machen, ob Sie alles schaffen werden, ob Sie allen Anforderungen gerecht werden können, gehören bei diesem lebensverändernden Ereignis ganz normal dazu. Lassen Sie sich nicht beirren, Sie schaffen das schon.

Bevor wir uns spezifischen Betrachtungen über die einzelnen Lebensabschnitte des Kindes von seiner Zeit im Mutterleib bis zum 36. Monat zuwenden, möchten wir einige allgemeine Tipps zum Umgang mit Ihrem Kind geben, die sich auch aus dem bisher Gesagten bereits ergeben.

UNSERE EMPFEHLUNGEN:

- Denken Sie salutogenetisch: Keine Schwierigkeit und kein Problem sind von Dauer. Machen Sie Probleme für sich verstehbar und handhabbar. Vermeiden Sie bei Belastungen negative Emotionen und einen negativen Attributionsstil.
- Bleiben Sie sich immer selbst treu, trauen Sie Ihren Gefühlen und Ihrem gesunden Menschenverstand.
- Perfektionismus und übertriebener Ehrgeiz führen zu Stress, der sowohl Ihnen als auch Ihrem Kind schadet.
- Prüfen Sie alle Ratschläge kritisch, gerade auch Tipps aus dem Internet. Versuchen Sie am besten, jegliches Googlen zu vermeiden.
- Scheuen Sie sich nicht, bei Unsicherheiten professionellen Rat einzuholen, zum Beispiel bei Ihrem Kinderarzt, echtes Wissen und langjährige Erfahrung sind durch nichts zu ersetzen.
- Moralische Unterstützung durch das Umfeld ist wichtig. Halten Sie zusammen! Nicht die Belastung ist das Problem, sondern die innere Einstellung dazu.
- Achten Sie darauf, dass es Ihnen als Eltern, ganz besonders aber der Mutter, gut geht. Die Familie ist wie ein kleines Segelboot. Die Mutter ist Frau Kapitän, Papa der 1. Offizier und das Kind ist »klein Smutje«, also noch in der Lehre. Alle müssen dafür sorgen, dass es Frau Kapitän gut geht, damit sie ihre Arbeit machen kann. Klein Smutje wird von allen geliebt und unterstützt, kann und darf aber nicht das Boot fahren, denn sonst läuft es ganz schnell auf eine Klippe auf.
- Schlaf für die Mutter ist wichtig. Sorgen Sie für ausreichend Möglichkeiten zum Schlafen.

Die Zeit vor der Geburt

Es ist vielleicht die spannendste Zeit im Leben eines Paares, sicher aber die aufregendste im Leben einer Mutter: die Schwangerschaft. Erinnern Sie sich noch, wann Sie darüber nachgedacht haben, ein Kind in die Welt zu setzen? Im Grunde fängt das Leben Ihres Kindes hier schon an. Mit dem ersten konkreten Gedanken beginnt auch die Veränderung des Körpers.

Schon in der Kinderwunschphase stellt sich bisweilen extremer Stress ein, wenn es mit der erwünschten Schwangerschaft einfach nicht wie geplant klappen will. Solch eine Zeit ist eine Belastungsprobe für jede Partnerschaft, vor allem, wenn der Kinderwunsch vielleicht relativ schnell aufgekommen ist und die Beziehung noch gar nicht so viele echte Probleme aushalten musste. Sprechen Sie also über die Situation und versuchen Sie, den Druck rauszunehmen. Eine abgesprochene Pause hilft den Partnern oft mehr als die Kinderwunschsprechstunde oder übermäßiges Probieren unter großem Druck.

Während der Schwangerschaft wirken komplexe epigenetische Faktoren auf die Entwicklung des Kindes ein. Neben Mangelernährung, Nikotin und Alkohol ist es vor allem der Stress der Mutter, der sich nachteilig auf die Reifung des Nervensystems beim Kind, aber auch auf die Entwicklung der Abwehrkräfte sowie die emotionalen und sozialen Fähigkeiten nach der Geburt auswirken. Kinder, die während ihres Heranreifens im Mutterleib stark solchen Faktoren ausgesetzt gewesen sind, lächeln weniger, können ihre Gefühle schlechter regulieren und sind passiver in ihrem Verhalten. Das konnten verschiedene Studien nachweisen.

Die beste Voraussetzung für die gute Entwicklung des Kindes und einen guten Verlauf der Schwangerschaft ist eine funktionierende, glückliche Paarbeziehung, im Idealfall eine tiefe Liebe geprägt von Vertrauen und Verantwortung für den jeweils anderen. Dies ist dann auch die ideale Voraussetzung für eine glückliche Schwangerschaft und eine gute Entwicklung des Kindes im Bauch der Mutter.

Ein Vorteil ist es zudem, wenn das Paar bereits »konflikterfahren« ist, also schon im Vorfeld der Schwangerschaft schwierige Situationen und Streitigkeiten gut gemeistert hat und weiß, wie es das auch in Zukunft tun kann. Wer zueinander hält und Konflikte als Teil jeder guten Partnerschaft versteht, bei dem lösen nicht schon kleinste Probleme großen Stress aus.

Nehmen Sie also die Gefühle und Erwartungen Ihres Partners ernst. Langzeitstudien zeigen, dass die größten Stressfaktoren für Mutter und Kind eine unsichere Partnerschaft und eine ambivalente Haltung zur Schwangerschaft sind. Kinder, die aus solchen schwierigen Konstellationen hervorgehen, haben weitaus häufiger Entwicklungs- und Gesundheitsprobleme. Die Gefühle der Mutter, die die Hauptarbeit mit der Schwangerschaft hat, stehen also im Zentrum, aber auch umgekehrt sollten Unsicherheiten der werdenden Väter nicht einfach abgetan werden. Immer noch sprechen Männer ungerne darüber, und viele Frauen erwarten einen »starken Mann« an ihrer Seite. Doch hilft es Mutter und Kind, wenn der Mann über seine Situation offen sprechen kann.

Die Schwangerschaft gehört zum Wunder des neuen Lebens dazu. Eine belastete Schwangerschaft hingegen kann entstehen durch das Gefühl, dass Sie und Ihr Partner mit Ihren Fragen, Sorgen und Wünschen alleine sind und mit der neuen Situation nicht umgehen können. Hier helfen viel guter Wille, Zusammenhalt, emotionale Rückendeckung und am besten eine gehörige Portion Humor bei allen Beteiligten, um diese große neue Herausforderung gemeinsam zu schaffen.

Schwanger. Nicht krank

Die Schwangerschaft wird heute oft nicht mehr als normaler Zustand erlebt. Seit Jahrtausenden werden Frauen schwanger und gebären Kinder. Und doch gibt es inzwischen einen Hang dazu, eine Schwangerschaft in gewisser Weise als krankhaften Status des Körpers zu betrachten. Zunehmend ist von Risiken die Rede, wenn über Schwangerschaft gesprochen wird, fast die Hälfte aller Schwangerschaften wird gegenwärtig als Risikoschwangerschaft geführt. Die damit verbundenen Ängste und Sorgen können die Freude der Mutter und damit auch die Entwicklung des Kindes erheblich beeinträchtigen – und zwar im selben Maße wie negative Erfahrungen aus der eigenen Kindheit, vorangegangene Fehlgeburten oder schwierige Schwangerschaften.

Darüber hinaus belasten weitere Faktoren wie finanzielle Sorgen, die mit der Schwangerschaft verbundenen Einschränkungen, Probleme am Arbeitsplatz oder auch die sich verändernde Beziehung zum Kindsvater viele Schwangerschaften. Im Sinne der Salutogenese sind solche belastenden Faktoren jedoch niemals Schicksal, sondern Herausforderung und Voraussetzung, besser damit fertigzuwerden. Wer sich den Problemen stellt und Entscheidungen trifft, wird sie am Ende als verstehbar und handhabbar erleben. Manchmal können wir zwar die Situation im Detail nicht ändern, aber etwas für uns tun und an unserer Einstellung dazu arbeiten und damit auch an unserer Resilienz. Alle wissenschaftlichen Studien weisen darauf hin, dass Frauen mit einer höheren Resilienz Kinder bekommen, die weniger Gedeihstörungen aufweisen. Auch die Zahl der Frühgeburten ist erheblich niedriger.

Grundsätzlich unterscheiden wir drei Arten von Geburten: spontan, per Notkaiserschnitt (Notsektio) und per geplantem Kaiserschnitt (elektive Sektio). Wer als Pädiater über viele Jahre hinweg im Kreißsaal Babys entgegengenommen hat, erkennt mit der Zeit, auf welche Art das jeweilige Kind zur Welt gekommen ist. Spontan geborene Kinder wirken gestresst und erschöpft, sie kämpfen, um in der Welt anzukommen. Den per Notsektio geholten Kindern ist die Erschöpfung ebenfalls anzusehen. Interessant ist jedoch der Befund der Kinder, die durch einen geplanten Kaiserschnitt zur Welt kommen. Sie wirken träge und trotz der natürlich bestehenden Anpassungsschwierigkeiten weniger gestresst und weniger kämpferisch. Die wissenschaftlichen Befunde über häufiger auftretende Schwierigkeiten bei Kaiserschnitt-Kindern sind mittlerweile eindeutig: Asthma, Neurodermitis, Infekte treten bei Kindern nach elektiver Sektio vermehrt auf. Weiterhin zeigen sich auch vermehrt spätere Schwierigkeiten in der emotionalen und sozialen Entwicklung. Die Feststellung, diese Kinder seien weniger gestresst, mag im ersten Moment positiv klingen, weil wir uns angewöhnt haben, Stress als etwas grundsätzlich Negatives zu betrachten. Tatsächlich jedoch wissen wir heute, dass der Geburtsstress einer spontanen Geburt und die damit einhergehende Ausschüttung des Stresshormons Cortisol und seiner Derivate über eine Modulation der regulatorischen T-Zellen die Immunkompetenz fördert und stärkt.

Obwohl renommierte wissenschaftliche Magazine wie das *New England Journal* aus diesen Gründen vor geplanten Kaiserschnitten warnen, hat sich an der Häufigkeit dieses Eingriffs in Deutschland nichts geändert. Immer wieder werden organisatorische Gründe der beteiligten Mediziner oder sogar der Eltern selbst ins Feld geführt, um eine elektive Sektio zu rechtfertigen. Solange keine harten medizinischen Gründe gegen eine Spontangeburt sprechen, sollte diese immer angestrebt werden.

Es sind nicht nur Hormone und deren Vorstufen, die sich auf die weitere Entwicklung eines Kindes bei der Geburt auswirken. Auch der frühe Kontakt mit bestimmten Viren und vor allem mit bestimmten Bakterien im Vaginalbereich der Mutter stärkt und fördert nachweislich die Immunkompetenz. Verantwortlich dafür scheint die Zusammensetzung der Darmflora, des Mikrobioms, zu sein, die das sich entwickelnde Immunsystems entscheidend fördert und aktiviert. Tatsächlich ist man in einigen Kliniken bereits dazu übergegangen, Kindern, die per Kaiserschnitt zur Welt kommen, Fruchtwasser und Vaginalsekret der Mutter zu trinken zu geben. Bisher gibt es jedoch keine kontrollierten Studien, die eine Wirksamkeit dieser Methode bestätigen. Gleichwohl scheint dieses Vorgehen nicht verkehrt, wenn das Kind denn schon per Sektio geholt wird.

••

UNSERE EMPFEHLUNGEN:

- Erhalten Sie sich die Freude auf das Kind, das in Ihrem Bauch heranwächst. Jedes neu entstehende Leben ist wie ein kleines Wunder!

- Machen Sie sich von vornherein klar, dass es in jeder, wirklich jeder Schwangerschaft Zeiten voller Ängste und Zweifeln gibt. Fragen kommen hoch wie:»Werde ich bei der Geburt alles richtig machen?« oder»Wird mein Kind Fehlbildungen haben?« oder»Hätte ich vielleicht doch eher mit dem Arbeiten aufhören sollen?«. Lassen Sie sich dabei nicht von Erzählungen vermeintlich»perfekter« Schwangerschaften aus der Bahn werfen. Ihre Ängste sind eine ganz natürliche Auseinandersetzung mit dem überwältigenden Ereignis der anstehenden Geburt, gerade, wenn es sich um das erste Kind handelt. Bleiben Sie zuversichtlich und holen Sie sich nach Möglichkeit seelische Rückendeckung.

- Haben Sie keine Angst vor der Geburt und überlegen Sie konkret zusammen mit dem Vater und der Familie, wie Sie den Alltag mit dem Neugeborenen gestalten wollen.

- Schaffen Sie sich ein Netzwerk, getragen von gegenseitiger Hilfe und Verständnis. Festigen Sie den Kontakt zur Familie, zu den eigenen Eltern und Großeltern sowie zu guten Freunden.

- Nehmen Sie an Geburtsvorbereitungskursen und Säuglings-kursen teil, nehmen Sie Ihren Partner ruhig mit. Dort erfahren Sie auch, dass Sie mit Ihren Zweifeln und Sorgen keineswegs allein sind.
- Versuchen Sie, Probleme schon zu vermeiden, bevor Sie überhaupt entstehen. Besprechen Sie schon während der Schwangerschaft die künftige Arbeitsteilung zwischen Vater und Mutter nach der Geburt. Umso weniger wird es später zu Problemen und Missverständnissen kommen.
- Meiden Sie jede Auseinandersetzung, die mit physischer und/oder psychischer Gewalt einhergeht. Falls es doch vorkommen sollte, holen Sie sich zeitnah professionelle Hilfe.
- Suchen Sie sich rechtzeitig eine Hebamme und einen Kinderarzt, zu denen Sie volles Vertrauen haben. Am besten bereits in der frühen Phase der Schwangerschaft, gerade eine erfahrene Hebamme ist eine ungemein wertvolle Begleitung.
- Klären Sie frühzeitig, in welche Geburtsklinik Sie gehen möchten, das spart Stress kurz vor der Entbindung.
- Möglicherweise müssen Sie sich, je nach Bundesland, bereits vor der Geburt nach einem KiTa-Platz umsehen. Informieren Sie sich auf jeden Fall rechtzeitig und bereiten Sie alle Formulare vor, um nach der Geburt möglichst wenig organisieren zu müssen.
- Vergessen Sie nicht, dass es für Eltern unmöglich ist, vor der Geburt einzuschätzen, wie viel Zeit und Energie das Kind vereinnahmen wird und in welchen Maße es ihr Leben verändern wird. Es gibt Kinder, die vom ersten Moment an sehr pflegeleicht sind, es auch bleiben und ihren Eltern damit relativ viel persönlichen Spielraum lassen. Wichtig ist, sich ausreichend Zeit einzuräumen, um sich auf das Leben mit Kind einzustellen und natürlich auch, um das neue Leben mit einem Kind richtig genießen zu können. Am besten wäre es, wenn Sie sich

nicht festlegen müssten, wann die Mutter oder der Vater wieder arbeiten gehen. Die Aufteilung der Elternzeitmonate kann auch noch nach der Geburt verändert werden.

• •

Die ersten drei Monate (U3 / U4)

In den ersten drei Monaten merken die meisten Eltern, dass jede Vorbereitung, alle guten Ratschläge von außen erst einmal hinfällig scheinen. Gerade beim ersten Kind ist für die frischgebackenen Eltern wirklich nichts mehr so, wie es vorher war. Alles dreht sich nur noch um den Neuankömmling, jeder Laut, jede Bewegung sorgt wechselweise für höchste Entzückung oder für latente Ratlosigkeit. Kein Tag ist wie der andere.

Bisweilen gibt es gerade in dieser Zeit Schwierigkeiten im Umgang mit dem Neugeborenen, wie das folgende Beispiel verdeutlicht.

Eine Familie kommt mit ihrer kleinen Tochter zur U3, der Vorsorgeuntersuchung, bei der das Kind knapp drei Wochen alt ist. Während die Eltern noch bei der U2 am dritten Lebenstag ein Herz und eine Seele waren und gemeinsam sehr nah am Kind, hat sich das Verhalten seitdem spürbar verändert. Der Vater zieht sich sofort in etwa drei Meter Entfernung auf einen Stuhl zurück, spürbar unzufrieden. Die Mutter hingegen lässt ihr Kind nicht aus den Augen, wirkt dabei jedoch deutlich unsicher.

Der Vater weigert sich, zur Untersuchung des Kindes dazuzukommen, es sei wohl besser, wenn seine Frau sich um das Mädchen kümmere. Die Mutter erzählt, der Vater stelle sich ungeschickt an und mache aus ihrer Sicht meistens alles falsch mit seiner Tochter.

Doch statt Perfektionismus ist gerade im Umgang mit kleinen Kindern die Nähe und Bindung zu beiden Elternteilen wichtig für die Entwicklung.

In den Niederlanden läuft das oben beschriebene Phänomen unter dem Begriff des »maternal gatekeeping«, die Mutter fungiert also gewissermaßen wie ein Torwächter, der keine »Unwürdigen« durchlässt. Dieses Verhalten hat weitreichende Folgen für Vater, Mutter und Kind. Tatsächlich ist dies die Phase, in der gegenseitige Unterstützung und Hilfe (auch das »Hilfe annehmen können«) unverzichtbar sind. Väter können dabei in der Regel nichts falsch machen, sie gehen einfach anders mit den Kindern um und zeigen oft eine stärkere Körperlichkeit und Robustheit.

Sleepless nights

Eins der schwierigsten Themen für alle Eltern dürfte das Thema Schlaf sein. Und zwar nicht nur der Schlaf des Kindes, sondern auch der eigene. Es ist vollkommen legitim, sich auch um die eigene Schlaflosigkeit zu sorgen. Kinder, die nachts ständig wach werden und schreien, rauben nicht nur dem Säugling selbst, sondern auch den Eltern den dringend benötigten Schlaf. Zieht sich dieser Zustand über einen längeren Zeitraum, sind es nicht nur die Aufwachphasen während des konkreten Schreiens, sondern viele Eltern trauen sich kaum noch einzuschlafen, da sie die Sorge umtreibt, das Kind könne gleich wach werden und dann allein sein. Ist das Kind krank? Hungrig? Oft wissen die Eltern einfach nicht, warum das Kind schreit, das bereitet vielen große Unsicherheit, die schnell in ungesunden Stress ausartet.

• •

UNSERE EMPFEHLUNGEN:

- Steigen Sie einen Moment aus dem Gedankenkarussell aus und machen sich eine scheinbar banale, aber doch entscheidende Tatsache klar: Sie sind mit diesem Problem nicht allein! Millionen von Vätern und Müttern haben das gleiche durchgemacht, Zigtausende machen es zur selben Zeit durch wie Sie jetzt gerade, am Ende aber wird immer alles gut. Ihr Kind nimmt keinen Schaden, und Sie machen auch nichts falsch. Diese Phase ist ganz normal im Leben eines jeden Menschen, und sie geht irgendwann vorbei. Natürlich ist genau dieses »irgendwann« das Problem. Auch wenn Sie denken, dass Sie keine Sekunde länger mehr durchhalten wollen und können, Sie werden das schaffen.

- Wichtig ist, dass Mutter und Vater sich nicht gegenseitig hochschaukeln, sondern geduldig mit sich und dem Kind bleiben. Das gilt für alle Entwicklungssituationen, insbesondere aber für die manchmal sehr belastende Zeit des Schlafentzugs während der ersten Monate. Vermeiden Sie nach Möglichkeit Unsicherheit und übermäßigen Stress, denn dieses Gefühl überträgt sich auf das Kind. Es spürt die Unruhe der Eltern und wird davon natürlich nicht gerade ruhiger. Bleiben Sie also zuversichtlich und holen Sie sich gegebenenfalls von außen Rat und Hilfe.

- Grundsätzlich hilft es Ihnen vielleicht, ein paar Dinge über den Schlaf zu wissen. Auch wenn die Frage, warum wir eigentlich schlafen, bis heute trotz stetig steigenden Wissens nicht abschließend beantwortet werden kann.

- Es ist ein Irrglaube, Schlaf für einen passiven Zustand zu halten. Tatsächlich handelt es sich dabei um einen hoch differenzierten Funktionszustand des Gehirns, währenddessen elementare biologische Prozesse ablaufen. Es ist nicht übertrieben zu sagen, dass unser Körper sich im Schlaf selbst repariert und regeneriert, nach den Strapazen des Tages.

- Während eines erholsamen Schlafes werden die körpereigenen Systeme entlastet, der Blutdruck sinkt genauso wie auch der Cortisolwert. Dafür schüttet der Körper im Schlaf Wachstumshormone aus. Über den Hippocampus verarbeitet das Gehirn im Schlaf die Erfahrungen des Tages, was nach dem Aufwachen zu einer neuen Sicht auf Probleme verhilft – und damit häufig auch zu schnelleren Problemlösungen.

- Durch das Herunterregulieren wesentlicher Hormonspiegel können komplexe physiologische Vorgänge zur Erholung ablaufen. Etliche unserer Hormone haben einen über Tausende von Jahren etablierten zirkadianen Rhythmus, das heißt, sie orientieren sich in ihrem Auf und Ab ganz regelmäßig an den Tages- und Nachtzeiten. Daraus lässt sich leicht schließen, dass ein dauerhaft gestörter Tag-Nacht-Rhythmus fast automatisch zu körperlichen Problemen führen muss. Schlafmangel zieht auf Dauer eine Störung der Feinabstimmung im komplexen Prozess der Hormonregulation nach sich. Konkret werden etwa erhöhte Infektanfälligkeit, Konzentrationsstörungen, aber auch erhöhtes Körpergewicht, Krebs und Diabetes durch Schlafdefizite erheblich begünstigt.
- Interessant ist auch, sich Mythen rund um den Schlaf näher anzuschauen. So scheint es weitgehend common sense zu sein, dass Kurzschläfer sehr effiziente und leistungsstarke Menschen sind. Kurzfristig mag das auch gelten, was für arbeitsintensive Phasen im Leben natürlich gut ist. Wir können also guten Gewissens hin und wieder auf die eine oder andere Stunde Schlaf verzichten. Ein Dauerzustand sollte daraus jedoch nicht werden. Studien über längere Zeiträume haben eindeutig nachgewiesen, dass passionierte Kurzschläfer weniger stressresistent sind, häufiger Infekte haben und zu Stimmungsschwankungen neigen. Diese Ergebnisse passen zu den obigen Kenntnissen über die Folgen von Schlafmangel.
- Schlaf ist so wichtig wie gute Ernährung, was auch bedeutet, dass sowohl zu viel als auch zu wenig mittel- und langfristig negative Folgen haben.

· ·

Jedes Kind schläft anders

Der Schlaf-Wach-Rhythmus und die Schlafdauer sind so individuelle Merkmale wie die Augenfarbe oder der Charakter des einzelnen Menschen. Es gibt Kinder, die schlafen im Fahrradsitz, obwohl die Mutter gerade über rumpeliges Kopfsteinpflaster fährt. Andere wiederum werden vom leisesten Geräusch wach. Das ist tatsächlich angeboren und lässt sich nicht ändern.

Dass hier ein biologisches Programm vorliegt, zeigen zum Beispiel Eltern, die berichten, dass alle in der Familie geborene Langschläfer sind, auch schon die Großeltern, die, wenn man sie nicht wecke, 14 oder 15 Stunden schlafen würden.

Es ist also ein wenig Glückssache. Es gibt wirklich Kinder, die im Alter von sechs bis sieben Wochen bereits für etwa fünf Stunden durchschlafen. Doch auch diese glücklichen Eltern werden noch Nächte erleben, in denen das Kind häufiger wach wird, weint und schreit und Hilfe braucht. Das gehört ganz einfach zum Eltern werden dazu.

Machen Sie sich in solchen Momenten immer klar: Sie haben ein gesundes, glückliches Kind, das auf dem Weg zum Schlaf sein individuelles Muster noch nicht gefunden hat. Setzen Sie auf Liebe, Geduld und klare Absprachen, vermeiden Sie Zweifel und Unsicherheit, so gut es geht, da diese für schädlichen Stress sorgen. Natürlich kann es vorkommen, dass Mutter und Vater unterschiedliche Vorstellungen davon haben, wie mit dem Thema umzugehen sei. In nicht wenigen Beziehungen kommt es zum Streit darüber. Versuchen Sie, in solchen Momenten innezuhalten und sich klar zu machen, dass Sie das Problem nur unnötig verstärken. Vergessen Sie die Erzählungen der anderen Eltern. Das Gefühl, alle anderen Kinder schlafen durch und nur im eigenen Haus wacht ein kleiner Terrorist, der die Nachtruhe sprengt. Alle Eltern stehen vor den gleichen Problemen wie Sie, Ihr Gedankenkarussel löst nur noch größere Verunsicherung aus. Also denken Sie immer daran: Jedes Kind schläft anders. Das Einzige, was Sie als Eltern wirklich falsch machen können, ist, ungeduldig zu werden. Aber warum ist das so, dass die Kinder nicht einfach durchschlafen, wenn sie doch satt sind und alles rundherum angenehm ruhig ist? Im Uterus der Mutter war es immer gleichmäßig warm und dunkel. Auf der Welt ist es das nicht. Hell und Dunkel wechseln, der Säugling ist ganz neu in dieser Welt und muss erst einmal einen Schlaf-Wach-Rhythmus entwickeln, der sich aus dem Einschlafhormon Melatonin speist, dessen Produktion wiederum lichtabhängig ist. Letzteres ist übrigens ein wichtiges Argument gegen zu viel Bildschirmkonsum am Abend. Nicht nur Kinder, sondern auch wir Erwachsenen bekommen dadurch Einschlafprobleme, weil unser Gehirn stetig auf »Tag« geschaltet bleibt.

Säuglinge müssen also erst einmal lernen, wie sie sich selbst beruhigen können und was ihnen guttut. Manchen Kindern fällt es leichter als anderen, diese innere Ruhe zu finden. Eltern können dabei natürlich unterstützend wirken. Rhythmus und Regelmäßigkeit sind hier die wichtigsten Begriffe. Es lohnt sich, dem Kind durch feste Gewohnheiten, gleiche Abläufe und sich wiederholende Einschlafrituale Orientierung und Sicherheit zu geben. Es wird ihm helfen, seinen eigenen Rhythmus zu finden.

Bleiben Sie gelassen, wenn es nicht sofort klappt. Und probieren Sie vor allem nicht ständig neue Varianten aus. Das Kind kann diese Wechsel nicht verstehen und wird davon unruhig, was die Eltern dann nur noch mehr frustriert. Denken Sie immer daran, dass Lernen immer auch Wiederholen heißt. Als Faustregel können wir sagen: Wenn Sie nach dem 25. Versuch in der immer gleichen Form keinen Erfolg haben, versuchen Sie etwas Neues. Oberstes Gebot jedoch ist immer Geduld. Geben Sie Ihrem Kind Zeit zum Lernen und lassen Sie sich selbst nicht verrückt machen.

Hier einige Überlegungen, die Ihnen helfen können, dass Ihr Baby besser ein- und durchschläft.

UNSERE EMPFEHLUNGEN:

- Wenn das Kind nachts nicht wach wird, lassen Sie es bitte schlafen. Stimulieren Sie es nicht und versuchen es nicht zu wecken zum Stillen oder Füttern, sondern seien Sie ruhig und vorsichtig.
- Versuchen Sie mit zunehmendem Alter, die Zeit des Tagesschlafes zu reduzieren. Spielen und sprechen Sie mit dem Kind. Möglicherweise wird das Kind dann nachts länger schlafen.
- Legen Sie das Kind ins Bett, wenn ist müde ist, aber noch nicht schläft. Auf diesem Wege kann das Baby lernen, in den Schlaf zu kommen, und zwar im eigenen Bett. Das ist besser, als es auf dem Arm zu halten und zu schaukeln, bis es schläft. Das Kind gewöhnt sich nämlich daran.
- Warten Sie einige Minuten, bevor Sie auf das Schreien des Kindes reagieren, wenn es wach geworden ist. Gucken Sie, ob es alleine wieder in den Schlaf findet. Weint es anhaltend, schauen Sie, ob alles in Ordnung ist. Schalten Sie das Licht nicht an oder spielen mit dem Kind oder nehmen es auf den Arm. Lässt das Kind sich gar nicht beruhigen, versichern Sie sich, dass es nicht hungrig ist, die Windel nicht voll ist oder etwas anderes das Kind quält.
- Schaffen Sie eine zu Bett-Geh-Routine. Vermeiden Sie Stress und Unruhe. Hören Sie Musik oder erzählen dem Kind etwas, lesen Sie vor, vermeiden Sie aktives, unruhiges Toben und Spielen.
- Seien Sie klar und unmissverständlich in Ihrem Tun. Das hilft dem Kind, sich zu orientieren und ein vernünftiges Einschlaf- und Schlafmuster zu entwickeln.
- Erlauben Sie Ihrem Kind, eines seiner Lieblingsdinge oder Spielsachen mit ins Bett zu nehmen. Es hilft häufig beim

Einschlafen, wenn der Teddy oder das Kuscheltuch dabei sind.

* Wenn möglich, nehmen Sie Ihr Kind bitte nicht zu sich ins Bett. Wenn es bereits Schlafprobleme hat, macht es das immer schwerer für das Kind, allein in den Schlaf zu finden.
* Immer wenn das Kind wach wird, schreit oder meckert, erinnern Sie es daran, dass jetzt Schlafenszeit ist, dass auch Sie jetzt Ruhe brauchen und es bis zum Einschlafen etwas Zeit benötigt.
* Wenn alles nicht klappt: Seien Sie geduldig mit sich und dem Kind und suchen nach einer Lösung, bei der alle den meisten Schlaf finden.

....

Warum Babys schreien

Was eigentlich als netter Tagesausflug im Urlaub gedacht war, endet wie schon häufiger in der gefühlten Katastrophe. Martin und Susanne hatten die fünfjährige Isa und den zwei Monate alten Max eingepackt und waren rausgefahren auf die Nordseeinsel, um einen schönen Tag zu erleben. Abends vor der Rückkehr dann noch was essen. Aber an Essen ist nicht zu denken, denn Max schreit. Und schreit. Und schreit. Und schreit. Er hört einfach nicht auf, Martin und Susanne läuft der Schweiß am Körper herunter, beide fühlen sich unwohl und versuchen wechselweise, das Kind zu beruhigen. Schließlich packt Susanne das Kind in den Kinderwagen und marschiert aus dem Restaurant nach draußen, die Familie folgt. Draußen streitet sie sich mit Martin, der gerne noch weiter versucht hätte, den Kleinen zu beruhigen und außerdem Hunger hat. Die Situation schaukelt sich hoch, beide sind genervt. Und Max schreit weiter. Der Tag endet in Riesenstress.

Schreien dürfte nach Schlafen eines der nervenaufreibendsten Themen im Säuglingsalter sein. Wenn Babys sehr viel schreien und sich schlecht beruhigen lassen, bringt das Eltern oft zur Verzweiflung. Vor allem, wenn nicht so recht klar ist, warum das Kind schreit. Ist es Hunger? Durst? Schmerzen oder gar Angst? Diese Situationen treten gerade in den ersten drei Monaten des kleinen Lebens häufig auf.

Schnell ist die Rede vom Schreikind, doch wann spricht man überhaupt von exzessivem Schreien? Es ist durchaus klar definiert, gemäß der sogenannten »Dreierregel« nach Wessel gilt das Schreien von Säuglingen in den ersten drei Lebensmonaten dann als exzessiv, wenn sie über mindestens drei Stunden täglich an mindestens drei Tagen in der Woche und über mindestens drei Wochen pro Monat »schreien oder quengeln«. Man spricht in diesem Zusammenhang häufig auch von den Säuglings- oder Dreimonatskoliken.

Natürlich gibt es auch noch andere Definitionen, wie etwa die sogenannten Rom-III-Kriterien, bei denen man sich weniger an der reinen Dauer des Schreiens als an der Relevanz für das elterliche Leben orientiert. Exzessives Schreien wird dort als funktionelle gastrointestinale Störung beschrieben, die bei Säuglingen zu anhaltender Unruhe und längerfristigem Schreien führt, das ohne erkennbaren Grund auftritt und von den Eltern weder verhindert noch beendet werden kann.

Tatsächlich bleibt die Ursache für exzessives Schreien in den meisten Fällen ungeklärt. Nachweisbare organische Störungen finden sich nur selten. Zunächst mal sollte man sich vor Augen halten, dass jedes Kind schreit. Es ist also ein vollkommen normales Phänomen. Durchschnittswerte besagen, dass Kinder im Alter von zwei Wochen etwa zwei Stunden am Tag, im Alter von sechs Wochen etwa zwei Stunden und 15 Minuten am Tag schreien. Danach sinkt die Schreidauer bis zur zwölften Woche auf etwa 65 Minuten täglich ab. Im Mittel schreit ein Säugling in dieser Zeit 2,2 Stunden am Tag, wobei die Betonung tatsächlich auf »Mittel« liegen muss, denn es gibt hier erhebliche Unterschiede zwischen den Kindern.

Über die Gründe lassen sich tatsächlich Aussagen treffen, es gibt jedoch keine »Lösung« in dem Sinne, dass man dem Kind das Schreien quasi abgewöhnen könne. Ein wichtiger Faktor scheint Studien zufolge die Ernährung zu sein. Leider muss man feststellen, dass das so wichtige Stillen sich auf das Schreien eher nachteilig auswirkt. Babys, die – ausschließlich oder zusätzlich zur Brust – das Fläschchen bekamen, zeigten im Alter von fünf bis sechs Wochen signifikant kürzere Schreiepisoden als der Durchschnitt. Babys, die ausschließlich gestillt wurden, schreien vor allem im Alter von drei bis vier Wochen erheblich mehr als die Flaschenkinder. Die Dreimonatskoliken treten bei Stillbabys in den ersten sechs Wochen mit einem Anteil von 17 bis 25 Prozent deutlich häufiger auf, allerdings reduzierte sich der Wert dann schnell, im Alter von acht bis neun Wochen waren es noch elf Prozent, in Woche zehn bis zwölf nur noch 0,6 Prozent.

Für Neuropädiater ist eine entwicklungsbiologische Erklärung am naheliegendsten. Der Darm wird von zwei verschiedenen Nervengeflechten versorgt, die bei Kindern unterschiedlich schnell reifen. Etwa 20 Prozent der Kinder, eine Zahl, die sich mit den problematischen Schreifällen ganz gut deckt, haben in diesem Bereich eine spürbare Reifeverzögerung. Das hat zur Folge, dass die Darmbeweglichkeit und der Nahrungstransport erschwert sind, sodass es zu Blähungen und Darmkrämpfen kommt, die das Kind als neue, sehr unangenehme Erfahrung wahrnimmt.

Hinzu kommt, dass manche Kinder sich schwerer damit tun, sich selbst zu beruhigen als andere. Kommt beides zusammen, leiden die Kinder sehr an dieser Anpassungsproblematik und werden dazu tendieren, sich über Schreien bemerkbar zu machen. Eltern und Kinder, die davon betroffen sind, brauchen viel Unterstützung von außen und sollten sich immer wieder bewusst machen, dass diese Reifungsverzögerung sich nach etwa drei Monaten in 85 Prozent von alleine verwächst und somit alles gut wird.

UNSERE EMPFEHLUNGEN:

- Bleiben Sie ruhig: Die aktuelle Datenlage sagt ganz deutlich: Das Problem ist zeitlich begrenzt und erledigt sich in der Regel ab der zwölften Woche von selbst. Diese Aussage gilt für etwa 85 Prozent aller Kinder. Und auch wenn das im konkreten Moment vielleicht keine große Hilfe sein mag: Sie sind nicht allein, etwa 15 Prozent der Eltern haben ein ausgewachsenes Problem mit einem »Schreikind«.
- Bei Flaschenkindern, die auffällig viel schreien, kann ein Wechsel der Milch bisweilen Wunder bewirken.
- Suchen Sie sich Hilfe beim Kinderarzt oder in der Schreiambulanz, die es in einigen Großstädten inzwischen gibt. Natürlich müssen wir zunächst einmal relevante körperliche Ursachen ausschließen. Seien Sie ruhig ehrlich, falsche Scham bringt gar nichts. Das Schreien ist nicht Ihr eigenes Versagen und eine persönliche Schwäche. Ihr Pädiater kann Sie beraten und konkrete Hilfsangebote unterbreiten. Dabei kann es beispielsweise auch wichtig sein, über die Gefahr eines elterlichen Kontrollverlustes zu sprechen und die Folgen eines kindlichen Schütteltraumas. Das kommt leider immer wieder vor, selbst bei grundsätzlich liebevollen Eltern. Daher: Holen Sie sich unbedingt Hilfe.
- Laden Sie nach Möglichkeit immer wieder zwischendurch Ihre Batterien auf, nehmen Sie Ihre Bedürfnisse ernst und schaffen sich Freiräume für Sport, Spaziergänge mit Freunden oder was auch immer Ihnen guttut. Ohne Kind. Und wenn es nur alle zwei Tage mal zwei bis drei Stunden sind: Es wird Wunder wirken.
- Versuchen Sie in jedem Fall, die Opferrolle zu überwinden. Je hilfloser und unfähiger Eltern sich in Ihrer Rolle erleben, desto größer ist die Gefahr, dass die bestehenden Probleme

größer werden. Die Mutter-Kind-Interaktion kann nachhaltig durch die großen Ängste und Unsicherheiten beschädigt werden, die mit dem Schreiproblem zusammenhängen. Deshalb ist emotionale Rückendeckung und Hilfe durch Familie und Freunde genauso wichtig wie professionelle Beratung.

••

Das schwierige Temperament

Immer wieder wundern auch wir uns, wie unterschiedlich Kinder sind, selbst wenn sie dieselben Eltern haben. Das hat einen Grund: Tatsächlich ist das Temperament eines Säuglings und auch des späteren Kleinkinds wohl ein verankertes Basismuster, das nur bedingt vererbt wird.

Schon im Kreißsaal können manche Ärzte oder Hebammen den Eltern bereits sagen, dass sie mit diesem Kind noch viel Freude im Sinne von viel Aufwand haben werden. Die langjährige Erfahrung lässt sie schnell bestimmte Muster bei den Säuglingen entdecken. Grob unterscheiden wir drei Typen von Babys:

- Das »*easy baby*« mit dem sonnigen Gemüt, das schnell seinen Rhythmus findet und den Eltern das Leben leicht macht.
- Das »*difficult baby*«, das oft schreit, leicht reizbar ist, dem man es nur selten recht machen kann.
- Das »*slow to warm up baby*«, ein Baby, das Neuem gegenüber sehr zurückhaltend ist, viel Zeit braucht, bis es sich auf neue Situationen, Menschen und Umgebungen einstellt und einlässt.

Diese verschiedenen Temperamente mit ihrer unterschiedlichen Fähigkeit zur Aktivierung und Selbstregulation sind abhängig von einigen genetisch determinierten Faktoren und Reifungsvorgängen im Gehirn, aber auch eine Folge des Verhaltens und der Reaktion der

Eltern darauf, sprich eine Folge der Eltern-Kind-Interaktion. Ein Teil ist also angeboren und muss hingenommen werden. Gleichzeitig spielt der Umgang der Eltern mit diesem angeborenen Teil eine mindestens ebenso große Rolle. Wenn Eltern selbst eher unsicher und instabil sind und keine Hilfe und Entlastung haben, ist das Zusammenleben mit einem »difficult baby« schwierig. Zudem besteht immer die latente Gefahr, dass sich ein Teufelskreis entwickelt.

UNSERE EMPFEHLUNGEN:

- Das schwierige Temperament eines Babys kann zu Verzweiflung, Hilflosigkeit und dem Gefühl der fehlenden Handhabbarkeit führen. Machen Sie sich immer wieder klar: Sie machen nichts falsch und müssen sich nicht schämen. Sprechen Sie die Probleme frühzeitig bei Hebamme und Kinderarzt an, damit Sie professionelle Hilfe bekommen.
- Gerade weil diese Babys Schwierigkeiten haben, ist es wichtig, ihnen zu helfen, ihre Aktivitäten- und Selbstregulierungsprozesse in Balance zu bringen, damit es einen befriedigenden Austausch zwischen Eltern und Kind gibt.
- Bleiben die Eltern eines schwierigen Babys entspannt und schaffen es, sich gegenseitig zu entlasten, wird auch dieses Kind mit der Zeit seinen Rhythmus finden, während die Eltern lernen, mit den Besonderheiten umzugehen.

Der vierte bis achte Monat (U5)

Nach vier Monaten hat sich normalerweise eine erste Routine eingestellt. Schlafen, säubern, essen, die drei großen Themen der Babyzeit, sind im Idealfall zwischen den Eltern aufgeteilt und können einigermaßen in den sich immer noch formierenden Alltag mit Kind integriert werden. Das Kind muss weiterhin viel Neues verarbeiten, es lernt, sich an verschiedene Bedingungen in seinem Umfeld anzupassen, es ist auf dem Weg, seinen Tag-Nacht-Rhythmus zu finden, sein kleiner Körper lernt lebenswichtige Dinge wie Verdauung und Greifen. Für das Kind sind all diese Veränderungen und Neuerungen in seinem noch jungen Leben keineswegs einfach, es braucht daher viel Unterstützung und Geduld, vor allem von den Eltern.

Gleichzeitig zu dem, was es lernen »muss«, öffnet sich die Welt dem Kind jedoch auch mit jedem Tag ein bisschen mehr. Es beginnt, sich umzuschauen, zu sehen, zu hören, anzufassen, es wird mobiler und erweitert jeden Tag die ihm bekannte Welt. Eltern können in diesem Alter fast stündlich beobachten, wie das Interesse des Kindes an seiner Umgebung steigt und steigt.

Die Kehrseite für uns ständig beschäftigte und gestresste Erwachsene: Das Kind ist fordernd, es möchte beschäftigt werden, wenn es sich langweilt, wird es schnell unruhig und fordert ungestüm noch mehr Aufmerksamkeit und Zuwendung. Diese Phase erfordert von allen Beteiligten viel Kraft. In der Regel erleben gerade Eltern mit dem ersten Kind in dieser Phase eine kleine Krise, da sie merken, dass der Nachwuchs sie stärker in Beschlag nimmt und mehr Aufmerksamkeit einfordert, als sie vorher gedacht hatten.

Gerade in dieser Phase ist es gut, wenn beide Eltern möglichst viel Zeit aufbringen können, um sich dem Kind zuzuwenden. Auch heute bleibt immer noch die meiste Arbeit an den Müttern hängen, die Präsenz und Hilfe des Vaters ist jedoch gerade in solch schwierigen Momenten ein Gewinn für jede Familie. Darüber hinaus ist es großartig, wenn Freunde und Familie die Eltern in solchen Phasen zusätzlich unterstützen können, indem sie für wenige Stunden die Betreuung übernehmen – und sei es nur für einen Spaziergang um den Block. All das nimmt unmittelbaren Stress und macht die Situation für Eltern besser handhabbar. Fehlende klare Absprachen, unausgesprochener Frust und Konflikte zwischen den Eltern sind in dieser Zeit besonders schlimm für die Familie. Versuchen Sie, mit Ihrem Partner über alle auftretenden Probleme ehrlich zu sprechen, durch Offenheit lässt sich in der Regel alles lösen.

Doch natürlich ist gerade die Zeit um das erste halbe Lebensjahr auch eine sehr schöne. Sobald die Grundbedingungen stimmen, das Kind nämlich satt ist, sich wohlfühlt sowie ausreichend Nähe und Zuwendung bekommt, ist es ein echter Wonneproppen. Kinder erscheinen jetzt oft zutiefst glücklich, sie plappern, glucksen, lächeln und strahlen eine solche Lebensfreude aus, dass sie im besten Falle alle einfach damit anstecken. Haben Sie schon mal Menschen betrachtet, die in einem Raum sitzen, in dem sich ein solch glückliches, lachendes Kind von etwa sechs Monaten befindet? Kurz geht die Sonne auf, zumindest für einen Moment scheint jeder Sorgen und Alltag vergessen zu können und sich von der Fröhlichkeit des Kindes anstecken zu lassen.

In dieser Zeit entwickeln Kinder auch die Reaktion auf andere Menschen entscheidend weiter. Es beginnt stark zu unterscheiden, wen es mag und wen nicht. Sein Gesicht ist in diesem Moment der Gradmesser, an dem sich alles ablesen lässt, ein Spiegel der kindlichen Seele. Hier bildet sich unter Umständen großes Glück ab, oder eben auch Unsicherheit und Ängstlichkeit. Daher sind in dieser Phase die Nähe zu den Bezugspersonen und eine stabile Bindung an die Eltern so wichtig, da sie als Rückversicherung dienen. Sie ermöglicht den Kindern, sich weiterzuentwickeln, ohne diese sind sie schnell überfordert.

Leider gibt es für Kinder keine Gebrauchsanweisung, allerdings wäre das auch nur begrenzt hilfreich, da alle Kinder bereits als Individuen auf die Welt kommen. Es ist daher ganz normal, dass Eltern in ihren Gefühlen, Handlungen am Anfang noch sehr unsicher sind. Ob und wie stark sich diese Unsicherheiten auswirken, ob sie gar zu unangemessenen Reaktionen führen, wird ganz wesentlich auch von den Bindungserfahrungen der Eltern in der eigenen Kindheit bestimmt. Die Qualität früher Beziehungserfahrungen ist von elementarer Bedeutung für die lebenslange Disposition für die psychische, aber auch körperliche Gesundheit.

Diese Erfahrungen bestimmen unser Denken und Handeln bis weit ins Erwachsenenalter. Eigene Reaktionsmuster sind wesentlich durch unsere Erlebnisse in der Vergangenheit bestimmt. Unbewusste Erlebnisse von Angst, Schmerz oder anderen Belastungen in der Kindheit haben in uns Reaktionsmuster gebildet, die nicht selten zu unangemessenen Denkmustern als Erwachsene führen. Solche typischen Denkmuster in Bezug auf das Kind können etwa sein: »Was für mich gut und ausreichend war, muss auch für dich ausreichend sein« oder »Stell dich nicht so an und nimm dich nicht so wichtig«.

Damit gerät die Bindung ins Wanken, denn die größte Gefahr für die gesunde Entwicklung der Kinder ist es, eigene unreflektierte Erfahrungen aus der Vergangenheit und daraus resultierende Erwartungen auf die eigenen Kinder zu projizieren. Diesen Reaktionsmustern fehlt genau das, was unverzichtbar in der Kindererziehung ist: die Anpassungsfähigkeit und Flexibilität, um auf die Bedürfnisse des Kindes eingehen zu können.

Irina, 28 Monate alt, sitzt im Behandlungszimmer und spielt. Der Vater möchte gehen. Irina schüttelt den Kopf und fängt lauthals an zu weinen. Je dringlicher der Vater das Kind auffordert zu gehen, umso schriller und heftiger wird die Abwehr. Dem Vater ist diese Situation extrem peinlich, er sagt streng: Sei still und führ dich nicht so auf. Er denkt an seine eigene Kindheit, das hätten seine Eltern ihm nicht durchgehen lassen, er hätte eine Ohrfeige kassiert. Doch dem Vater gelingt es, seine jetzige Situation von seinen eigenen Erfahrungen zu trennen. Er verhandelt mit dem Kind ganz freundlich. Er bietet an, die Spielsachen gemeinsam mit ihm ins Wartezimmer zu tragen und dort noch einige Minuten mit ihr zu spielen. Das Kind packt die Sachen und läuft freudestrahlend dem Vater hinterher.

Ob und wie einfach ein Kind sich selber regulieren und eine sichere, zuverlässige Bindung aufbauen kann, ist aber neben der Persönlichkeit und dem Temperament des Kindes stark vom Verhalten und den Reaktionsmustern der Eltern abhängig.

Die Kinder entwickeln verschiedene Bindungstypen und damit auch unterschiedliche Fertigkeiten, inneren Stress abzufedern, die Stressachse und den Cortisolspiegel angemessen zu regulieren.

Die frühe Erfahrung aus der Mutter-Kind-Interaktion und das sich entwickelnde Bindungsverhalten wirken nicht nur weit in die Zukunft, sondern wird sehr wahrscheinlich auch epigenetisch an die Kinder weitervererbt (transgenerativer Effekt). So haben unsicher gebundene Kinder, wenn sie Eltern werden, überdurchschnittlich häufig wieder unsicher gebundene Kinder. Grundsätzlich werden drei Bindungstypen unterschieden. Da ist zum einen der sichere Bindungstyp. Diese Kinder haben die Erfahrung einer liebevollen, sicheren und zuverlässigen Ausgangsbasis gemacht. Diese Kinder verhalten sich später eher emotional und sozial offen und können ihre Bedürfnisse und Gefühle besser ausdrücken, sind explorativer und lassen sich schnell wieder beruhigen.

Kinder vom unsicher-vermeidenden Bindungstyp zeigen sich bei der Trennung von der Bezugsperson unbeeindruckt; sie zeigen ihre

Emotionen nicht offen, sondern versuchen jeden Ausdruck zu vermeiden. Bei der Wiederkehr der Bezugsperson ignorieren die Kinder diese und zeigen eine Art Pseudounabhängigkeit von der Bezugsperson. Die Situation bedeutet für das unsicher-vermeidende Kind jedoch Stress. Hier erfolgt die Regulierung der Emotionen aber nicht primär über die Bezugspersonen und der Cortisolspiegel bleibt über mehrere Stunden erhöht.

Der unsicher-ambivalente Bindungstyp wirkt wie hin- und hergerissen zwischen dem Bedürfnis nach Nähe zur Bezugsperson und gleichzeitigem Ärger auf diese Person. Diese Kinder wirken bei der Trennung von der Bezugsperson massiv verunsichert, weinen, laufen zur Tür, schlagen gegen diese und scheinen absolut überwältigt vom Trennungsschmerz, können sich aber auch dann nicht beruhigen, wenn die Bezugsperson wiederkommt. Auch bei diesen Kindern bleiben die Cortisolspiegel längerfristig erhöht, da keine angemessene Regulation stattfindet. Im Zuge der Untersuchung schwer vernachlässigter Kinder kam später noch der schwer desorganisierte Bindungstyp hinzu. Die Bindungserfahrungen dieser Kinder ist extrem ambivalent. Teilweise bekommen diese emotionale Sicherheit, teilweise aber auch Vernachlässigung und Gewalt als eine Quelle der Angst. Dies tritt beispielsweise bei Misshandlung durch die Bezugsperson auf. Die Bezugsperson fügt dem Kind lebensbedrohliche Gewalt zu, ist aber gleichzeitig die einzige Person, die das Kind versorgt.

Folgendes Beispiel illustriert diesen Bindungstyp leider sehr gut.

Im Rahmen des Notdienstes wird die kleine Lea in die Erste Hilfe gebracht. Lea ist noch nicht ganz zwei Jahre alt, begleitet wird sie von einem Polizisten und einer Mitarbeiterin des Jugendamtes sowie von ihrem Vater. Lea hat am ganzen Körper blaue Flecken und böse Striemen, die Misshandlungsspuren sind nicht zu übersehen. Obwohl klar ist, dass der Vater gemeinsam mit der Mutter für die Misshandlungen verantwortlich ist, schreit das Kind herzzerreißend, als es für die Behandlung vom Vater getrennt werden soll. Es klammert sich wie verrückt an ihn, blickt verängstigt, und es ist vollkommen klar, dass sie ihren Vater als ihren einzig möglichen Beschützer sieht. Lea ist ganz offensichtlich nicht in der Lage zu erkennen, dass die Behandlung durch die Ärzte, auch die Begleitung durch Polizei und Jugendamt zu ihrem Schutz geschieht. Der Vater ist ihre einzige Bindungserfahrung, ihm vertraut sie sich bedingungslos an und versteht selbst die Gewalt als »Beziehung« und »Hinwendung«. Solche Fälle sind häufig dokumentiert. Diese Kinder durften nicht die Erfahrungen machen, wie es ist, wenn jemand gut zu ihnen ist. Man bezeichnet das auch als »reziproke Bindung«. Das Beispiel zeigt eindrücklich, wie sehr die frühen und ersten Eindrücke unsere Sicht auf die Welt dominieren und die Denk- und Lebenswelt der Kinder nachhaltig beeinflussen.

Die Folgen der fehlenden Erfahrung einer konstanten, liebevollen, zuverlässigen und bedingungslosen Liebe und Bindung sind später meist nicht mehr aufzuholen.

Am Anfang aller Gesundheit und späteren Kompetenz für ein glückliches, sicheres und verantwortungsvolles Leben steht eben die Erfahrung einer zuverlässigen liebevollen Bindung.

···

UNSERE EMPFEHLUNGEN:
- Lassen Sie sich von Ihren eigenen Gefühlen und Erfahrungen nicht in die Irre führen und hinterfragen Sie Ihre Reaktions- und Denkmuster. Kluges Handeln entsteht nicht automatisch durch eigene Erfahrungen, sondern dadurch, dass wir diese immer wieder kritisch betrachten. Sonst werden sie schnell zum Bumerang.
- Für die Kindererziehung ist es wichtig, eigene Schwierigkeiten und negative Emotionen zu erkennen, um sie nicht aufs Kind zu übertragen.

- Fragen Sie sich in schwierigen Situationen immer wieder: Reagiere ich mit meinem Verhalten auf die Bedürfnisse des Kindes oder ist mein Verhalten eine Reaktion auf meine eigene innere Unsicherheit und Angst und somit ein übernommenes, unreflektiertes Reaktionsmuster?

••

Gerade der Säugling ist noch nicht in der Lage, größeren Stress ausreichend selbst zu regulieren. Er kann sich noch nicht selbst beruhigen und braucht daher eine feinfühlige Kontaktperson, in der Regel also die Eltern, und hier besonders die Mutter.

Eine liebevolle und zuverlässige Kontaktperson, die durch zärtliche Berührungen, Blickkontakt, verständnisvolle Worte verlässlich reagiert, hilft dem Kind, gemeinsam Stress zu regulieren und abzubauen. Das Kind bekommt dadurch emotionalen Halt und Sicherheit. Die Erfahrung von Geborgenheit, Empathie und Schutz durch die Eltern sind Voraussetzung für ein Kind, mit zunehmendem Alter Stress und Belastungen alleine besser bewältigen zu können. Diese Selbstregulation genannte Fähigkeit wird später zu einer der wesentlichen Erfahrungen, um selbstbestimmt und zuversichtlich durchs Leben zu gehen. Die Datenlage dazu ist eindeutig: Die Erfahrung einer sicheren Bindung ist ein psychischer Schutz für Kinder, auf den sie zurückgreifen können, wenn sie mit Problemen umgehen müssen.

Kinder mit der Erfahrung einer sicheren Bindung sind ohne Zweifel später widerstandsfähiger, haben bessere Bewältigungsstrategien, leben eher in freundschaftlichen Beziehungen und verhalten sich eher prosozial. Durch die Fähigkeit, sich selbst besser regulieren zu können, sind sie später ausdauernder, haben eine bessere Lern- und Merkfähigkeit sowie eine bessere Sprachentwicklung. Schon im Kleinkindalter haben sie ein besseres Einfühlungsvermögen und können Gefühle und Gedanken ihrer Spielkameraden besser verstehen, einordnen und ihre Reaktion sprachlich ausdrücken.

Natürlich sind nicht alle Tage gleich. Es gibt Kinder, die dermaßen intensiv und laut schreien, dass sogar Katzen, eigentlich sehr gleichmütige und entspannte Tiere, den Raum verlassen.

Vergessen Sie in diesen Momenten nie: Jedes Kind hat seinen eigenen Charakter und sein eigenes Temperament, daran ist niemand schuld. Dem anstrengenden Kind fällt es nicht leicht, sich selbst zu beruhigen und in sich selbst Ruhe zu finden. Das ist bisweilen schwierig zu ertragen. Es ist umso wichtiger, das Kind zu unterstützen und negative Emotionen zu vermeiden. Einem schreienden und unzufriedenen Kind mit spürbarer eigener Unruhe zu begegnen, wird die Situation niemals entschärfen, sondern nur noch weiter anheizen. Gehen Sie ruhig einfach mal zwischendurch raus und reagieren sich ab, um dem Kind erneut gelassen und liebevoll begegnen zu können.

Natürlich stärkt ein wohlwollendes, zustimmendes und ruhiges Temperament die Freude am Kind und das Selbstbewusstsein der Eltern. Sind Eltern-Kind-Beziehungen überwiegend auf dieser Basis strukturiert, ist das eine glückliche Fügung, für die Sie dankbar sein dürfen.

••

UNSERE EMPFEHLUNGEN:

- Seien Sie gut zu sich selbst, achten Sie darauf, dass die Dinge für Sie verstehbar und handhabbar bleiben und Sie mit Zuversicht in die Zukunft schauen können. Selbst die schwierigste Phase ist nicht von Dauer.
- Vergessen Sie vor lauter Beschäftigung mit dem Kind nicht Ihre Partnerschaft. Aus der Stärke Ihrer Beziehung zueinander wird es auch mit dem Kind einfacher. Nehmen Sie sich mindestens einmal in der Woche Zeit für sich als Paar, gehen Sie zum Sport oder ins Kino, in ein Restaurant oder einfach nur spazieren. Suchen Sie nach klaren und guten Absprachen

und überlegen Sie sich eine sinnvolle und für beide zu leisten-
de Arbeitsteilung.

- Vermeiden Sie überflüssigen Stress und negative Emotionen.
  Geben Sie sich Zeit für Gespräche über ihrer beider Bedürfnisse und Gefühle.
- Denken Sie immer daran: Ihr Kind ist einmalig. Jedes Kind
  entwickelt sich auf seine eigene Art. Verzichten Sie bitte auf
  Vergleiche mit anderen Kindern.
- Es gibt schwierige Kinder. Punkt. Ist Ihr Kind ein schwieri-
  ges Kind, sind nicht Sie daran schuld. Konzentrieren Sie sich
  darauf, dem Kind Geborgenheit und Sicherheit zu geben
  und sich selbst möglichst viel emotionale Hilfe und Rückendeckung zu sichern.
- Wenn Sie Ängste bezüglich der emotionalen und sozialen
  Entwicklung Ihres Kindes haben, sprechen Sie mit Ihrem
  Kinderarzt.
- Pflegen Sie die familiären Beziehungen und die Kontakte zu
  Freunden, die Sie bei der Betreuung des Kindes unterstützen
  können.
- Glauben Sie nicht, dass es alleine in Ihrer Hand liegt, wie
  gut es dem Kind geht. Sie belasten sich damit unnötig durch
  übergroße Verantwortung und erzeugen somit negative Emotionen. Bleiben Sie flexibel und vermeiden Sie zu hohe Erwartungshaltungen.
- Kinder sind meistens belastbarer als ihre Eltern. Sie verzeihen
  großzügig und sind nicht nachtragend.

Der neunte bis zwölfte Monat (U6)

In der Zeit zwischen dem achten und dem zwölften Lebensmonat gewinnt das Kind zunehmend an körperlicher Mobilität und beeindruckt Eltern und andere Erwachsene mit der Geschwindigkeit, mit der es versucht, die Welt zu erfassen. Für das Kind ist das eine wichtige Phase in der Selbsterfahrung, denn es spürt erstmals die Möglichkeit, sich unabhängig zu bewegen. Das eröffnet Perspektiven und die Kraft, seine Unabhängigkeit zu testen.

Die größte Gefahr zu diesem Zeitpunkt ist, dass das Kind noch keinerlei Erfahrung und keine Vorstellung von Risiken und Bedrohungen entwickelt hat. Daher ist die einzige Möglichkeit, es zu beschützen, gefährliche Dinge außer Reichweite zu bringen, um so zumindest einige der vielen potenziellen Gefahrenquellen auszuschließen.

Da Kinder in dieser Zeit in der Regel äußerst willensstark sind, ist es für Eltern häufig schwierig zu beurteilen, wann man das Kind gewähren lässt und wann einzugreifen ist. Es ist ein Gedulds- und Nervenspiel, bei dem das Verlangen, (zu) früh einzugreifen, ist häufig recht groß. Das liegt auch daran, dass Kinder in diesem Alter spürbar zwei Persönlichkeiten in sich tragen. Zum einen ist da die Entdeckerpersönlichkeit, die Freiheit sucht, sich nicht einschränken lassen will und neugierig auf die Reise geht. Zum anderen ist da aber auch das kleine Kind, das mehr Schutz denn je sucht und unbedingt die Bezugspersonen in der Nähe braucht. Dem Kind zwischen diesen beiden Polen Freiheit zu gewähren, es aber trotzdem ausreichend zu beschützen, ist nicht immer einfach und wird auch nicht immer vollständig klappen. Wichtig ist: Je mehr Gelegenheit das Kind hat, sich und seine Umwelt zu entdecken, desto mehr wird es seine Fähigkeiten stärken, Vertrauen und Neugier auf Neues und Fremdes entwickeln.

Das Kind beginnt in dieser Phase erst, zwischen vertrauten und nicht vertrauten Personen und Situationen zu unterscheiden. Dabei ist es vollkommen normal, wenn Kinder auf nicht vorhersehbare Eindrücke zunächst mit Ängstlichkeit reagieren und spontan den Schutz der Eltern suchen. Das gilt umso mehr, wenn die Situation unerwartet und plötzlich für das Kind eintritt.

Diese Reaktion ist altersgemäß, denn in diesem Zeitraum beginnt das typische Fremdeln. Wenn dann die bekannten Bezugspersonen, also in der Regel die Eltern, aus dem Gesichtsfeld verschwinden, reagiert das Kind mit Stress und Hilflosigkeit, vor allem auch deshalb, weil es noch keinen Begriff von Zeit besitzt. Es weiß schlicht und ergreifend nicht, ob die Bezugsperson nur für eine Minute oder gleich für zwei Stunden verschwunden sein wird. Das Kind hat zudem noch keine klare Vorstellung von seiner eigenen Persönlichkeit und ist daher stark an die Bezugspersonen gebunden. Auf deren Abwesenheit reagiert es mit großer Aufregung und bisweilen auch mit herzzerreißendem Schreien. Eltern kennen diese Situation vor allem von unzähligen Abenden und Nächten, wenn das Kind allein ins Bett gehen soll oder nachts wach wird. Es sucht dann in der Regel nach den Eltern als Bestätigung und Halt.

Unter salutogenetischem Gesichtspunkt ist es in dieser Zeit wichtig, die Übergangsphase zu verstehen und das Kind dabei zu begleiten. Übergangsphase heißt: Obwohl Ihr Kind am Ende seines ersten Lebensjahres nur eine ungefähre Vorstellung davon hat, dass Sie eine eigene Person sind, entwickelt es doch nach und nach eine eigene, von Ihnen abgegrenzte Identität und wächst auf diese Weise zu einer eigenen kleinen Persönlichkeit heran. Erst im zweiten Lebensjahr verstehen die Kinder in der Regel, dass sie und ihre Bezugspersonen keine Einheit bilden, sondern Individuen sind.

Wesentlich ist dabei, dass das Kind sich bei all dem um seiner Selbst willen geliebt und akzeptiert fühlt. Im weiteren Verlauf wird es sich sehr viel leichter tun, mit Schwierigkeiten umzugehen und sich anderen Menschen zuzuwenden.

Kinder müssen also in dieser Phase einerseits Geborgenheit und Sicherheit spüren, dürfen aber auch nicht das Gefühl vermittelt bekommen, dass all ihren Bedürfnissen sofort und unvermittelt nachgegeben wird. Es geht also auch um Zurückweisung und Ablehnung – die warmherzig und mit Humor vermittelt werden sollten. Wir kennen das auch als Erwachsene: Ein Nein ist einfacher zu akzeptieren, wenn wir uns dabei ernst genommen fühlen, schroffe Ablehnung jedoch verletzt uns. Dem Kind gibt ein solches Verhalten das Gefühl von Liebe und Sicherheit. Sicherheit vor allem auch im Sinne einer Orientierung und Struktur. Wer Grenzen setzt, gibt seinen Kindern Halt.

Sie können sich in dieser Phase gemeinsam mit Ihrem Kind vor den Spiegel stellen und durch Gestik und verbale Andeutungen dem Kind dabei helfen zu entdecken, wer es aus dem Spiegel heraus anschaut. Das hilft dem Kind, ein Selbstkonzept von sich zu entwickeln und gestaltet den Prozess der Ablösung, vor allem von der Mutter, positiv.

Dieser Ablösungsprozess ist aus salutogenetischer Perspektive enorm wichtig, denn hier werden Grundlagen gelegt für eine positive Gesundheitseinstellung im Erwachsenenalter. Die Entwicklung der eigenen Persönlichkeit, das Erleben von Individualität, gepaart mit Zuwendung und Liebe von außen, hilft dabei, die Welt als verstehbar, begreifbar und beeinflussbar zu erleben. Kinder, die sich aufgehoben fühlen und trotzdem wissen, dass ihnen Eigenständigkeit zugetraut wird, entwickeln einen ganz anderen Blick auf die Welt als Kinder, die ständig in Watte gepackt und gewissermaßen von der echten Welt ferngehalten werden. Vermitteln Sie dem Kind das Gefühl, Dinge beeinflussen und durch eigenes Handeln auch Aufgaben lösen zu können. Wie wir aus wissenschaftlichen Studien wissen, spielen Kommunikation, vor allem auf verbaler Ebene, eine wesentliche Rolle. Kinder, die frühzeitig mit Sprache umzugehen lernen, sind weniger hilflos und damit auch resilienter.

Diese Phase ist wichtig und oft schwierig für die Eltern. Die Entwicklung der eigenen Identität des Kindes bedingt, dass es bei seinen Versuchen, Dinge haben, berühren, ergreifen zu wollen, sehr unnachgiebig und bockig ist. Der Unwillen des Kindes strapaziert die Nerven der Eltern. Machen Sie sich immer wieder klar, dass es einige Zeit dauert, bis das Kind das Wort Nein verstehen und respektieren kann. Hier braucht es Zeit, Gelassenheit und Geduld, wie so häufig in der Kindererziehung. Doch es lohnt sich. Diese Zeit und Geduld machen für das Kind die Welt, in der es lebt, nach und nach verstehbar und handhabbar, es lernt, dass neue Erfahrungen keine Bedrohung darstellen, sondern eine Chance. Das Selbstwertgefühl des Kindes wächst immens.

••

UNSERE EMPFEHLUNGEN:

- Hinterfragen Sie Ihre eigene Vergangenheit, Ihre bisherigen Denk- und Handlungsschemata und verändern Sie diese gegebenenfalls zu einer liebevollen, humorvollen und unterstützenden Grundhaltung.
- Seien Sie ehrlich und authentisch. Kinder verzeihen Fehler ihrer Eltern und lernen gleichzeitig auch aus ihnen.
- Bedenken Sie bei allem Entdeckerdrang des Kindes immer: Es ist noch keine eigene Persönlichkeit, es braucht und sucht daher ihren Schutz und die Geborgenheit bei Ihnen.
- Besonders, wenn Ihr Kind müde, hungrig und krank ist, reagiert es auf Trennung mit vermehrter Ängstlichkeit. Umsorgen Sie es liebevoll, dann lernt es Vertrauen.
- Wenn Sie das Haus verlassen müssen, achten Sie darauf, dass das Kind ausreichend satt und müde ist. Gehen Sie nach Möglichkeit erst, wenn es eingeschlafen ist.
- Ist eine vorübergehende Trennung vom Kind notwendig, schauen Sie, dass eine vertraute Person anwesend ist, die

auch weiß, welches interessante und anregende Spielzeug dem Kind Freude bereitet. Sagen Sie klar auf Wiedersehen, um dem Kind Orientierung zu geben und versichern Sie ihm immer wieder ausdrücklich, dass Sie auf jeden Fall wiederkommen.

- Unterstützen Sie den Prozess der Ablösung vorsichtig, aber durchaus früh. Krabbelt das Kind etwa in einen anderen Raum, gehen Sie ihm nicht sofort hinterher. In der Regel wird es zur Rückversicherung, dass Sie noch da sind, einmal kurz zurückschauen, bevor es weiter auf Entdeckungsreise geht. Diese Erfahrung begünstigt den Prozess der Ablösung und die Entwicklung einer guten, sicheren Bindung und Selbstwirksamkeit.
- Fördern Sie durch Spiele vor dem Spiegel den Prozess des Selbsterkennens. Wenn das Kind einen auf die Nase oder Stirn geklebten Punkt selbstständig abnimmt, ist das ein gutes Zeichen, dass es begriffen hat: Das bin ich!
- Sprache ist das wichtigste Kommunikationsmittel: Schon zehn Minuten tägliches Bilderbücher anschauen, Lieder singen, Geschichten vorlesen und erzählen helfen Ihrem Kind bei der Entwicklung.
- Meiden Sie negative Denkschemata, Emotionen und Erwartungen, sowohl in Bezug auf sich selbst als auch auf das Kind. Das gilt vor allem auch für Ihre sprachlichen Äußerungen. Reden Sie nicht wie ein Richter oder Ankläger, sondern versuchen Sie, durch Ihre Art der Kommunikation Selbstvertrauen zu fördern.
- Jedes Kind ist verschieden. Es gibt langsame und schnelle, unkomplizierte oder schwierige Kinder. Vermeiden Sie ständige Vergleiche und auch den Gedanken daran, dass Sie diese Eigenschaften in Ihrem Sinne beeinflussen können, denn das schafft nur unnötigen Stress. Akzeptieren Sie stattdessen Si-

tuationen und suchen nach neuen Wegen und Lösungen für Sie und Ihr Kind mit den vorhandenen Eigenschaften.

- Würzen Sie Ihre Kommunikation mit Humor.
- Für die soziale Gegenseitigkeit ist es wichtig, sich Zeit zu nehmen und zuzuhören. Seien Sie zugewandt, hören Sie aktiv zu und vermitteln Sie die klare Botschaft: »Ja, ich höre dich.«
- Äußern Sie sich empathisch, kurz, klar und verständlich.
- Legen Sie das Handy aus der Hand, wenn Sie mit Ihrem Kind sprechen.
- Hängen Sie die Messlatte für Erfolg nicht unerreichbar hoch, sondern fördern Sie die Freude an jedem noch so kleinen Erfolg. Die Größeren kommen dann von alleine.
- Eltern sollten nicht entscheiden, was Erfolg ist, sondern das Kind erleben lassen, was Selbstwirksamkeit ist.
- Lassen Sie das Kind nach Möglichkeit eigene Wege finden, anstatt immer zu bestimmen und vorzumachen, wie es »richtig« geht. Es sei denn, das Kind sucht von sich aus Ihre Hilfe und Unterstützung.
- Formulieren Sie Regeln und Vorschriften so, dass sie das Selbstwertgefühl und die Selbstwirksamkeit Ihres Kindes fördern. Loben Sie sein Verantwortungsbewusstsein und zeigen ihm, dass man aus Fehlern lernen kann.

Der zwölfte bis vierundzwanzigste Monat (U7)

Es ist so weit: Der erste Geburtstag steht an, das zweite Lebensjahr beginnt, von nun an ist Ihr Kind kein Baby mehr, sondern ein Kleinkind. Es fängt langsam aber sicher an, eine Vorstellung von sich und seiner Umwelt zu entwickeln, auch davon, dass es außerhalb von sich selbst andere Menschen gibt, die selbstständig agieren und nicht immer machen, was das Kind will. Gleichzeitig strebt das Kind nun immer mehr nach Unabhängigkeit und sollte darin auch – mit aller gebotenen Vorsicht natürlich – unterstützt werden. Die Zeit der totalen Abhängigkeit von den Eltern scheint also vorbei zu sein und es öffnen sich neue Horizonte.

Was so großartig klingt, bringt gleichzeitig auch großen Stress für Eltern mit sich. Die Grenzlinie verläuft nämlich künftig genau zwischen Ihren Vorstellungen und dem Willen des Kindes. Es wird viele Kämpfe geben, die muss es auch geben. Diese Kämpfe finden zunächst einmal vor allem mit den eigenen Eltern statt, denn nur hier ist das Grundvertrauen gegeben, auf dessen Basis das Kind seine Grenzen testen und die Welt erkunden kann. Gegenüber fremden Personen wird es in diesem Alter diese Neugierde noch nicht im selben Maße an den Tag legen. Gegenüber den eigenen Eltern jedoch besitzt das Kind nun so viel Sicherheit, dass diese sich so manches Mal wundern werden, mit welcher Unnachgiebigkeit und Streitlustigkeit der eigene Wille durchgesetzt werden soll.

Natürlich handelt das Kind dabei nicht vernünftig. Haben Sie es gerade aus einer gefährlichen Ecke der Wohnung herausgenommen, so wird es ganz schnell wieder genau dorthin zurückkehren. Essen, das bisher klaglos akzeptiert wurde, wird plötzlich verweigert. Unsichere Eltern neigen in solchen Momenten zu der Annahme, das Kind wolle sie ärgern, sodass es zu unangemessenem elterlichem Verhalten bis hin zu körperlicher Gewalt kommen kann.

Für das Kind geht es dabei nicht um Opposition, sondern es ist auf einer ständigen Entdeckungsreise und braucht dabei von den Eltern Unterstützung und Verständnis statt negativer Emotionen. Auf diese Weise entdeckt es immer Neues, aber eben auch seine Grenzen. Das Aufzeigen dieser Grenzen, das Vermitteln von Regeln wird vor allem in den nächsten zwei bis drei Jahren eine Ihrer großen Aufgaben sein. Dieser Prozess beginnt jedoch nicht abrupt, sondern die Neugierde des Kindes steigert sich langsam mit jedem Tag. Sie sollten darin vor allem die Chance sehen, das Kind Unabhängigkeit erfahren zu lassen und gleichzeitig die bestehende emotionale Bindung zu stärken. Zwischen diesen beiden Polen spielt sich eine glückliche Kindheit in diesem Alter ab.

Eine beglückende Erfahrung wird sein, wie häufig der Blick des kleinen Entdeckers auf seinen Erkundungsreisen letztlich doch wieder bei Ihnen landet, um sich zu vergewissern, ob die Sicherheit noch vorhanden ist und manchmal auch, ob es Zustimmung gibt. So hat das Kind jederzeit ein Backup und kann munter unbekannte Welten testen.

Denken Sie immer daran: Erziehung und Entwicklung finden vor allem in den ersten drei Jahren statt. Danach gleicht vieles eher einem Reparaturvorgang. Was in dieser Phase angelegt wird, gibt dem Leben die entscheidende Richtung vor. Auf der anderen Seite führt eine gesunde Entwicklung in den ersten Jahren auch dazu, dass wir in der Lage sind, unsere Defizite anzunehmen und nicht überzubewerten, kurz: uns selbst zu lieben.

Mithin ist dieser Altersabschnitt der vielleicht wichtigste im Prozess der Erfahrung von Unterstützung und Sicherheit auf der einen Seite sowie der Entwicklung von Unabhängigkeit und sozialer und emotionaler Kompetenz auf der anderen Seite. Im Vordergrund der kindlichen Entwicklung steht nun voll und ganz die Erfahrung des eigenen Ich. Das Kind erlebt sich selbst als Mittelpunkt der Welt. Es merkt zwar, dass andere Gegenstände und Personen existieren, hat aber noch keine Vorstellung davon entwickelt, wofür die Gegenstände gut sind, was die Personen denken und fühlen. Das zeigt sich beispielsweise dann, wenn Ihr Kind mit anderen Kindern um Spielsachen streitet. Es kommt dabei immer wieder zu Situationen, in denen ein Kind ausgesprochen aggressiv, abweisend und zum Teil verletzend auf andere Kinder reagiert. Es ist in diesem Alter schlicht und ergreifend noch nicht in der Lage zu verstehen, was die anderen Kinder fühlen und erleben. Es kann somit noch oft nicht angemessen reagieren.

Damit hängt auch zusammen, dass dieser Altersabschnitt die Phase der Imitation ist. Kinder machen die Erwachsenen nach. Jetzt ist es nicht so wichtig, was Sie sagen, sondern was Sie tun. Alles wird genauestens beobachtet.

Dieser Fakt wird gerne unterschätzt. Diese Imitationsphase ist auch eine Phase der aktiven Teilhabe des Kindes am Familienleben. Was immer Sie jetzt auch machen, ob Zeitung lesen, staubsaugen, putzen oder den Tisch decken: Ihr Kind wird Ihnen helfen wollen. Vermutlich werden Sie auch mal über den einen oder anderen Kollateralschaden in Form kaputter Tassen oder Teller hinwegsehen müssen.

Sehr schön sehen kann man das Spiel mit der Imitation häufig am Umgang mit den Kuscheltieren und Puppen. Während die Puppe vielleicht zunächst liebevoll gefüttert, dann aber ausgeschimpft wird, wenn sie nicht artig war, bekommt der Teddy eine zärtliche Umarmung beim Zubettbringen und ihm wird noch eine gute Nacht gewünscht. Eltern sollten in solchen Momenten durchaus reagieren und dem Kind klar sagen, dass auch die Puppe einen freundlichen Umgang verdient hat.

Gerade Eltern von Erstlingskindern sind häufig weitgehend unvorbereitet darauf, wie heftig diese Phase sein kann. Spätestens mit 18 Lebensmonaten neigt das Kind dazu, sich selbst durch stetes Kopfschütteln, ständiges Nein- oder Meins-Sagen selbst zu bestätigen. Es hat noch kein Konzept von »gut« und »schlecht« und muss deshalb testen, testen, testen wie ein Computerprogrammierer, der ein neues Programm wieder und wieder durchlaufen lässt, bis es stabil läuft.

Nicht wenige Kinder reagieren auf Widerstände dann mit regelrechten Tobsuchtsanfällen oder auch leicht aggressivem Verhalten wie im Affekt. Viele Eltern erinnern sich dann wehmütig an die gerade erst vergangene süße Babyzeit, in der sie solche Vorkommnisse zwar bei anderen Kindern gesehen haben mögen, aber natürlich vollkommen überzeugt waren, mit dem eigenen Kind könne so etwas niemals passieren.

Es kann vorkommen, dass das Kind mit dem Kopf gegen die Wand oder auf den Fußboden schlägt, andere halten einfach die Luft an, bis sie blau werden. Das ist für Eltern in der Regel recht erschreckend, doch umso wichtiger ist es, ruhig zu reagieren. Normalerweise testet kein Kind das so lange aus, bis es wirklich Schaden nimmt. Eine ganz einfache Vorgehensweise kann hier helfen: Pusten Sie dem Kind leicht ins Gesicht und nehmen es anschließend in den Arm, um es Ihrer Liebe zu vergewissern und ihm Sicherheit zu signalisieren.

Solche Ausbrüche, die immer dann auftreten, wenn das Kind aufgefordert wird, Dinge zu tun, die es partout nicht tun will, werden von vielen Eltern als sehr bedrohlich erlebt und fehlinterpretiert. Nicht selten kommen diese Eltern in die Praxis und stellen ihr Kind mit dem Verdacht auf Epilepsie vor. Derartige Situationen treten jedoch immer nur im Zusammenhang mit konkreten Auslösern auf und zudem nur bei den Eltern oder anderen sehr vertrauten Personen. Gegenüber fremden Personen und in fremden Umgebungen oder Situationen fühlt sich das Kind nicht sicher genug für Wutausbrüche.

Wichtig ist, diesen Entwicklungsschritt auf keinen Fall als persönliche Ablehnung zu interpretieren. Leider passiert das mittlerweile häufiger, da eine steigende Anzahl von Eltern Schwierigkeiten hat, sich vom Kind abzugrenzen und als eigenständige Person zu verstehen. Glauben Sie also bitte nicht, die Wutanfälle eines Anderthalbjährigen seien ein Anzeichen für Erziehungsversagen.

Was hilft, ist eine gesunde Mischung aus Humor, liebevoller Zuwendung und empathischem, aber entschlossenem Handeln. Natürlich ist die aktive Sprache bei Ihrem Kind in diesem Alter noch nicht so weit entwickelt. Unterschätzen Sie trotzdem nicht seine Fähigkeit, Ihre verbalen Äußerungen zu begreifen. Kommunizieren Sie klar, eindeutig, in einfachen Sätzen, und Ihr Kind wird die Botschaft sehr wohl verstehen. Sehen Sie es als Vorbereitung auf die nächste Phase, etwa ein Jahr später, in der Sie ständig Diskussionen mit dem kleinen Menschen führen müssen und dabei viel Geduld und Ausdauer brauchen werden.

Wenn heute über Erziehung oder gar über Disziplin gesprochen wird, prallen sehr schnell gegensätzliche Vorstellungen aufeinander. Erziehung und Disziplin sind niemals Selbstzweck, sondern der mühevolle Weg, dem Kind zu helfen, seine Grenzen zu erkennen, Respekt für andere Menschen zu entwickeln und somit die Bedürfnisse anderer Menschen zu akzeptieren. Das funktioniert nicht durch Belehrung und Besserwisserei, sondern nur mit liebevoller Zuneigung in der engen Beziehung zum Kind. Für die weitere soziale Zukunft des Kindes sind solche Erziehungsgrundsätze von elementarer Bedeutung.

Dabei ist das Erlernen von emotionaler und sozialer Kompetenz zwar stark temperamentsabhängig, aber eben auch ein durch stetes Lernen steuerbarer Prozess. Ein Prozess, der für das Leben als Jugendlicher und Erwachsener kaum zu unterschätzen ist, da dem Kind hier nach und nach ermöglicht wird, nicht mit Hilflosigkeit auf schwierige Situationen zu reagieren, sondern soziale Situationen zu erkennen und beeinflussen zu können. Hier spielen wieder die Kohärenzfaktoren eine Rolle.

UNSERE EMPFEHLUNGEN:

- Machen Sie sich immer wieder deutlich, dass der Prozess, sich als eigenständiges Individuum zu erkennen, die Bestätigung der Sicherheit durch die Eltern und andere nahe Bezugspersonen braucht und gewähren Sie diese Sicherheit und diesen Rückhalt.
- Ihr Kind hat noch keine klare Vorstellung von den Gefühlen und Bedürfnissen anderer. Machen Sie sich daher klar, dass es manchmal zu scheinbar unverständlichen aggressiven Übergriffen kommen kann. Lassen Sie sich von diesem Verhalten nicht irritieren und entmutigen: Ermöglichen Sie dem Kind weiterhin Kontakt zu anderen Kindern. Dabei ist es vorteilhaft, wenn es sich um eine kleine Gruppe handelt und Sie mit dabei sind.
- Fördern Sie ab dem 18. Monat den Prozess, andere Gegenstände und Personen als eigenständig zu erkennen und zu respektieren.
- Machen Sie sich klar, dass der wichtigste Aspekt von Disziplin und Erziehung Zuneigung und Liebe ist. Dann werden auch diese für die Entwicklung wichtigen Begriffe ihren Schrecken verlieren.
- Hüten Sie sich vor zu hochgesteckten Erwartungen und vor allem auch vor Ihren eigenen, sehr persönlichen Vorstellungen davon, wie Ihr Kind zu sein hat. Erziehung bedeutet, dass Ihr Kind mit Ihrer Begleitung lernt, sein eigenes Temperament und seine eigene Persönlichkeit nach und nach kennenzulernen und damit auch zu regulieren.
- Spielen Sie Spiele mit Verstecken – Suchen – Wiederfinden. Das fördert das Verständnis dafür, dass Ablösung und zeitweilige Trennung nicht gleichbedeutend mit Verlust ist. Damit fördern Sie konstruktiv den Prozess der Ablösung.

- Lesen Sie viel vor und schauen Sie sich mit Ihrem Kind zusammen Bilderbücher an, die soziale und emotionale Inhalte vermitteln, wie beispielsweise *Ich mach dich gesund, sagte der Bär*. Erklären Sie dabei positive und negative Emotionen an den entsprechenden Bildern.
- Verzichten Sie in diesem Alter komplett auf den Einsatz von Bildschirmmedien. Smartphones, Tablets und TV bringen keinerlei Vorteile, während viele der negativen Auswirkungen bisher erst in Ansätzen erforscht sind.

....

Der vierundzwanzigste bis sechsunddreißigste Monat (U8 / U9)

Wie wir gerade gesehen haben, wird es nach dem Verlassen des Babyzeitalters durchaus anstrengend. Wer nun hofft, im dritten Lebensjahr setze schlagartig die Vernunft ein, wird leider enttäuscht. Doch die Dinge ändern sich erneut und jeder Tag bringt neue Erkenntnisse für das Kind, aber auch für die Eltern.

Zunächst einmal bedeutet das dritte Lebensjahr für das Kind ein wunderbares neues Erleben von überwältigenden Fortschritten in motorischer, intellektueller und emotionaler Hinsicht. Es macht große Sprünge, sowohl auf sozialer Ebene als auch im sprachlichen Bereich.

War das zweite Lebensjahr davon geprägt, dass ein ständiges Hin und Her zwischen dem Drang nach Unabhängigkeit einerseits und dem Bedürfnis nach Nähe andererseits bestand, so ist das Kind jetzt zwar nach und nach in der Lage, Regeln zu erkennen, es wird aber auch häufig versuchen, diese Regeln zu boykottieren. Eine Regel zu kennen, heißt halt noch lange nicht, sie auch zu befolgen.

Sprache spielt nun eine große Rolle, sie wird vermehrt und gezielt eingesetzt, um Selbstkontrolle und Selbstvertrauen zu entwickeln. Das Kind testet in vielen Situationen seine Kraft und die Möglichkeiten, den eigenen Kopf durchsetzen zu können. Die konkrete Situation spielt dabei eine untergeordnete Rolle, es geht um kleine Machtkämpfe, die Sie auf keinen Fall als solche annehmen sollten. Abgrenzung spielt hier wieder eine große Rolle, um dem Kind zu zeigen, dass es Sie nicht nach Belieben steuern kann.

Klassische Situationen sind wohl das morgendliche Anziehen oder auch das Anschnallen im Auto. Ihr Kind wird versuchen, sich durchzusetzen und Ihre Aufgabe ist es, klar zu bleiben und die Situation erwachsen einzuschätzen. Es geht nur um die Farbe des Pullovers? Überlassen Sie Ihrem Kind diese kleine Entscheidung. Es geht darum, bei Minustemperaturen mit dem T-Shirt nach draußen zu gehen? Diskutieren Sie nicht, sondern sagen Sie Ihrem Kind ruhig, dass es für das Shirt zu kalt ist und es den Winterpullover anziehen soll. Verhalten Sie sich bitte nicht wie jene Juristin, die von der Polizei im Februar vor einigen Jahren mit ihrem fast nackten Zweijährigen auf dem Fahrrad gestoppt wurde und auf Nachfrage sagte, sie habe ihr Kind nicht anziehen können, weil es das nun mal nicht gewollt habe und sie die Entscheidungen ihres Kindes respektiere.

Ihr Kind wird also in diesem Alter immer häufiger versuchen, sich durchzusetzen, und, glauben Sie uns, selbst für die Ruhigsten unter Ihnen wird es Momente geben, in denen Sie die Geduld verlieren. Das passiert, es ist unseren Eltern mit uns passiert, und es wird Ihren Kindern mit Ihren Enkeln passieren. Perfekte Eltern, die niemals die Geduld verlieren, sind eine Legende.

Wichtig ist neben angemessenem Verhalten selbst in einer Stresssituation (keine verbale oder körperliche Gewalt), diese Ausbrüche niemals persönlich zu nehmen. Ihr Kind will Sie nicht bewusst ärgern, weil es Sie plötzlich nicht mehr mag. Im Gegenteil: Nur Ihnen gegenüber und anderen sehr vertrauten Personen wird sich das Kind so verhalten, da es tiefes Vertrauen in die Situation hat und intuitiv weiß, dass hier der richtige Platz und Zeitpunkt ist, um die Unabhängigkeit zu erproben. Gegenüber fremden Personen wird sich Ihr Kind ein solches Verhalten schlichtweg nicht trauen. Diese Situationen lassen sich nicht vermeiden. Machen Sie sich diese Illusion gar nicht erst, und auch hier gilt: Wer behauptet, »mein Kind macht sowas nie«, der flunkert. Diese Wutanfälle, die in den ersten drei Lebensjahren am häufigsten sind, sind ein wichtiger Entwicklungsschritt und nicht das Ergebnis falscher Erziehung. Das können Sie guten Gewissens auch Menschen erzählen, die selbst keine Kinder haben und Ihnen gerne erläutern wollen, was Sie so alles falsch machen und wie es richtig geht.

Der Grund für die Häufigkeit in dieser frühen Phase liegt unter anderem auch darin, dass die sprachlichen Ausdrucksmöglichkeiten häufig noch nicht ausreichend sind, um den eigenen Bedürfnissen adäquat Ausdruck zu verleihen. Allein dadurch geben sich diese Vorfälle in der Folgezeit normalerweise von alleine.

Bisweilen sehen wir in der Praxis zwar auch noch Kinder, die bis zum siebten Lebensjahr ihre Wutanfälle nur schwer steuern können, obwohl sie sehr liebevoll sie umsorgende Eltern haben. Doch auch diese Kinder werden in der Regel hinterher zu aufgeschlossenen Jugendlichen, die mit beiden Beinen fest im Leben stehen.

In der Regel sind diese Wutanfälle besonders beim ersten Kind kein Anlass zur Sorge, dass organische Gründe wie eine Epilepsie dahinterstecken oder dass erhebliche Erziehungsfehler gemacht worden sind. Solche Sorgen führen zu unnötigen Selbstzweifeln, die sich wiederum negativ auf das Verhältnis zum Kind niederschlagen. Sprechen Sie ruhig mit Ihrem Kinderarzt über Ihre Zweifel und lassen sich beraten. Generell gilt: Sie können Wutanfälle meist nicht verhindern, sollten jedoch versuchen, angemessen und zuverlässig darauf zu reagieren und sich vielleicht sogar darauf vorzubereiten, wie Ihre Reaktion aussehen sollte.

UNSERE EMPFEHLUNGEN:

- Wutanfälle kommen in diesem Alter häufig vor. Nehmen Sie es nicht persönlich, gehen Sie nicht sofort von Erziehungsfehlern aus. Machen Sie sich stattdessen bewusst, dass es sich dabei um einen wichtigen Entwicklungsschritt handelt, den Ihr Kind benötigt, um die Welt um sich herum verstehen und handhaben zu lernen.
- Wutanfälle lassen sich nicht verhindern. Sie können Ihre eigene Reaktion darauf jedoch schulen, um zu verhindern, dass die Situation sich hochschaukelt.
- Eine klassische Situation für Wutanfälle in der Öffentlichkeit ist das Einkaufen. Ist Ihr Kind hungrig oder müde oder gerade etwas überfordert, so überlegen Sie, ob Sie das Kind nicht erst schlafen lassen können, bevor Sie losgehen. Ist das nicht möglich, nehmen Sie zumindest einen kleinen Snack für unterwegs mit, das wirkt oft Wunder.
- Sprechen Sie möglichst viel mit Ihrem Kind, üben Sie positive Verstärkung, indem Sie es für angemessenes Verhalten im Alltag häufig loben. Sollte etwas noch nicht so gut funktioniert haben, erklären Sie dem Kind, woran es gelegen haben mag.
- Wirklich wichtig: Kontrollieren Sie Ihr eigenes Verhalten und zügeln Sie gegebenenfalls – besonders in Gegenwart Ihres Kindes – Ihr Temperament. Das Kind erkennt diese Verhaltensweise und lernt, dass es möglich ist, sein Verhalten zu regulieren. Äußern Sie Ärger und Enttäuschung nie laut, schreien Sie nicht. Schlagen Sie immer einen ruhigen, aber verständlichen Ton an und nutzen Sie kurze Sätze. Das Kind lernt daraus und wird tendenziell später in der gleichen Weise reagieren.
- Reagieren Sie immer so zeitnah wie irgend möglich. Nur ein klares, zuverlässiges und unmissverständliches Reagieren

auf die Wutanfälle in direkter zeitlicher Nähe vermittelt dem Kind »Verstehbarkeit«. Eine verlässliche Reaktion wird die Zahl und die Heftigkeit solcher Ausbrüche deutlich reduzieren. Die zeitliche Nähe ist wichtig, weil das Kind sonst keinen Bezug zwischen Verhalten und Kritik mehr herstellen kann.

- Sollte das Kind aggressiv reagieren, schlagen, beißen oder mit Gegenständen um sich werfen, gilt selbstverständlich die Null-Toleranz-Regel. Machen Sie unmissverständlich und sofort klar, dass dieses Verhalten nicht akzeptiert wird und ordnen Sie eine Auszeit an. Versuchen Sie nicht, solche Situationen ausschließlich zu lösen, indem Sie einem dreijährigen Kind ausführlich erklären, warum man nicht schlagen darf. Diese Erklärung kann hinterher erfolgen, doch zunächst einmal müssen Sie klar und deutlich die Situation beenden. Statt Erziehungsberechtigter sind Sie in diesem Moment eher Erziehungsverpflichteter.

••

Soziale Entwicklung

Kinder lernen in diesem Alter nach und nach, dass andere Menschen ein eigenes Fühlen, Denken und Handeln haben, das es zu respektieren gilt. Dieser Lernprozess muss jetzt genau wie die Fähigkeit, sich selbst zu regulieren und Selbstwirksamkeit zu erfahren, liebevoll gefördert werden.

In diesem Abschnitt seines Lebens erwirbt ein Kind die sogenannten Vorläuferfertigkeiten, die anschließend notwendig sind, um nicht nur in der Schule, sondern später auch im privaten sozialen Umfeld sowie im Beruf zurechtzukommen. Doch gerade für den kommenden Schulbesuch ist der Erwerb dieser Fähigkeiten zunächst einmal von Bedeutung. Dazu gehören grundlegende Dinge wie Geduld, Aufmerksamkeit, Mengenverständnis oder visumotorische Fähigkeiten, also die Koordination von visueller Wahrnehmung und daraus resultierenden motorischen Vorgängen. Der Lernerfolg (nicht nur) in der Schule sowie der Erwerb sozialer und emotionaler Kompetenzen beruht wesentlich auf dem Vorhandensein dieser Vorläuferfertigkeiten. Diese Fertigkeiten werden vor allem durch Aufgaben und Erfahrungen des täglichen Lebens gelernt. Gut ist das, weil es eigentlich einfach ist, denn es könnte nebenbei im Alltag passieren (und eigentlich sollte es das sogar), wie beim Keksebacken. Schwierig ist es jedoch, weil der Alltag in vielen Familien so stressbelastet ist, dass Kinder zum Teil künstlich von solchen Aufgaben ferngehalten werden, weil es aus Sicht der Eltern zu viel Zeit und Aufwand bedeuten würde, sie diese erledigen zu lassen. Oder weil Eltern aus falsch verstandener Fürsorge ihren Kindern viele Dinge nicht zutrauen und sie ihnen deshalb vorenthalten. Auch hier gilt wieder, was wir an verschiedenen Stellen bereits erwähnt haben: Es nützt nichts, Kinder in Watte zu packen. In diese Welt hinein kommen sie nur, wenn sie sich mit ihr auseinandersetzen dürfen, an ihr lernen dürfen und dabei von Erwachsenen altersangemessen angeleitet und begleitet werden.

Nicht überschätzt werden kann die Bedeutung des freien Spiels sowie des Spiels mit Eltern oder in Gruppen. Motorik, Sprache, Kognition, Selbstregulation, Steuerung des Impulsverhaltens, die Liste der Fertigkeiten, die sich durch intensives Spielen entwickeln, ist lang und kann durch weitere Kompetenzen erweitert werden. Insbesondere das freie Spiel in Begleitung der Eltern ist so wichtig, weil zum Erlernen von Fertigkeiten noch die stabile und zuverlässige warmherzige Bindung hinzukommt. Beides, der Erwerb der Kompetenzen und die Bindungserfahrung, verbinden sich zu einem Schutzwall, der hilft, im Leben mit Enttäuschungen und Belastungen so umzugehen, dass diese keine nachhaltigen Schäden auslösen, sondern als versteh- und handhabbar erlebt werden.

Dabei ist festzuhalten, dass weniger der Inhalt des Spiels von Bedeutung ist als der Prozess des Spielens selbst. Die Erfahrung, durch eigenes Suchen, Entdecken und Erforschen zu lernen, vernetzt unsere Gehirnfunktionen und führt zu einer positiven Selbstwahrnehmung in einem Maße, das von außen niemals zu erreichen wäre. Das Kind lernt, Ziele zu erreichen, gleichzeitig aber auch mit Stress und Belastungen umzugehen, diese angemessen und erfolgreich zu meistern. Es braucht also nicht zwangsläufig teure Spielsachen, sondern bisweilen reichen Zeit, Fantasie und Alltagsgegenstände.

Sehr gut geeignet für Kinder bis zu drei Jahren sind übrigens ganz einfache Fingerspiele. Diese leben davon, dass mit den Händen eine Geschichte aufgeführt wird. Der Text wird von den Erwachsenen rhythmisch gesprochen. Viele Fingerspieltexte sind gereimt, was für Kinder einen besonderen Reiz darstellt. Diese Spiele können verschiedene Bereiche in der Entwicklung unterstützen, besonders sprachliche und feinmotorische Kompetenzen, darüber hinaus sprechen sie kognitive, mathematische und soziale Fähigkeiten an. Als Beispiel sei hier das Schnecken-Fingerspiel angeführt:

Erst kommt die Schnecke
Und kriecht um die Ecke.
(Mit zwei Fingern beispielsweise den Arm
des Kindes hinaufkriechen)

Dann kommt der Hase
Und zwickt dich in die Nase.
(Dem Kind an die Nase stupsen)

Jetzt kommt der Zwerg,
der klettert über'n Berg.
(Dem Kind mit den Fingern über den Kopf krabbeln)

Zum Schluss kommt der Floh
Und zwickt dich in den Po!
(Dem Kind sanft in den Po zwicken)

Durch solche Fingerspiele fühlen Kinder sich wahrgenommen und entdecken sich nach und nach selbst. Es ist also wichtig für ihre Ich-Identität. Durch die Nachahmung erleben sie Selbstwirksamkeit, ebenso dadurch, dass sie merken, dass ihre Finger zu ihnen gehören und sie bestimmen können, was diese tun sollen. Kitzelreime bringen Körpererfahrung. Durch das sich langsam steigernde Spiel machen Kinder die Erfahrung, dass auf Anspannung immer Entspannung folgen sollte. Für ein Gefühl der Ausgeglichenheit und die Entwicklung eines eigenen Lebensrhythmus' ist das von großer Bedeutung. Auch die Sprache wird durch diese Spiele gefördert. Der Wortschatz erweitert sich, das Zuhören stärkt die Konzentrationsfähigkeit und das Wiederholen der Reime und Verse unterstützt die Gedächtnisleistung.

Sie sehen: Solch ein simples Ding wie ein Fingerspiel kann ein Kind auf den unterschiedlichsten Ebenen fördern. Es kann frei und ohne Druck sich selbst und seine Welt entdecken, ohne dabei ein Wettspiel gewinnen zu müssen. Der Weg ist das Ziel, es wird kein Endergebnis erwartet.

Jean Piaget soll gesagt haben: »Alles, was wir dem Kind beibringen, kann es nicht mehr lernen.« Diesen Satz sollten wir uns häufiger mal vorsagen. Lernen bedeutet nicht, zielgerichtet Ergebnisse zu produzieren, sondern junge Menschen zu befähigen, durch selbst gemachte Erfahrungen und auch über manchen Umweg die eigenen Ziele zu erreichen. Selbst das Formulieren solcher Ziele kann nicht gelingen, wenn sie ständig von außen vorgegeben werden.

Dieser Satz ist zudem ungeheuer entlastend für Eltern, denn er gibt ihnen ein Stück Zeit und Freiheit zurück. Die Suggestion, immer und überall um das Kind herum sein zu müssen, um ihm den bestmöglichen Weg zu ebnen, sorgt häufig für genau den toxischen Stress in Familien, der letztlich alle Beteiligten von den guten Wegen abbringt.

• •

UNSERE EMPFEHLUNGEN:

- Lassen Sie sich im Umgang mit Ihrem Kind nicht von Normvorstellungen und von falschen Erwartungen an Sie selbst und Ihr Kind leiten, die Ihnen von außen aufgezwungen werden.
- Verabschieden Sie sich von der Vorstellung, dass Sie als Eltern alleine darüber entscheiden, welche Entwicklung Ihr Kind nimmt. Übermäßige Zuwendung und übertriebene Förderung führen zu einer übergroßen Verantwortung, die der Realität und Individualität jedes einzelnen Kindes nicht gerecht wird. Wenn Sie sich davon lösen können, wird es Ihren eigenen Alltag so sehr entlasten, dass Ihre größere Ruhe und Gelassenheit sich wiederum positiv auf die Entwicklung des Kindes auswirken.
- Machen Sie sich klar, welche grundlegenden, ganz einfachen Dinge bei Ihrem Kind Sicherheit, eine stabile Bindung und Selbstwirksamkeit hervorrufen: Zeit, Zuwendung und Zärtlichkeit. Dann können Sie getrost auf spezielle Förderung verzichten.
- Nehmen Sie sich jeden Tag 15 Minuten Zeit für ein liebevolles unstrukturiertes Spiel. Am besten beide Eltern mit dem Kind, dazu ein paar einfache Spielsachen. Damit fördern Sie Fantasie und emotionale Kompetenz und die Entwicklung des Gehirns.
- Beziehen Sie Ihr Kind von vornherein in die Alltagspflichten mit ein, lassen Sie es beim Ausräumen der Spülmaschine helfen, setzen Sie es beim Kochen neben sich, lassen Sie es den

Tisch decken oder Wäsche sortieren. Das fördert Selbstvertrauen und Selbstwirksamkeit und vermittelt die Kompetenz, schwierige Situationen selbstständig meistern zu können. Einer Studie zufolge ist neben dem angeborenen Temperament eines Kindes und dem Bildungsstand der Eltern die Eingebundenheit in die familiären Pflichten die dritte große Säule, auf der schulischer und sozialer Erfolg eines Kindes basiert.

• Vermitteln Sie dem Kind immer, dass es nicht schlimm ist, wenn ihm etwas nicht gelingt. Ermutigen Sie das Kind, eigene Wege zu suchen und dabei geduldig zu bleiben, selbst wenn etwas mehrfach nicht funktioniert. So wird es ein stabiles Selbstwertgefühl entwickeln und auch als Erwachsener nicht in Panik verfallen, wenn die Dinge sich nicht so entwickeln, wie sie eigentlich geplant waren.

• Handeln Sie nach dem Motto: weniger schimpfen, mehr lieben. Schimpfen ist ein Abwehrmechanismus, wenn Eltern die Nerven durchgehen, mit dem sich Verhalten jedoch nur kurzfristig beeinflussen lässt. Wichtiger ist es, konsequent und klar in Ihrem Verhalten gegenüber dem Kind zu sein. Es gibt auch ein liebevolles Nein. Ihr Kind wird Sie wegen eines solchen Neins nicht weniger lieben, sondern froh sein, dass es weiß, woran es ist. Dass Sie trotzdem auch mal schimpfen werden, ist normal, niemand ist perfekt, niemand muss perfekt sein, auch Sie nicht. Aber machen Sie sich diesen Mechanismus deutlich und steuern Sie Ihr eigenes Verhalten. Das ist Teil der eigenen Selbstwirksamkeit und Unabhängigkeit im Denken und Handeln.

WARUM SALUTOGENETISCHES DENKEN UNSER LEBEN BESSER MACHT – EIN SCHLUSSWORT

....

Das Konzept der Salutogenese nach Aaron Antonovsky ist nicht neu. Und doch sind diese Denkweise und das ihr zugrundeliegende Prinzip so aktuell wie nie und auf unser tägliches Leben anzuwenden. Für den besseren Überblick fassen wir sie an dieser Stelle erneut zusammen. Wissenschaftliche Erkenntnisse zeigen eindeutig, dass das enge Zusammenwirken zwischen Genen, Umwelt und den Erfahrungen in den ersten drei Lebensjahren nachhaltig die Gesundheit und die Selbstwirksamkeit im späteren Leben prägen. Diese ersten drei Lebensjahre sowie die vorhergehende Zeit im Mutterleib mit ihren komplexen epigenetischen Prozessen sind somit die bedeutendste und sensibelste Phase im Leben eines jeden Menschen. Hier werden die entscheidenden Vorbereitungen dafür getroffen, dass der Mensch fähig ist, sich auf Veränderungen einzustellen, mit Herausforderungen umzugehen und sein Leben konstruktiv zu gestalten. Sie entscheiden ganz wesentlich, ob ein Leben als sinnvoll empfunden wird sowie über unsere Gesundheit als Kind, als Jugendlicher und als erwachsener Mensch. Wir können im Laufe unseres Lebens immer noch konstruktiv eingreifen, es ist aber schwieriger, je länger sich bestimmte Verhaltensweisen und Denkmuster eingeschliffen haben.

In den ersten drei Jahren benötigt das sich entwickelnde Gehirn unentwegt geistiges und emotionales Futter. Auf diesem Fundament entsteht die spätere Gesundheit und die psychische Widerstandsfähigkeit. Dieses Fundament zu legen, sollte das oberste Ziel der elterlichen Erziehung sein, da wir großen Einfluss auf die entstehenden Gehirnstrukturen haben.

Dieser aktive neurobiologische Prozess lässt Gesundheit als einen Prozess entstehen, in dem wir sich ständig verändernden Einflüssen und Herausforderungen mit Vertrauen, Zuversicht und Selbstwirksamkeit resilient begegnen, sprich: ohne uns zu verbiegen oder zu zerbrechen. Dieser Prozess läuft optimal ab auf der Basis einer stabilen Bindung. So können wir durch einen gesunden und verantwortungsbewussten Lebensstil die Gesundheit der Kinder und der nachfolgenden Generation nachhaltig beeinflussen. Und alles, was Sie sich selbst gönnen, kommt immer auch Ihrem Kind zugute. Das gilt in besonderem Maße für die Mütter.

Eltern sollten also nach ihren Möglichkeiten das Leben sowohl für sich selbst als auch für ihre Kinder verstehbar und handhabbar und somit sinnvoll gestalten. So sind sie bestens gerüstet für die Anforderungen der modernen Gesellschaft, vor allem für den Umgang mit dem von außen kommenden toxischen Stress. Wir sorgen so für das Wohl unserer Kinder und damit letztlich auch für die Möglichkeit, die Zukunft einer verantwortungsvollen und prosperierenden Gesellschaft zu gestalten.

Eltern investieren Zeit, Liebe und Nähe in ihre Kinder, gesamtgesellschaftlich müssen wir für eine bessere Qualität bei der Betreuung und Ausbildung sorgen. Gerade Schwangere und junge Eltern benötigen zudem frühe Hilfe und optimale Beratungsmöglichkeiten bei Schwierigkeiten oder Fragen.

Zum Abschluss eine kleine Übersicht der zentralen Punkte unserer Ausführungen:

- Ein wachsender Teil unserer Gesellschaft hat ein Stresslevel erreicht, das demjenigen gleicht, das der Urmensch im Angesicht des Mammuts oder des Säbelzahntigers hatte. Dieses Stresslevel bedeutet schlicht und ergreifend: Kampf oder Flucht. Dieser Mechanismus ist im unmittelbaren Moment der Gefahr nicht nur sinnvoll, sondern unbedingt notwendig, auch heute noch, um rechtzeitig reagieren zu können. Während das Stressniveau jedoch beim Urmenschen zu sinken begann, nachdem die Gefahr vorbei war, verbleibt der moderne Mensch oft auch in Ruhephasen auf demselben hohen Stresspegel. Wer jedoch ständig »kämpft oder flieht«, wird irgendwann vor Erschöpfung zusammenbrechen. Die Zunahme von Burn-Out und Depressionen hängt direkt damit zusammen.

- Wir haben uns angewöhnt, Gesundheit ganz überwiegend vom Begriff der Krankheit her zu denken. Das ganze Leben scheint nur noch aus Diagnosen zu bestehen, und zwar sowohl für Erwachsene als auch für Kinder. Jede Abweichung von einer vermuteten Norm und Idealvorstellung wird als krankhaft dysfunktional gedeutet und an ein Heer von Therapeuten und medikamentöse Eingriffe delegiert.

- Dieses pathologisierende Denken, das im Gegensatz zum salutogenetischen Ansatz steht, führt dazu, dass viele Menschen aus dem Teufelskreis des toxischen Stresses und einer fremdbestimmenden Medizin nicht mehr hinausfinden.

- Tatsächlich jedoch kann jeder von uns jeden Tag im Sinne der Salutogenese handeln und sein Verhalten ändern. Wir alle haben immer eine Wahl, auch wenn sie schmerzhaft erscheinen mag. Wichtig ist, nicht nur auf Diagnosen zu schauen. Krankheit ist immer auch eine Botschaft, die uns zu besserer Gesundheit führen will. Es gilt also, sie zu verstehen. Analog zu Krankheit im körperlichen Sinne gilt das für alle Herausforderungen im Leben. Die Fähigkeiten, Stress mit all seinen gesundheitlichen Folgen untoxisch zu machen und eine Fehlprogrammierung der Stressachse zu vermeiden, können wir aktiv beeinflussen.

Hierbei ist die wichtigste Zeit die des werdenden Lebens im Bauch der Mutter sowie die ersten drei Lebensjahre. In dieser Phase liegt es in der Verantwortung der Eltern, dass Kinder lernen, mit Schwierigkeiten und Hürden umzugehen und das Leben als eine positive Herausforderung zu sehen. Gelingt das, steigen die Chancen, gesund durchs Leben zu kommen und sich den Anforderungen des Lebens immer gewachsen zu fühlen.

- Es ist also von entscheidender Bedeutung, wie Eltern sich gegenüber ihren Kindern gerade in den ersten drei Lebensjahren verhalten. Begleiten Sie das Kind, statt es mit zu viel Nähe und einer symbiotischen Beziehung zu erdrücken. Grundsätzlich gilt: Entspannte Eltern – entspannte Kinder.

- Kinder, die so entspannt aufgewachsen sind, können diese Haltung leichter an die nächste Generation weitergeben. Permanent gestresste Kinder dagegen werden häufig zu permanent gestressten Erwachsenen, die diesen toxischen Stress wiederum an ihre eigenen Kinder weitergeben. Daraus resultieren auch zelluläre Veränderungen, die durch das menschliches Verhalten verursacht werden. Die Erkenntnisse der Epigenetik sind in diesem Sinne als Chance zu verstehen, auch wenn es uns im ersten Moment erschrecken mag, dass sich Verhalten vererbt. Da wir jedoch die Wahl haben, unser Verhalten zu beeinflussen, können wir diese Tatsache positiv für unsere Kinder und Kindeskinder nutzen.

- Salutogenese bedeutet also: Jeder Mensch hat eine Chance, von Anfang an gesund zu sein und auf dieser Gesundheit als festem Fundament ein glückliches Leben aufzubauen. Gesundheit und Krankheit sind nicht, sondern entstehen! Die Weichen und unsere Disposition, ob wir und unsere Kinder gesund oder krank werden, werden wesentlich in der Schwangerschaft und den ersten drei Lebensjahren gestellt.

Wir haben die große Chance, Gesundheit auf dem Boden einer stabilen Bindung und geförderten Resilienz weitgehend selber gestalten zu können. Diese Chance kann jedes Kind vor allem dann nutzen, wenn die Eltern es optimistisch und liebevoll ins Leben führen, es dabei aber auch an Widerständen wachsen lassen, sodass sich Selbstwirksamkeit und eigenständiges Denken und Handeln entwickeln.

Bleiben Sie auch bei Schwierigkeiten realistisch und gelassen, führen Sie Fehler und Probleme nie auf die Person Ihres Kindes zurück, sondern lenken Sie den Blick immer auf das große Ganze, das mit dem jeweiligen Problem zusammenhängt. Leben Sie vor, dass Schwierigkeiten überwunden werden können und Probleme lösbar sind, gegebenenfalls auch mit der Hilfe anderer.

DANKSAGUNG

Diesem Buch liegen jahrelange klinische Erfahrungen als Wissenschaftler und Praktiker der Kinderheilkunde und Entwicklungsneurologie zugrunde.

Immer häufiger erleben wir eine Medizin, die Patienten und Eltern nicht zufrieden entlässt und die Wartezeiten immer länger werden lässt. Obwohl es uns und unseren Kindern objektiv körperlich immer besser geht, erzeugt die klassische Medizin immer mehr Ängste und Unsicherheiten, denen mit den bisherigen Konzepten alleine nicht mehr beizukommen ist.

Die Suche nach Erklärungen hierfür und die neuen Ergebnisse der Gesundheitsforschung, besonders der Neurobiologie, Epigenetik und Entwicklungspsychologie, haben uns überrascht und einen ganz neuen Blick auf die Entstehung von Gesundheit und Krankheit eröffnet. Wir selbst sind dabei zum Teil erschrocken und erstaunt auf unsere biographische Vergangenheit gestoßen und mussten viele unsere Denkansätze zur Gesundheit kritisch hinterfragen und zum Teil erheblich revidieren.

Gedankt sei all den Menschen, die mit ihren Studien und Vorträgen und Publikationen diese neue Sicht auf Gesundheit voranbringen.

Natürlich danken wir vor allem auch den Eltern und den vielen Kindern, die wir betreuen und behandeln durften und die uns ermutigt haben, sich dem Thema Gesundheit aus einer anderen Perspektive zu nähern.

Gedankt sei natürlich auch all den Freunden und Kollegen, die uns ermutigt haben, dieses Thema mehr Menschen nahezubringen und als Buch zu veröffentlichen. Gedankt sei unserem Co-Autor

Carsten Tergast, der uns geholfen hat, die medizinischen Hieroglyphen in eine für Menschen verstehbare Form zu bringen.

Der Weg bis zur Veröffentlichung dieses Buches wäre ohne die geduldige, ermutigende und konstruktive Arbeit unser Lektorin Ulrike v. Stenglin vom Hanser Verlag nicht möglich gewesen. Dafür sei ihr und dem Verlag ausdrücklich gedankt.

LITERATURVERZEICHNIS

In diesem Literaturverzeichnis sind die Quellen zu Beginn als eine Auflistung nach den Namen der Erstautoren in alphabetischer Reihenfolge angegeben. Als erstes sind Bücher und Monographien genannt. Dann folgen die wissenschaftlichen Artikel und zum Schluss der Hinweis auf die Quellen im Internet. Die Angabe und Abkürzungen erfolgt nach den international gängigen Standards: Herausgeber; Autoren; Titel; Quelle; Erscheinungsjahr; Band; Seiten.

Bücher

American Academy of Pediatrics (Hrsg.): *Bright Futures. Guidelines for Health Supervision of Infants, Children, and Adolescents.* Itasca 2017

American Academy of Pediatrics (Hrsg.): *Building Resilience in children and teens.* 3rd edition. Itasca 2015

Drs. (Hrsg.): *The complete and authoritative guide Caring for your baby and young child. Birth to age 5.* New York 2014

Drs. (Hrsg.): *Developmental and Behavioral Pediatrics.* Itasca 2011

Antonovsky, Aaron: *Salutogenese. Zur Entmystifizierung der Gesundheit.* Tübingen 1997

Bartens, Werner: *Glückliche Kinder. Was sie stark und gesund macht.* München 2013

Bengel, Jürgen, Frauke Meinders-Lücking und Nina Rottmann: *Schutzfaktoren bei Kindern und Jugendlichen – Stand der Forschung zu psychosozialen Schutzfaktoren bei Gesundheit.* Köln 2009

Berndt, Christina: *Resilienz. Das Geheimnis der psychischen Widerstandskraft. Was uns stark macht gegen Stress, Depressionen und Burn-out.* München 2018

Börsch-Supan, Johanna, Matthias Rumpf (OECD): *Erfolgsfaktor Resilienz – PISA Sonderauswertung der OECD Studie*, OECD und Vodafone Stiftung Deutschland, Januar 2018

Boyce, W. Thomas: *Orchidee oder Löwenzahn? Warum Menschen so unterschiedlich sind und wie sich alle gut entwickeln können.* München 2019

Brisch, Karl-Heinz: *Safe. Sichere Ausbildung für Eltern. Sichere Bindung zwischen Eltern und Kind.* Stuttgart 2010

Brooks, Robert und Sam Goldstein: *Das Resilienz-Buch. Wie Eltern ihre Kinder fürs Leben stärken – Das Geheimnis der inneren Widerstandskraft.* Stuttgart 2017

Bundesinstitut für Bevölkerungsforschung (Hrsg.): *Familienleitbilder. Muss alles perfekt sein? Leitbilder zur Elternschaft in Deutschland.* Wiesbaden 2015

Bundeszentrale für gesundheitliche Aufklärung (Hrsg.): *Leitbegriffe der Gesundheitsförderung und Prävention.* Köln 2018

Diabaté, Sabine et al.: *Familienleitbilder in Deutschland. Muss alles perfekt sein?*, 2015

Dornes, Martin: *Der kompetente Säugling – Die präverbale Entwicklung des Menschen.* Frankfurt 2015

Dornes, Martin: *Die Modernisierung der Seele. Kind – Familie – Gesellschaft.* Frankfurt 2012

Dornes, Martin: *Die frühe Kindheit. Entwicklungspsychologie der ersten Lebensjahre.* Frankfurt 1997

Dorsch, Walter; Ludwig Schmid; Julia Heck: *In 26 Schritten zum kompetenten Kneippianer,* Stuttgart 2005

Easwaran, Karella: *Das Geheimnis gesunder Kinder. Was Eltern tun und lassen können.* Köln 2018

Gaca, Anja Constance und Christian Gaca: *Von guten Eltern und glücklichen Paaren. Die Kinderjahre entspannt gemeinsam bewältigen.* München 2017

Gebauer-Sesterhenn, Birgit und Dr. med. Manfred Praun: *Das große GU Babybuch.* München 2010

Hasler, Gregor: *Resilienz. Der Wir-Faktor. Gemeinsam Stress und Ängste überwinden.* Stuttgart 2017

Hattie, John und Klaus Zierer: *Visible Learning. Auf den Punkt gebracht.* Baltmannsweiler 2018

Hauch, Dr. med. Michael: *Kindheit ist keine Krankheit. Wie wir unsere Kinder mit Tests und Therapien zu Patienten machen. Ein Kinderarzt empört sich.* Frankfurt 2015

Krause, Christina und Rüdiger-Felix Lorenz: *Was Kindern Halt gibt. Salutogenese in der Erziehung.* Göttingen 2009

Largo, Remo H.: *Babyjahre. Entwicklung und Erziehung in den ersten vier Jahren.* München 2019 (Vollständig überarbeitete Neuauflage)

Lown, Bernard: *Die verlorene Kunst des Heilens. Anleitung zum Umdenken.* Frankfurt 2004

McClafferty, Hilary: *Integrative Pediatrics,* Abgindon 2017

Michalsen, Andres: *Heilen mit der Kraft der Natur: Meine Erfahrung aus Praxis und Forschung – Was wirklich hilft.* Berlin 2017

Mierau, Susanne: *Geborgen wachsen. Wie Kinder glücklich groß werden.* München 2016

Nixdorf, Silke: *Salutogenese und pränatale Psychologie. Gesundheitsförderung und Prävention in der vorgeburtlichen Lebensspanne.* Heidelberg 2009

KKH (Kaufmännische Krankenkasse) (Hrsg.): *Endstation Depression – Wenn Schülern alles zu viel wird*. Hannover 2018

Mausfeld, Rainer: *Warum schweigen die Lämmer? Wie Elitendemokratie und Neoliberalismus unsere Gesellschaft und unsere Lebensgrundlagen zerstören*. Frankfurt/M. 2018

Pauen, Sabina und Jeanette Roos: *Entwicklung in den ersten Lebensjahren (0–3 Jahre)*. München 2017

Petermann, Franz und Silvia Wiedebusch: *Emotionale Kompetenz bei Kindern*. 3. Überarbeitete Auflage. Stuttgart 2016

Petermann, Franz: *Seligman. Erlernte Hilflosigkeit*. Weinheim 2010

Richter, Matthias und Klaus Hurrelmann (Hg.): *Soziologie von Gesundheit und Krankheit*. Wiesbaden 2016

Schnabel, Ulrich: *Zuversicht. Die Kraft der inneren Freiheit und warum sie heute wichtiger ist denn je*. München 2018

Schubert, Christian und Madeleine Amberger: *Was uns krank macht. Was uns heilt. Aufbruch in eine neue Medizin. Das Zusammenspiel von Körper, Geist und Seele besser verstehen*. Munderfing 2016

Seligman, Martin: *Erlernte Hilflosigkeit*. Weinheim 2016

Singer, Susanne und Elmar Brähler: *Die »Sense of Coherence Scale«. Testhandbuch zur deutschen Version*. Göttingen 2014

Spork, Peter: *Gesundheit ist kein Zufall. Wie das Leben die Gene prägt. Die neuesten Erkenntnisse der Epigenetik*. München 2017

Storm, Andreas (Hrsg.): *Kinder- und Jugendreport 2018*. Heidelberg 2018

Uhlemayr, Ursula: *Wickel & Co. – Bärenstarke Hausmittel für Kinder: Sanft und natürlich heilen – die besten Hausmittel für Kinder*. Oy-Mittelberg 2017

Wieland, Yngra: *Elternratgeber Kinder selbstbewusst begleiten. Wie Eltern die »Copy-Paste-Falle« vermeiden*. Bremen 2016

Wildi, Irene: *Die Veränderbarkeit des Gesundheitsverhaltens. Die kurzfristige Veränderung des Gesundheitsverhaltens durch eine einmalige Intervention und die langfristige durch den Sense of Coherence*. Bachelorarbeit an der ZHAW Zürich 2009

Winterhoff, Michael: *SOS Kinderseele. Was die emotionale und soziale Entwicklung unserer Kinder gefährdet – und was wir dagegen tun können*. München 2015

Winterhoff, Michael: *Die Wiederentdeckung der Kindheit. Wie wir unsere Kinder glücklich und lebenstüchtig machen*. Gütersloh 2017

Wydler, Hans, Petra Kolip und Thomas Abel (Hrsg.): *Salutogenese und Kohärenzgefühl. Grundlagen, Empirie und Praxis eines gesundheitswissenschaftlichen Konzepts*. 4. Auflage, Weinheim 2010

Artikel in Zeitschriften

Allison, Mandy et. al. »The Link Between School Attendance and Good Health«, in: PEDIATRICS, 2019, Band 143, Nummer 2

Brandon, M.: »Humor, laughter, learning, and health! A brief review«, in: *Advanced Physiology Education*, 2017, 41: S. 341–347

Bindt, Carola: »Schreien und persistierende Unruhe im Säuglings- und Kleinkindalter«. In: *Monatsschrift Kinderheilkunde* 1/2017, S. 73 ff.

Cuneo J: »Women's Health: Pregnancy and Conception«. In: *Primal Care*, 2017, 44 (2), S. 369–376

Färber, Francesca und Jenny Rosendahl: »Zusammenhang von Resilienz und psychischer Gesundheit bei körperlichen Erkrankungen«. In: *Deutsches Ärzteblatt* 2018, 115 (38), S. 621 ff.

Harris, Anjanette, Jonathan Seckl et al.: »Glucocorticoids, prenatal stress and the programming of disease«, in: *Hormones and Behavior*, 2011, Band 59: S. 279–289

Johnson, Anna M. et. al.: »The Impact of Pregnancy on Resilience in Women Seeking Obstetric Care at an Urban Community Health Center«, *Ann Pregnancy Care* 2017, 1(1): S. 1004

Kemper, Hella: »Spring! Wer richtig in den Wald eintaucht, tut etwas für seine Gesundheit – in Japan gilt Waldbaden als Medizin«. In: *ZEIT Wissen* 3/2018, S. 86 ff.

KIGGS-Studie: »KIGGS Welle 2: Erste Ergebnisse aus Querschitt- und Kohortenanalysen«. In: *Journal of health monitoring* 1/2018. Berlin, Robert-Koch-Institut 2018

Klasen, Fionna u. a.: »Verlauf psychischer Auffälligkeiten von Kindern und Jugendlichen. Ergebnisse der BELLA-Kohortenstudie«. In: *Kindheit und Entwicklung* 25(1), 2016, S. 10 ff.

Klitzing, Kai von, Mirko Döhnert, Michael Kroll und Matthias Grube: »Psychische Störungen in der frühen Kindheit«. In: *Deutsches Ärzteblatt*, Jhrg. 112/2015, Heft 21–22, S. 375 ff.

Kuntz, B.: »Potenzielle Bildungsaufsteiger leben gesünder. Soziale Herkunft, Schulbildung und Gesundheitsverhalten von 14–17jährigen Jugendlichen in Deutschland«. In: *Prävention und Gesundheitsförderung* 1/2011, S. 11 ff.

Kunzler, A. M.: »Aktuelle Konzepte der Resilienzforschung«. In: *Der Nervenarzt* 7/2018, S. 747 ff.

Laughlin, James: »Prevention and Management of Positional Skull Deformities in Infants«, in: *Infants Pediatrics*, 2011, Band 128

Linz, C.: »Positional Skull Deformities Etiology, prevention, diagnosis and treatment«, in: *Deutsches Ärzteblatt International*, 2017, 114 (31–32), S. 534–542

Mahony, Diana L., W. Jeffrey Burroughs et. al.: »Perceived Attributes of Health-Promoting Laughter: A Cross-Generational Comparison«, in: *The Journal of Psychology Interdisciplinary and Applied*, Band 136, 2002, Nr. 2

Müller-Lissner, Adelheit: »Auf dem Weg zur evidenzbasierten Ergänzung? Wenn Naturheilkunde nicht »alternativ« sein will«. In: *Berliner Ärzte* 12/2018, S. 14 ff.

N. N.: »Das Rätsel der Hundertjährigen«. In: *Test* 12/2018

Papoušek, M.: »Persistierendes Schreie – Schreiprobleme im Entwicklungskontext von Eltern-Kind-Kommunikation und –Beziehung«, in: Monatsschriften Kinderheilkund e 2009 · 157: S. 558–566

Pascoe, John M. MD, MPH, et. al.: »Mediators and Adverse Effects of Child Poverty in the United States«, In: *PEDIATRICS*, Band 137, Nr. 4, April 2016

Petermann, Franz und Martin H. Schmidt: »Ressourcen – Ein Grundbegriff der Entwicklungspsychologie und Entwicklungspsychopathologie?« In: *Kindheit und Entwicklung* Nr. 15, S. 118 ff.

Petermann, Ulrike, Franz Petermann und Franziska Damm: »Entwicklungspsychopathologie der ersten Lebensjahre«. In: *Zeitschrift für Psychiatrie, Psychologie und Psychotherapie* 56 (4) 2008, S. 243–253

Reiß, Franziska u. a.: »Psychische Auffälligkeiten von Kindern und Jugendlichen in Deutschland – Ergebnisse der BELLA-Studie«. In: *KINDER-SPEZIAL* Nr. 61/2018, S. 11 ff.

Robinson H: »The effects of expressive writing before or after punch biopsy on wound healing«, in: Brain Behaviour and Immunology, 2017, 61: S. 217–227

Sanchez, JC, LF Echeverri et al.: »Effects of a Humor Therapy Program on Stress Levels in Pediatric Inpatients«, in: *Hospital Pediatrics*, 2017 Jan, 7 (1): S. 46–53

Savin F et al.: »Crying time and ROR_/FOXP3 Expression in lac-tobacillus reuteri DSM17 938 – treated infants with colic: a randomized trial«, in: *Journal of Pediatrics*, 2018; S. 192:171–7

Schmelter-Kaiser, Antoinette: »Resilienz: das Immunsystem der Seele«. In: *aktiv&gesund* 1/18, S. 12 f.

Schrey, Susanne und Holger Stepan: »Pränatale epigenetische Prägung. Stand des Wissens«. In: *Deutsches Ärzteblatt* 45/November 2016, S. A2040 ff.

Sege Robert D., MD, »Effective Discipline to Raise«, in: *Healthy Children PEDIATRICS*, 2018, Band 142, Nr. 6

Wolke, Dieter: »PhD Systematic Review and Meta-Analysis: Fussing and Crying Durations

and Prevalence of Colic in Infants«, in: *Journal of Pediatrics, 2017; 185: S. 55–61*

Yogman, MD, »The Power of Play: A Pediatric Role in Enhancing Development«, in: *Young Children PEDIATRICS,* 2018, Band 142, Nr. 3

Zierer, Klaus: »Die Kompetenz der Eltern ist von zentraler Bedeutung«. In: *Pädiatrie* 30 (3)/2018, S. 38 ff.

Quellen im Internet

Executive function and Self-Regulation. https://developingchild.harvard.edu/science/key-concepts/executive-function/

Fischer, Linda: »Gesünder, langlebiger, aber auch zu dick«. https://www.zeit.de/wissen/gesundheit/2018–09/gesundheitsbericht-who-europa-gesundheit-ernaehrung-alkohol

Gen-Umwelt-Interaktionen und epigenetische Einflüsse: »Dunedin-Studie und holländische Hungerstudie«. https://zakunibonn.hypotheses.org/153

Gene-Environment Interaction. https://developingchild.harvard.edu/science/deep-dives/gene-environment-interaction/

Geolino-Kinderwertemonitor 2010. https://www.unicef.de/blob/29160/9cec48cb2bdfd5b5b54e5c0874728e21/kinderwerte-monitor-2010-langfassung-data.pdf

Haug, Kristin: »Schüler fühlen sich vor allem durch Leistungsdruck gestresst«. https://www.spiegel.de/lebenundlernen/schule/schueler-am-meisten-durch-leistungsdruck-gestresst-a-1234937.html

Hauschild, Jana: »Wir dürfen nicht alle Menschen mit Problemen zu Patienten machen«. https://www.spiegel.de/gesundheit/psychologie/krank-oder-normal-psychologen-warnen-vor-krankheiten-die-keine-sind-a-919559.html

Himmelrath, Armin: »Wie Armut unsere Kinder belastet«. https://www.spiegel.de/lebenundlernen/schule/studie-soziale-risiken-fuer-kinder-und-jugendliche-in-deutschland-a-1238344.html

Koch, Julia: »Nebel hinter der Stirn«. https://www.spiegel.de/spiegelwissen/a-693968.html

Maeck, Stefanie: »Die Unverwundbaren, Das Geheimnis psychischer Stärke«, in: *Spiegel Online*. https://www.spiegel.de/gesundheit/psychologie/psychologie-psychologen-lueften-das-geheimnis-psychischer-staerke-a-878086.html

»Mama leckt den Schnuller ab – Kein Tabu«. https://www.aerztezeitung.de/panorama/article/976388/studie-mama-leckt-schnuller-ab-kein-tabu.html

Marstedt, Gerd: Deutsche haben eine hohe Lebenserwartung – Aber die Jahre ohne Behinderung im Alter sind niedriger als in anderen Ländern. http://forum-gesundheitspolitik.de/artikel/artikel.pl?artikel=1403

Max-Planck-Institut für Psychiatrie: »Psychiatrische Störungen durch RNA-Methylierung«. https://www.psych.mpg.de/2383873/news_publication_12181036?c=2410587

N. N.: »8 Geheimnisse von Menschen, die selten krank werden«. https://www.stern.de/gesundheit/immunsystem--geheimnisse-von-menschen--die-selten-krank-werden-7300434.html

Oberhofer, Elke: »Wie viel schreien ist normal?« https://link.springer.com/article/101007/s15014–017–1036–4

Rottmann, Kerstin: »Bäääähhh!!!« https://www.welt.de/print/die_welt/vermischtes/article161673506/BAEAEAEAEHHH.html

Shonkoff, Jack P.: »From Best Practices to Breakthrough Impacts A science-based approach to building a more promising future for young children and families«, Center on the Developing Child at Harvard University: https://developingchild.harvard.edu/science

Spengler, Dietmer: »Gene lernen aus Stress«. https://www.mpg.de/431776/forschungsSchwerpunkt?c=147242

Spork, Peter: »Wir brauchen eine neue Taxonomie von Stresskrankheiten«. Peter Spork im Interview mit Dirk Hellhammer. https://www.riffreporter.de/erbe-umwelt-peter-spork/interview_dirk_hellhammer/

Weber, Nina: »Warum wir leiden – Und was wir dagegen tun können«. https://www.spiegel.de/plus/resilienz-warum-wir-leiden-und-was-wir-dagegen-tun-koennen-a-2ea533c8–633d-4a3e-9122–3ce2b9ed8fd8

Wenderlein, J. M.: »Vaginal seeding – Mode oder rationaler Entscheid?« https://www.der-niedergelassene-arzt.de/praxis/vaginal-seeding-mode-oder-rationaler-entscheid-teil-1/64a1c35582002bebdd8dc0be4f5f73fc/

LITERATURVERZEICHNIS
NACH BEGRIFFEN / THEMEN

In diesem Literaturverzeichnis sind die Quellen nach den Themen und Begriffen und zu den Kapiteln im Buch bzw. Text angegeben. Die Angaben der Literatur erfolgt nach dem international gängigen Standards: Herausgeber; Autoren; Titel; Erscheinungsjahr; Band; Seiten. Die Angabe von Quellen im Internet erfolgt durch die Angabe des Hyperlinks. Am Ende finden Sie Hinweise zu Blogs und Ratgebern im Internet, die wir für empfehlenswert halten.

Allgemein / Übersichten

Bundeszentrale für gesundheitliche Aufklärung (Hrsg.): »*Leitbegriffe der Gesundheitsförderung und Prävention.*« Köln 2018

Bundesinstitut für Bevölkerungsforschung (Hrsg.): »*Familienleitbilder. Muss alles perfekt sein? Leitbilder zur Elternschaft in Deutschland.*« Wiesbaden 2015

Dornes, Martin: *Die frühe Kindheit. Entwicklungspsychologie der ersten Lebensjahre.* Frankfurt/M. 1997

Dornes, Martin: *Die Modernisierung der Seele. Kind – Familie – Gesellschaft.* Frankfurt 2012

Hauch, Dr. Michael: *Kindheit ist keine Krankheit. Wie wir unsere Kinder mit Tests und Therapien zu Patienten machen. Ein Kinderarzt empört sich.* Frankfurt 2015

Hughes, Karen et al.: »The effect of multiple adverse childhood experiences on health: a systematic review and meta-analysis«. In: *Lancet Public Health,* 2017 Aug; 2 (8): S. 356–366.

Mausfeld, Rainer: *Warum schweigen die Lämmer? Wie Elitendemokratie und Neoliberalismus unsere Gesellschaft und unsere Lebensgrundlagen zerstören.* Frankfurt/M. 2018

Nestor, Moritz, Festschrift »*Adolf Portmann: Die Sonderstellung des Menschen in der Natur*« Verein zur Förderung der Psychologischen Menschenkenntnis VPM, Pädagogische Schulungswoche vom 5. bis 9. April 1988, Schützenhaus Albisgütli

Richter, Matthias und Hurrelmann, Klaus (Hrsg.): *Soziologie von Gesundheit und Krankheit.* Wiesbaden 2016

Allergien

Ärzte Zeitung: »Mehr Immuntoleranz, weniger Allergien«. https://www.aerztezei
tung.de/medizin/krankheiten/allergien/article/614706/immuntoleranz-weniger-
allergien.html

Dingermann, Theodor, Zürnsdorf, Ilse: »Autoimmunerkrankungen – Toleranz-
induktion als Option auf Heilung«. https://www.pharmazeutische-zeitung.de/aus
gabe-232018/toleranzinduktion-als-option-auf-heilung/

Kopp, Matthias Volkmar: »Allergieprävention 2015: Was gibt es Neues?«. In: *Deutsches Ärzteblatt,*2015, 112 (9): [11]

Tsilochristou O. et al.: »Current state and future of pediatric allergology in Europe:
A road map.« In: *Pediatric Allergology and Immunology;* 2018 Feb, 29 (1), S 9–17

Armut – Entwicklung

Himmelrath, Armin: »Wie Armut unsere Kinder belastet«. https://www.spiegel.de/
forum/lebenundlernen/gesundheit-bildung-lebenschancen-wie-armut-unsere-
kinder-belastet-thread-827247-1.html

Laubstein, Claudia, Holz, Gerda, Seddig, Nadine: »*Armutsfolgen für Kinder und
JugendlicheErkenntnisse empirischer Studien in Deutschland*« Weinheim 2016

Mortimer, Jeylan T.: »Parental Economic Hardship and Children's Achievement
Orientations«. In: *Longitudinal and Life Course Studies,* 2014, 5(2): S. 105–128

Pascoe, John M. et al.: »*Mediators and Adverse Effects of Child Poverty in the United
States*«. In: *Pediatrics,* 2016; Volume 137, 4, S. 2–16

Podbregar, Nadja: »Die Wurzeln liegen in der Kindheit«. https://www.wissenschaft.
de/geschichte-archaeologie/die-wurzeln-liegen-in-der-kindheit/

Weinraub M., Wolf B. M.: »*Effects of stress and social supports on mother-child interactions in single- and two-parent families*«. In: *Child Development* 1983 Okt, 54 (5);
S. 1297–1311

Erziehung – Bildung – Lernen

Largo, Remo H.: *Babyjahre. Entwicklung und Erziehung in den ersten vier Jahren.*
München 2019

Heim, C., Binder, EB: »Current research trends in early life stress and depression:
review of human studies on sensitive periods, gene-environment interactions, and
epigenetics.« In: *Experimental Neurology,* 2012 Jan, 233 (1): S. 102–11

Jeylan T. Mortimer, Lei Zhang, Frank, Hussemann, Jeanette and Wu, Chen-Yu:
»Parental Economic Hardship and Children's Achievement Orientations«. In:
Longitudinal and Life Course Studies, 2014; 5(2): S. 105–128

Kuntz, B.: »Potenzielle Bildungsaufsteiger leben gesünder. Soziale Herkunft, Schulbildung und Gesundheitsverhalten von 14- bis 17-jährigen Jugendlichen in Deutschland.« In: *Prävention und Gesundheitsförderung*, 2011 (1): S. 11–18

Shonkoff, Jack P.: »*Persistent Fear and Anxiety Can Affect Young Children's Learning and Development*«; 2010, National Scientific Council on the Developing Child, Center on the Developing Child at Harvard University working paper 9

Bindung

Ahnert, Lieselotte(Hrsg.): *Frühe Bindung. Entstehung und Entwicklung.* München 2004

Becker-Stoll, Fabienne, Beck, H., Berkic, J. *Bindung – eine sichere Basis fürs Leben.* Kösel 2018

Keller, Heidi et al.: *Handbuch der Kleinkindforschung.* Heidelberg 1989

Krause, Christina und Lorenz, Rüdiger-Felix: *Was Kindern Halt gibt. Salutogenese in der Erziehung.* Göttingen 2009

Darm / Ernährung

Damas, Sigrun: »Wie die Darmflora das Gehirn krank machen kann«. https://www.ndr.de/ratgeber/gesundheit/Wie-die-Darmflora-das-Gehirn-krank-machen-kann,darm148.html

Deutsche Gesellschaft für Ernährung: »Prävention beginnt bereits im Mutterleib«. https://www.dge.de/presse/pm/praevention-beginnt-bereits-im-mutterleib/

Güttel, Irena: »Trend Veganismus – Das Gefühl, gesünder zu essen – Tierfreie Schnitzel und Würste versprechen gesunden Genuss ohne Reue – und sogar Apfelsaft trägt mittlerweile ein veganes Siegel. Ergibt das Sinn oder sind das reine Marketingtricks?«. https://www.aerztezeitung.de/medizin/fachbereiche/ernaehrungsmedizin/article/969235/trend-veganismus-gefuehl-gesuender-essen.html

Indriol, Flavia, Marlini, Silvia· »Epigenetic Matters: »The Link between Early Nutrition, Microbiome, and Long-term Health Development«. In: *Frontiers in Pediatrics,* August 2017, Volume 5, S. 178 ff.

Kast, Bas: »*Der Ernährungskompass.*« München, 2019

Ernährung und frühe kindliche Prägung

Guglielmi, Giorgia: »Darmbakterien gegen Krebs: Die bakterielle Darmflora beeinflusst offenbar, wie gut Tumortherapien wirken«. https://www.spektrum.de/maga zin/darmbakterien-gegen-krebs/1609504

Riemann, Jürgen F.: »Über die Zusammenhänge zwischen Darm und Hirn«. In: *Deutsches Ärzteblatt*, 2018; 115, *Heft 44, S. B-1682 / C-1666*

Siewert, Rainer C.: »Frühkindliche Prägung durch Ernährung – metabolische Programmierung«. In: *Pädiatrie*, 2019, (1) S. 6 ff.

Wekerle, Hartmut: »Brain Autoimmunity and Intestinal Microbiota: 100 Trillion Game Changers«. In: *Trends in Immunology*, 2017, Band 38, Nummer 7, S. 483–497

Darm-Mikrobiom

Claßen, Martin: »Probiotika und Mikrobiom –Schreien und Darmentzündung bei Kindern – mögliche Verbindungen identifiziert«. In: *Gastro News*, 2018; 05/5

Hohlfeld, R., Wekerle, H.: »Multiple Sklerose und Mikrobiom – Vom Genom zum Metagenom?« In: *Nervenarzt* 2015; S. 1–7

Meyer, Rüdiger: »Verbindung zwischen Darmflora und Multipler Sklerose entdeckt«. In: *Deutsches Ärzteblatt*, 2018, 115 / Heft 46/ B-1762 / C-1740

Riemann, Jürgen F.: »Neurogastroenterologie -Über die Zusammenhänge zwischen Darm und Hirn«. In: *Deutsches Ärzteblatt, 2018, 115 | Heft 44 / B-1682 / C-1666*

Savin F. et al.: »Crying time and ROR_/FOXP3 Expression in lac-tobacillus reuteri treated infants with colic: a randomized trial.« In: *Journal Pediatric*, 2018, 192, S. 171–7

Emotionen regulieren

Lawson, Gwendolyn M. and Farah, Martha J.: »Executive Function as a Mediator Between SES and Academic Achievement Throughout Childhood«. In: *International Journal of Behavioral Development*, 2017 Jan; 41(1) S. 94–104

Mayr, Toni, Ulich, Michaela: »Social-emotional well-being and resilience of children in early childhood settings«. In: *PERIK: an empirically based observation scale for practitioners Early Year*, Vol. 29, No. 1, March 2009, S. 45–57

Moffitt, Terrie E. et al.: »Lifelong impact of early self-control«. In: *American Scientist*, 2013, 101; S. 352–359

Moffitt, Terrie E. et al.: »A gradient of childhood self-control predicts health, wealth, and public safety «. In: *Proceedings of the National Academy of Sciences of the United States of America*, 2011 Feb 15; 108(7): 2693–2698

Petermann, Franz und Wiedebusch, Silvia: »*Emotionale Kompetenz bei Kindern.*«
Stuttgart 2016

Petermann, Franz und Schmidt, Martin H.: »Ressourcen – Ein Grundbegriff der
Entwicklungspsychologie und Entwicklungspsychopathologie?«. In: *Kindheit und
Entwicklung,* Nr. 15, S. 118 ff.

Shonkof, Jack P. et al.: »Executive Function & Self-Regulation«. https://www.develo
pingchild.harvard.edu

Entwicklung

Binder, Elisabeth: »Kindesmisshandlung beeinflusst die Gene nachhaltig. Forschungsbericht 2013 – Max-Planck-Institut für Psychiatrie«. https://www.mpg.de/
7793371/MPIP_JB_2014

Buss, Claudia, Entringer, Sonja, Swanson, James M., Wadhwa, Pathik D.: »The Role
of Stress in Brain Development: The Gestational Environment's Long-Term
Effects on the Brain.« In: *Cerebrum,* 2012: 4. S. 366–375

Dornes, Martin: *Der kompetente Säugling – Die präverbale Entwicklung des Menschen.* Frankfurt/M, 2015

Dornes, Martin: *Die frühe Kindheit. Entwicklungspsychologie der ersten Lebensjahre.*
Frankfurt/M. 1997

Hughes et al.: »The effect of multiple adverse childhood experiences on health: a
systematic review and meta-analysis«. In: *Lancet Public Health,* 2017 Aug. 2(8):
S. 356–366

Klasen, Fionna et al.: »Verlauf psychischer Auffälligkeiten von Kindern und Jugendlichen Ergebnisse der BELLA-Kohortenstudie«. In: *Kindheit und Entwicklung,*
(2016), 25 (1), S. 10–20

Largo, Remo H.: *Babyjahre. Entwicklung und Erziehung in den ersten vier Jahren.*
München 2019

Pauen, Sabina und Roos, Jeanette: »Entwicklung in den ersten Lebensjahren
(0–3 Jahre)«. In: *Zeitschrift für Psychiatrie, Psychologie und Psychotherapie,* 2008; 6
(4), S. 243–253.

Petermann, Franz, Petermann, Ulrike, Damm, Franziska: »Entwicklungspsychopathologie«. In: *Zeitschrift für Psychiatrie, Psychologie und Psychotherapie,* 2008,
56 (4), S. 47–53

Podbregar, Nadja: »Die Wurzeln liegen in der Kindheit«. https://www.wissenschaft.de/
geschichte-archaeologie/die-wurzeln-liegen-in-der-kindheit/

Yogmann, Michael u. a.: »The power of play: A pediatric role in enhancing development in young children«. http://pediatrics.aappublications.org/content/142/3/e2
0182058

Entzündung – Krankheit

Franceschi, Claudio et al.: »Inflammaging: a new immune–metabolic viewpoint for age-related disease«. In: *Nature Reviews Endocrinology*, 2018, Band 14, Nummer 10, S. 211–228

Nardini, Christine, Moreau, Jean-Francois, Gensous, Noémie: »The epigenetics of inflammaging: The contribution of age-related heterochromatin loss and locus-specific remodelling and the modulation by environmental stimuli«. In: *Seminars in Immunology*, 2018, 40, S. 49–60

Xia, Shijin, Zhan, Xinyan: »An Update on Inflamm-Aging: Mechanisms, Prevention, and Treatment – T Relationship between Inflamm-Aging and Diseases«; In: *Journal of Immunology Research*, 016, S. 842–848

Epigenetik

Binder, Elisabeth: »Kindesmisshandlung beeinflusst die Gene nachhaltig. Forschungsbericht 2013 – Max-Planck-Institut für Psychiatrie«. https://www.mpg.de/7793371/MPIP_JB_2014

Binder, Elisabeth, Chen, Prof. Dr. Alon et al.: »Psychiatrische Störungen durch RNA-Methylierung. RNA an der Regulierung der Stressantwort beteiligt«. https://www.mpg.de/12181036/rna-regulierung

Garner et al.: »The Lifelong Effects of Early Childhood Adversity and Toxic Stress«. In: *Pediatrics*, 2012, VOLUME 129 / ISSUE 1

Heim, C., Binder, EB: »Current research trends in early life stress and depression: review of human studies on sensitive periods, gene-environment interactions, and epigenetics.« In: *Experimental Neurology*, 2012 Jan, 233 (1): 102–11

Indrio, Flavia, Martini, Silvia: »Epigenetic Matters: »The Link between Early Nutrition, Microbiome, and Long-term Health Development«. In: *Frontiers in Pediatrics*, August 2017, Volume 5, S. 178 ff.

Kim-Cohen, J., Caspi, A.: »MAOA, maltreatment, and gene–environment interaction predicting children's mental health: new evidence and meta-analysis«. In: *Molecular Psychiatry*, 2006, 11, S. 903–913

Li-Tempel, T. et al.: »The cardiovascular and hypothalamus-pituitary-adrenal axis response to stress is controlled by glucocorticoid receptor sequence variants and promoter methylation.« In: *Clinical Epigenetics*, 2016, Jan 28; 8: S. 12 ff.

Martos, S. N., Tang, W. Y., Wang, Z.: »Elusive inheritance: Transgenerational effects and epigenetic inheritance in human environmental disease.« In: *Progress in Biophysics & Molecular Biology*, 2015, 118 (1–2), S. 44–54

Murgatroyd, Chris, Spengler, Dietmar: »Epigenetics of Early Child Development«. In: *Frontiers in Psychiatry*, April 2011, S. 2–16

Overfeld, Judith, Buss, Claudia: »Psychische und körperliche Krankheitsanfälligkeit. Die Bedeutung früher traumatischer Lebenserfahrungen«. In: *Neurologie & Psychiatrie*, 2016; (9), S. 18 ff.

Schrey, Prof. Dr. med. Susanne und Stepan, Holger: »Pränatale epigenetische Prägung. Stand des Wissens.« In: *Deutsches Ärzteblatt*, 2016, 45, S. 2040 ff.

Shanahan, Michael J. und Freeman, Jason: »Wie Gene das Sozialverhalten prägen – und umgekehrt.«: https://www.spektrum.de/magazin/vererbung-wie-gene-das-sozialverhalten-praegen-und-umgekehrt/1215509

Spengler, Dietmar: »Gene lernen aus Stress.« https://www.mpg.de/431776/orschungs Schwerpunkt?c=147242

Spork, Peter: *Der zweite Code. Epigenetik oder wie wir unser Erbgut steuern können.* Reinbeck, 2010

Spork, Peter: *Gesundheit ist kein Zufall. Wie das Leben die Gene prägt. Die neuesten Erkenntnisse der Epigenetik.* München 2017

Strauch, Konstantin et al.: »Unser Lebensstil beeinflusst den Stoffwechsel über verändertes Erbgut.« https://www.helmholtz-muenchen.de/ige/das-institut/aktuelles/aktuelles/article/22402/index.html

Gemeinschaft

Profit, J., Sharek, P. J. et al.: »Teamwork in the NICU Setting and Its Association with Health Care-Associated Infections in Very Low-Birth-Weight Infants«. In: *American Journal of Perinatology*, 2017, Aug; 34 (10): 1032–1040

van der Horst, Mariska und Coffé, Hilde: »How Friendship Network Characteristics Influence Subjective Well-Being«. In: *Social Indicators Research: An International and Interdisciplinary Journal for Quality-of-Life Measurement*, Springer, 2012, vol. 107 (3), S. 509–529

Gesundheit

Antonovsky, Aaron: *Salutogenese. Zur Entmystifizierung der Gesundheit.* Tübingen 1997

Dornes, Martin: *Die Modernisierung der Seele. Kind Familie Gesellschaft.* Frankfurt 2012

Easwaran, Karella: *Das Geheimnis gesunder Kinder. Was Eltern tun und lassen können.* Köln 2018

Färber, Francesca, Rosendahl, Jenny: »Zusammenhang von Resilienz und psychischer Gesundheit bei körperlichen Erkrankungen. Systematisches Review und Metaanalyse.« In: *Deutsches Ärzteblatt, 2018; 115 (38): S. 621–7*

Gaca, Anja Constance und Gaca, Christian: *Von guten Eltern und glücklichen Paaren: Die Kinderjahre entspannt gemeinsam bewältigen.* München 2017

Hauch, Dr. Michael: *Kindheit ist keine Krankheit. Wie wir unsere Kinder mit Tests und Therapien zu Patienten machen. Ein Kinderarzt empört sich.* Frankfurt 2015

Lown, Bernard: *Die verlorene Kunst des Heilens. Anleitung zum Umdenken.* Frankfurt 2004

Marstedt, Gerd: »Deutsche haben eine hohe Lebenserwartung – aber die Jahre ohne Behinderung im Alter sind niedriger als in anderen Ländern.«http://forum-ge sundheitspolitik.de/artikel/artikel.pl?artikel=1403

Helmtherapie

Laughlin James et al.: »Prevention and Management of Positional Skull Deformities in Infants«. In: *Pediatrics,* 2011, Vol 128, S. 1236–1241

van Wijk, Renske M. et al.: »Helmet therapy in infants with positional skull deformation: randomised controlled trial«. In: *British Medical Journal, 2014; 348: g2741; https://doi.org/101136/bmj.g2741*

Hilflosigkeit, erlernte

Petermann, Franz, Seligmann, Martin: Erlernte Hilflosigkeit: Anhang: »Neue Konzepte und Anwendungen« von Franz Petermann– Weinheim, 2016

»Erlernte Hilflosigkeit«. https://de.wikipedia.org/wiki/Erlernte_Hilflosigkeit

Humor – Lachen

Brandon M.: »Humor, laughter, learning, and health! A brief review«. In: *Advances in Physiology Education,* 2017, 41: S. 341–347

Mahony, Diana L., Burroughs, W. Jeffrey et al.: »Perceived Attributes of Health-Promoting Laughter: A Cross-Generational Comparison«. In: *The Journal of Psychology Interdisciplinary and Applied,* Volume 136, 2002 – S. 171–181

Sánchez, J. C., Echeverri, L. F.: »Effects of a Humor Therapy Program on Stress Levels in Pediatric Inpatients.« In: *Hospital Pediatrics,* 2017 Jan; 7 (1): S. 46–53

Immunsystem stärken

Abou-Jaoude, Eliane: »Mama leckt den Schnuller ab – kein Tabu Botschaft einer neuen US-Studie«. https://www.aerztezeitung.de/panorama/article/976388/studie-mama-leckt-schnuller-ab-kein-tabu.html

Guglielmi, Giorgia: »Darmbakterien gegen Krebs: Die bakterielle Darmflora beeinflusst offenbar, wie gut Tumortherapien wirken«. https://www.spektrum.de/magazin/darmbakterien-gegen-krebs/1609504

Wenderlein, J. M.: »Vaginal seeding – Mode oder rationaler Entscheid?«. https://www.der-niedergelassene-arzt.de/praxis/vaginal-seeding-mode-oder-rationaler-entscheid-teil-1/64a1c35582002bebdd8dc0be4f5f73fc/

Widmann, Peter: »Kaiserschnitt-Kinder – Wie Vaginalsekret das Immunsystem stimuliert«. https://www.aerztezeitung.de/panorama/article/968449/kaiserschnitt-kinder-vaginalsekret-immunsystem-stimulieren.html

Integrative Medizin / Naturheilkunde

Mc Clafferty, Hilary: *Integrative Pediatrics*. Routled 2017

Dorsch, Walter, Schmidt, Ludwig, Heck, Julia: *In 26 Schritten zum kompetenten Kneippianer*. Lipp 2005

Kemper, Hella: »Wer richtig in den Wald eintaucht, tut etwas für seine Gesundheit – in Japan gilt Waldbaden als Medizin.« https://www.zeit.de/zeit-wissen/2018/03/waldbaden-natur-heilung-gesundheit-japan

Müller-Lissner, Adelheit: »Auf dem Weg zu evidenzbasierten Ergänzung; Wenn Naturheilkunde nicht alternativ sein will«. In: *Berliner Ärzte*, 12/2018, S. 14 ff.

Michalsen, Andreas: *Heilen mit der Kraft der Natur: Meine Erfahrung aus Praxis und Forschung – Was wirklich hilft*. Berlin 2017

Uhlemayr, Ursula: *Wickel & Co.- Bärenstarke Hausmittel für Kinder: Sanft und natürlich heilen – die besten Hausmittel für Kinder*. Dortmund 2017

Psychoimmunologie

Coelho R, et al.: »Childhood maltreatment and inflammatory markers: a systematic review.« In: *Acta Psychiatrica Scandinavia*, 2014; 129(3), S. 180–92

Entringer, Sonja und Buss, Claudia: »Prenatal stress, development, health and disease risk: a psychobiological perspective«. In: *Psychoneuroendocrinology* 2015; 62: S. 366–375

Schubert, Christian und Amberger, Madeleine: *Was uns krank macht. Was uns heilt. Aufbruch in eine neue Medizin. Das Zusammenspiel von Körper, Geist und Seele besser verstehen*. Munderfing 2016

Resilienz

Bartens, Werner: *Glückliche Kinder. Was sie stark und gesund macht.* München 2013

Berndt, Christina: *Resilienz. Das Geheimnis der psychischen Widerstandskraft. Was uns stark macht gegen Stress, Depressionen und Burn-out.* München 2018

Boyce, W. Thomas: *Orchidee oder Löwenzahn? Warum Menschen so unterschiedlich sind und wie sich alle gut entwickeln können.* München 2019

Bengel, Jürgen, Meinders-Lücking, Frauke und Rottmann, Nina: *Schutzfaktoren bei Kindern und Jugendlichen – Stand der Forschung zu psychosozialen Schutzfaktoren bei Gesundheit.* Köln 2009

Brisch, Karl-Heinz: *Safe. Sichere Ausbildung für Eltern. Sichere Bindung zwischen Eltern und Kind.* Stuttgart 2010

Börsch-Supan, Johanna und Rumpf, Matthias (OECD): *Erfolgsfaktor Resilienz – (PISA Sonderauswertung der OECD Studie)* 2018, Vodafone Stiftung Deutschland

Brooks, Robert und Goldstein, Sam: *Das Resilienz-Buch. Wie Eltern ihre Kinder fürs Leben stärken – Das Geheimnis der inneren Widerstandskraft.* Stuttgart 2017

Deutscher Kinderschutzbund Bundesverband e. V. (Hrsg.): »Stärkung der psychischen Gesundheit von Kindern und Jugendlichen im Rahmen des Elternbildungsprogramms Starke Eltern – Starke Kinder« https://www.bundesgesundheits ministerium.de/fileadmin/Dateien/Publikationen/Praevention/

Färber, Francesca und Rosendahl, Jenny: »Zusammenhang von Resilienz und psychischer Gesundheit bei körperlichen Erkrankungen«. In: *Deutsches Ärzteblatt,* 2018, 115, Heft 38, S. 621 ff.

Hasler, Gregor: *Resilienz. Der Wir-Faktor. Gemeinsam Stress und Ängste überwinden.* Stuttgart 2017

Johnson, Katherine M., Modest, Anna, Paley, Frances M. et al.: »The Impact of Pregnancy on Resilience in Women Seeking Obstetric Care at an Urban Community Health Center«. In: *Annals of Pregnancy and Care,* 2017 (1), S. 1004 ff.

Krause, Christina und Lorenz, Rüdiger-Felix: *Was Kindern Halt gibt. Salutogenese in der Erziehung.* Göttingen 2009

Kunzler, A. M.: »Aktuelle Konzepte der Resilienzforschung«. In: *Der Nervenarzt,* 7/2018, S. 747 ff.

Maeck, Stefanie: »Geheimnis psychischer Stärke -Die Unverwundbaren«. https:// www.spiegel.de/gesundheit/psychologie/psychologie-psychologen-lueften-das-ge heimnis-psychischer-staerke-a-878086.html

Petermann, Franz und Schmidt, Martin H.: »Ressourcen -Ein Grundbegriff der Entwicklungspsychologie und Entwicklungspsychopathologie« In: *Kindheit und Entwicklung,* 2011, Nr. 15, S. 118 ff.

Salutogenese

Antonovsky, Aaron: *Salutogenese. Zur Entmystifizierung der Gesundheit.* Tübingen 1997

Krause, Christina und Lorenz, Rüdiger-Felix: Was Kindern Halt gibt. Salutogenese in der Erziehung. Göttingen 2009

Mierau, Susanne: *Geborgen wachsen. Wie Kinder glücklich groß werden.* München 2016

Nixdorf, Silke: *Salutogenese und pränatale Psychologie. Gesundheitsförderung und Prävention in der vorgeburtlichen Lebensspanne.* Heidelberg 2009

Schnabel, Ulrich: *Zuversicht. Die Kraft der inneren Freiheit und warum sie heute wichtiger ist denn je.* München 2018

Stern online: »8 Geheimnisse von Menschen, die selten krank werden« https://www.stern.de/gesundheit/immunsystem--geheimnisse-von-menschen--die-selten-krank-werden-7300434.html

Wildi, Irene: »*Die Veränderbarkeit des Gesundheitsverhaltens. Die kurzfristige Veränderung des Gesundheitsverhaltens durch eine einmalige Intervention und die langfristige durch den Sense of Coherence.*« Bachelorarbeit an der ZHAW, Zürich 2009

Wydler, Hans, Kolip, Petra und Abel, Thomas (Hrsg.): *Salutogenese und Kohärenzgefühl. Grundlagen, Empirie und Praxis eines gesundheitswissenschaftlichen Konzepts.* Weinheim 2010

Schreien und Bauchschmerzen

Bindt, Carola: »Schreien und persistierende Unruhe im Säuglings- und Kleinkindalter.« In: *Monatsschrift Kinderheilkunde, 2017,* (1), S. 73 ff.

Papoušek M.: »Persistierendes Schreie – Schreiprobleme im Entwicklungskontext von Eltern-Kind-Kommunikation und -Beziehung«. In: *Monatsschrift Kinderheilkunde, 2009,* (157), S. 558–566

Savino, F. et al.: »Crying time and ROR_/FOXP3 Expression in lac-tobacillus reuteri DSM17938 – treated infants with colic: a randomized trial.« In: *Journal Pediatric,* 2018; 192, S. 171–177

Wolke, Dieter: »Systematic Review and Meta-Analysis: Fussing and Crying Durations and Prevalence of Colic in Infants«, In: *Journal Pediatric,* 2017; 185, S. 55–61

Schule / Lernen

Allison, Mandy A. et al.: »The Link Between School Attendance and Good Health«. In: *Pediatrics*, 2019, Volume 143, Number 2, e20183648

Hattie, John und Zierer, Klaus: *»Visible Learning. Auf den Punkt gebracht.«* Baltmannsweiler 2018

Kuntz, B.: *»Potenzielle Bildungsaufsteiger leben gesünder. Soziale Herkunft, Schulbildung und Gesundheitsverhalten von 14–17jährigen Jugendlichen in Deutschland«.* In: *Prävention und Gesundheitsförderung,* 2011 (1) S. 11 ff.

Zierer, Klaus »Erziehungsgrundsätze, die wirken. Die Kompetenz der Eltern ist von zentraler Bedeutung« In: *Pädiatrie,* 2018; 30 (3); S. 38 f.

Zierer, Klaus, Dorsch, Walter: *»Null Bock – über Motivation und Demotivation.«*In: *Pädiatrie,* 2019; 31 (1), S. 42 f.

Schwangerschaft

Buss, Claudia, Entringer, Sonja, Swanson, James M., Wadhwa, Pathik D.: »The Role of Stress in Brain Development: The Gestational Environment's Long-Term Effects on the Brain.«In: *Cerebrum,* 2012: 4. S. 366–375

Entringer, Sonja, Buss, Claudia: »Prenatal stress, development, health and disease risk: a psychobiological perspective »In: *Psychoneuroendocrinology,* 2015; 62, S. 366–375

Heim, C., Binder, EB: »Current research trends in early life stress and depression: review of human studies on sensitive periods, gene-environment interactions, and epigenetics.«In: *Experimental Neurology,* 2012 Jan, 233 (1): S. 102–11

Johnson, Katherine M., Modest, Anna, Paley, Frances M. et al.: »The Impact of Pregnancy on Resilience in Women Seeking Obstetric Care at an Urban Community Health Center«. In: *Annals of Pregnancy and Care,* 2017 (1), S. 1004 ff.

Nixdorf, Silke: *Salutogenese und pränatale Psychologie. Gesundheitsförderung und Prävention in der vorgeburtlichen Lebensspanne.* Heidelberg 2009

Shonkoff, Jack P.: *»Persistent Fear and Anxiety Can Affect Young Children's Learning and Development«.* February 2010, National Scientific Council on the Developing Child, Center on the Developing Child at Harvard University working paper 9

Spengler, Dietmar: »Gene lernen aus Stress.«: https://www.mpg.de/431776/for schungsSchwerpunkt?c=147242

Spork, Peter: »Interview mit dem bekannten Stressforscher Dirk Hellhammer«. https://www.newsletter-epigenetik.de/bekannter-stressforscher-im-interview/

Soziologie – Medizin

Dornes, Martin: *Die Modernisierung der Seele. Kind–Familie–Gesellschaft.«* Frankfurt 2012

Mausfeld, Rainer: *Warum schweigen die Lämmer? Wie Elitendemokratie und Neoliberalismus unsere Gesellschaft und unsere Lebensgrundlagen zerstören.* Frankfurt 2018

Richter, Matthias und Klaus Hurrelmann (Hrsg.): *Soziologie von Gesundheit und Krankheit.* Wiesbaden 2016

Streicheln – Berührung

Spiegel online: »Forscher ermitteln optimales Streichel-Tempo«. https://www.spiegel.de/gesundheit/schwangerschaft/babys-so-kann-streicheln-schmerzen-lindern-a-1244536.html

Stress-Psyche-Krankheit

Bartens, Werner: *Glückliche Kinder. Was sie stark und gesund macht.* München 2013

Binder, Elisabeth: »Kindesmisshandlung beeinflusst die Gene nachhaltig«. Forschungsbericht 2013 – Max-Planck-Institut für Psychiatrie: https://www.mpg.de/7793371/MPIP_JB_2014

Färber, Francesca, Rosendahl, Jenny: »Psychische Gesundheit bei körperlichen Erkrankungen.« In: *Deutsches Ärzteblatt,* 2018, 115/Heft 38, S. 621 ff.

Garner et al.: »The Lifelong Effects of Early Childhood Adversity and Toxic Stress«. In: *Pediatrics,* 2012, VOLUME 129 / ISSUE 1

Heim, C., Binder, EB: »Current research trends in early life stress and depression: review of human studies on sensitive periods, gene-environment interactions, and epigenetics.« In: *Experimental Neurology,* 2012 Jan, 233 (1): S. 102–11

KKH (Kaufmännische Krankenkasse) (Hrsg.): »Endstation Depression – Wenn Schülern alles zu viel wird.« 2018, Hannover: https://www.kkh.de/presse/reports/endstation-depression

Klitzing, Kai von, Döhnert, Mirko, Kroll, Michael und Grube, Matthias: »Psychische Störungen in der frühen Kindheit.« In: *Deutsches Ärzteblatt,* 2015, 112/2015, Heft 21–22, S. 375 ff.

Romanos Marcel: »Endstation Depression: Wenn Schülern alles zu viel wird« Umfrage des Meinungsforschungsinstituts Forsa im Auftrag der KKH, Juni 2018. https://www.kkh.de/presse/reports/endstation-depression

Schubert, Christian und Amberger, Madeleine: *Was uns krank macht. Was uns heilt. Aufbruch in eine neue Medizin. Das Zusammenspiel von Körper, Geist und Seele besser verstehen.* Munderfing 2016

»TK-Stressstudie 2016 – Entspann dich, Deutschland« https://www.tk.de/resource/
blob/2026630/9154e4c71766c410dc859916aa798217/tk-stressstudie-2016-data.pdf
Wieland, Yngra: *Elternratgeber Kinder selbstbewusst begleiten. Wie Eltern die »Copy-Paste-Falle« vermeiden.* Bremen 2016

Stress und Gesundheit

Binder, Elisabeth et al.: »Kindesmisshandlung beeinflusst die Gene nachhaltig« –
Forschungsbericht 2013 – Max-Planck-Institut für Psychiatrie https://www.mpg.
de/7793371/MPIP_JB_2014

Binder, Elisabeth, Chen, Prof. Dr. Alon et al.: »Psychiatrische Störungen durch RNA-Methylierung. RNA an der Regulierung der Stressantwort beteiligt«. https://www.
mpg.de/12181036/rna-regulierung

Buss, Claudia, Sonja Entringer, James M. Swanson, Pathik D. Wadhwa: »The Role of
Stress in Brain Development: The Gestational Environment's Long-Term Effects
on the Brain«. In: *Cerebrum. 2012 Mar-Apr; 2012: S. 4*

Entringer, Sonja, Buss, Claudia: »Prenatal stress, development, health and disease risk:
a psychobiological perspective«. In: *Psychoneuroendocrinology*, 2015, 62, S. 366–375

Garner et al.: »The Lifelong Effects of Early Childhood Adversity and Toxic Stress«.
In: *Pediatrics*, 2012, VOLUME 129 / ISSUE 1

Harris, Anjanette P., Seckl, Jonathan et al.: »Glucocorticoids, prenatal stress and the
programming of disease.« In: *Hormones and Behavior*, 2011, 59, S. 279–289

Overfeld, Judith, Buss, Claudia: »Psychische und körperliche Krankheitsanfälligkeit.
Die Bedeutung früher traumatischer Lebenserfahrungen »In: *Neurologie & Psychiatrie*, 2016; S. 31–37

Spengler Dietmar: »Gene lernen aus Stress Forschungsbericht 2010.« https://www.
mpg.de/forschung/gene-lernen-aus-stress

Studien / Reporte

»Geolino-Kinderwertemonitor 2010.« https://www.unicef.de/blob/29160/9cec48cb2
bdfd5b5b54e5c0874728e21/kinderwerte-monitor-2010-langfassung-data.pdf

»KIGGS-Studie: KIGGS Welle 2: Erste Ergebnisse aus Querschnitt-und Kohorten-analysen.« In: *Journal of health monitoring* 1/2018. Berlin

KKH (Kaufmännische Krankenkasse) (Hrsg.): »Endstation Depression – Wenn
Schülern alles zu viel wird.« Hannover 2018

Klasen, Fionna u. a.: »Verlauf psychischer Auffälligkeiten von Kindern und Jugend-lichen. Ergebnisse der BELLA-Kohortenstudie« In: *Kindheit und Entwicklung*,
2016, 25 (1), S. 10 ff.

Laubstein, Claudia, Holz, Gerda, Seddig, Nadine: »Armutsfolgen für Kinder und Jugendliche Erkenntnisse aus empirischen Studien in Deutschland«. https://www.bertelsmannstiftung.de/fileadmin/files/BSt/Publikationen/GrauePublikationen/Studie_WB_Armutsfolgen_fuer_Kinder_und_Jugendliche_2016.pdf

Marschall, Jörg, Hildebrandt, Susanne, Zich, Karsten, Tisch, Thorsten, Sörensen, Jelena und Nolting, Hans-Dieter: »DAK-Gesundheitsreport 2018« https://www.dak.de/dak/download/gesundheitsreport-2018-pdf-2073702.pdf

Storm, Andreas (Hrsg.): *Kinder- und Jugendreport 2018.* Heidelberg 2018

TK-Stressstudie 2016: »Entspann dich, Deutschland«: https://www.tk.de/resource/blob/2026630/9154e4c71766c410dc859916aa798217/tk-stressstudie-2016-data.pdf

Telomere

Kaszubowska L.: »Telomere shortening and ageing of the immune system.«In: *Journal of Physiology and Pharmacology,* 2008; 59 (Suppl. 9), S.169–186

Oeseburg H. et al.: »Telomere biology in healthy aging and disease.« In: *European Journal of Physiology,* 2010, 459: S.259–268

Ornish D. et al.: »Effect of comprehensive lifestyle changes on telomerase activity and telomere length in men with biopsy-proven low-risk prostate cancer: 5-year follow-up of a descriptive pilot study.« In: *The Lancet Oncology, 2013; 14 (11): S.112–1120*

Übermedizin

Donner, Susanne: »Überdosis Gesundheit«. In: *Cicero,* 7–2018, S.81ff.

Empfohlene Ratgeber – Blogs – Infos

https://www.bzga.de
https://www.bvkj.de/startseite/
https://www.gpau.de/elternratgeber/
https://eltern-raten-eltern-forum.de/eltern-raten-eltern-blog
https://www.fruehehilfen.de
www.hauptstadtmutti.de
www.littleyears.de
www.frau-mutter.com
www.stadtlandmama.de
www.newdadsontheblog.de
www.mamiblock.de
www.mini-and-me.com

REGISTER

●●●●●●●●●●●●●●●●●